究極の
インプラント審美

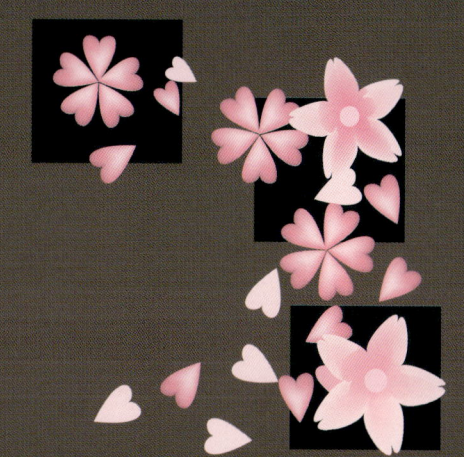

長期症例から学ぶ臨床テクニック

著 榎本紘昭

クインテッセンス出版株式会社　2007

Tokyo, Berlin, Chicago, London, Paris, Barcelona, Istanbul, Milano, São Paulo, Moscow, Prague, Warsaw, New Delhi, Beijing, and Bukarest

PREFACE

序

　近年のインプラント治療は、人工歯根としての生物学的宿命を抱えながらも、術者・受診者の両者で機能的評価の高まりをみせている。そして、この評価を背景に、優れた機能に加えて、より天然歯に近似した形態を備えた審美性および快適性を求める方向へと幅を拡げつつある。

　口は、顔貌の一部分であることからも、歯科領域での審美性の維持・回復は、歯科臨床に付随する大きなテーマであることは断るまでもない。したがって、機能評価を得たインプラント修復に対しても、審美性への期待感が寄せられることは当然のことである。歯を失った受診者にとっては、前歯・臼歯を問わず、かつて健全であった天然歯の再生・再現願望を抱くことはごく自然のことであり、その達成への過程がインプラントの歴史であった。

　そして現在、種々の増大テクニックにより、多くの症例においてインプラント審美修復が可能となってきた。インプラント審美修復の達成には、歯列内で歯冠・歯肉形態が健康感を呈しながら調和していることがまず要求される。そのためには、適正な埋入位置を獲得することが前提となるが、それには顎骨の形態をはじめとする埋入環境が整っていることが条件となる。しかし、複雑な増大テクニックを要することなく達成可能な症例も決して少なくはない。そのような症例においても、また複雑な処置を必要とする症例であっても、最終ゴール像を見据え、基本手技に則った処置を忠実に進めること、そのうえでプロビジョナルクラウンを含む上部構造体の形態、特に適正なサブジンジバルカントゥアを付与することで目的が達成される。インプラント修復は人工歯根の宿命から、いずれ終末期を迎えることになるが、受診者にとって、治療目的の達成と長期的な維持により、人工歯根としての宿命は凌駕され、幸福歯科治療を享受できることになる。

　本書では、特別な難症例の提示を回避し、一般臨床医が習得可能な手技をわかりやすく解説することで、"審美修復は決して難しくない。カギは基本手技の確実性にある"ということを示したつもりである。編集段階で紛らわしい類似症例を割愛したことで理解が深まりやすくなったと思っている。また、症例写真中、プラークの付着が目につく症例が散見されるが、掲載したすべての写真が来院直後の刷掃指導前のものであることをご理解いただきたい。

　クインテッセンス社より、執筆の機会が与えられてから5年が経過しようとしている。だが、5年前と現在とで著者の"インプラント審美"に対する考えにいささかの変化もない。当初、クインテッセンス出版編集部長であった、故 吉田 隆氏と何回か打ち合わせをしたものの、筆が動かず月日が流れてしまった。本書の出版に際し、5年もの間、叱咤激励とともに見守り続けていただいたクインテッセンス出版・佐々木一高氏、打ち合わせだけで時間を浪費させてしまった故 吉田 隆氏、その後の完成まで奮迅の気力で編集を担当していただいた山形篤史氏に心から感謝申し上げたい。

　また、早くにオッセオインテグレーションの概念と臨床を新潟に紹介された日本歯科大学新潟生命歯学部教授の渡邉文彦氏、執筆に御協力いただいた倉嶋敏明、野澤健、杉山貴彦の各氏、すべての技工を担当していただいた鶴巻春三氏、臨床写真の提供をお願いした佐藤正治、成島琴世の各氏に深甚の謝意を表する。

2006年 12月 吉日
榎本紘昭

CONTENTS

1章 健全な歯列とインプラント修復

1章1 欠損補綴とインプラント修復のゴール像 ………………………………18
 1 インプラント修復の目指すゴール像 ………………………………18

1章2 骨標本で観る健全な歯列像 ………………………………22
 1 正中線と歯列弓形態 ………………………………22
 2 咬合平面と各歯牙の機能的役割 ………………………………22
 3 咬合支持とガイド ………………………………23
 4 歯牙形態、骨縁形態と歯間空隙 ………………………………26

1章3 歯牙、軟組織、歯槽骨の関係とインプラント ………………………………30
 1 天然歯におけるBiologic Width ………………………………30
 2 歯肉縁形態（歯頸線）と歯間乳頭 ………………………………31
 3 厚い歯肉と薄い歯肉 ………………………………36

1章4 歯牙喪失による骨形態の変化とインプラント ………………………………40
 1 インプラントの臨床的宿命と歯列内の役割 ………………………………40
 2 骨形態の変化と歯列形態 ………………………………41
 3 ポンティックの下の骨の変化 ………………………………46

2章 インプラント外科手技の基本

2章1 局所麻酔の刺入点 ………………………………50
 1 インプラントにおける局所麻酔 ………………………………50
 2 審美的結果を得るための麻酔 ………………………………50

2章2 インプラント治療における切開・剥離の留意点 ………………………………52
 1 インプラント治療における切開 ………………………………52
 2 インプラント治療における剥離 ………………………………56

2章3 減張切開の留意点 ………………………………60
 1 減張切開 ………………………………60
 2 減張切開の種類 ………………………………60

2章4 インプラント治療における縫合の原則と粘膜弁の圧迫 ………………………………64
 1 縫合の原則と縫合法 ………………………………64
 2 縫合の順序 ………………………………67
 3 縫合後の粘膜弁の圧迫 ………………………………69

3章 インプラント周囲のティッシュマネージメント

3章1 インプラント審美のためのGBR ………………………………72
 1 GBRの歴史 ………………………………72

2　GBRの臨床 …………………………………………………………… 72
3章2　インプラント審美のためのスプリットクレスト ………………………… 78
　　1　スプリットクレスト ………………………………………………… 78
　　2　上顎へのスプリットクレスト応用 ………………………………… 78
　　3　下顎へのスプリットクレスト応用 ………………………………… 81
3章3　インプラント審美のための遊離歯肉移植 ……………………………… 84
　　1　硬・軟組織のマネージメント ……………………………………… 84
　　2　遊離歯肉移植 ……………………………………………………… 84
3章4　インプラント審美のための歯肉弁根尖側移動 ………………………… 88
　　1　インプラント治療における歯肉弁根尖側移動術 ………………… 88
　　2　M-Shape Flapの形成 ……………………………………………… 88

4章　審美的インプラント修復の実際

4章1　抜歯後即時インプラント埋入 …………………………………………… 92
　　1　抜歯後即時インプラント埋入 ……………………………………… 92
　　2　抜歯後即時埋入法の適応症 ……………………………………… 93
4章2　審美性を獲得するためのインプラントの埋入位置 …………………… 102
　　1　水平的なインプラントの埋入位置 ………………………………… 102
　　2　垂直的なインプラントの埋入位置 ………………………………… 107
　　3　抜歯窩形態および埋入位置 ……………………………………… 108
　　4　埋入位置設定のまとめ …………………………………………… 111
4章3　プロビジョナルクラウンの調整によるインプラント周囲組織の誘導 …… 114
　　1　プロビジョナルクラウンの調整 …………………………………… 114
　　2　インプラント周囲組織の誘導 ……………………………………… 114
4章4　歯肉形態の維持・安定とインプラント唇・頬側粘膜の生物学的比率 … 122
　　1　生体と調和したインプラント修復 ………………………………… 122
　　2　歯周組織とインプラント周囲組織 ………………………………… 124
　　3　インプラント唇・頬側粘膜の生物学的比率 ……………………… 124

5章　究極のインプラント審美症例集

5章1　プラットフォームスイッチングを応用したリカバリー症例 …………… 132
5章2　結合組織移植によって歯間乳頭を獲得した下顎臼歯部インプラント症例 … 140
5章3　全顎的なインプラント審美修復症例 …………………………………… 148
5章4　インプラントと天然歯の長期連結症例 ………………………………… 166

　索引 …………………………………………………………………………… 176

咬合支持とガイドが欠落した上顎へのインプラント症例

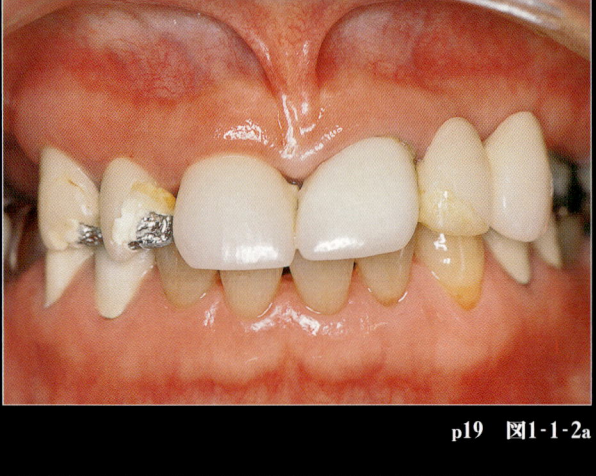

p19　図1-1-2a

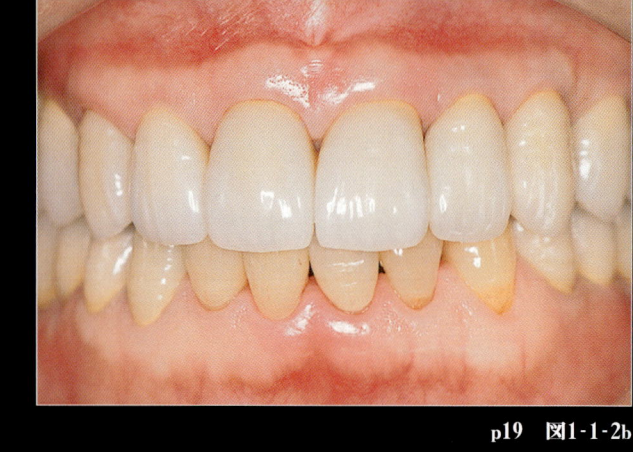

p19　図1-1-2b

フラップレスでの抜歯後即時インプラント埋入症例

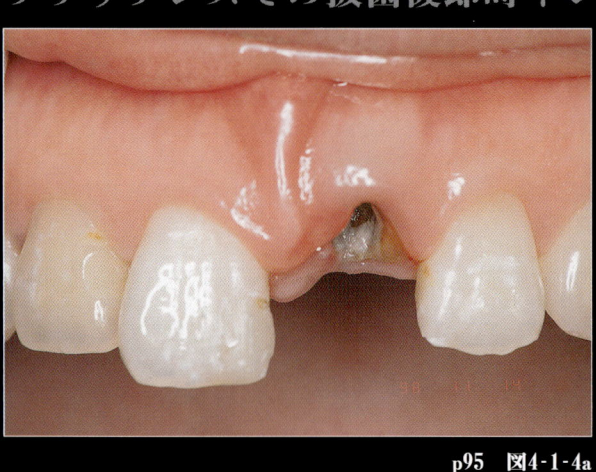

p95　図4-1-4a

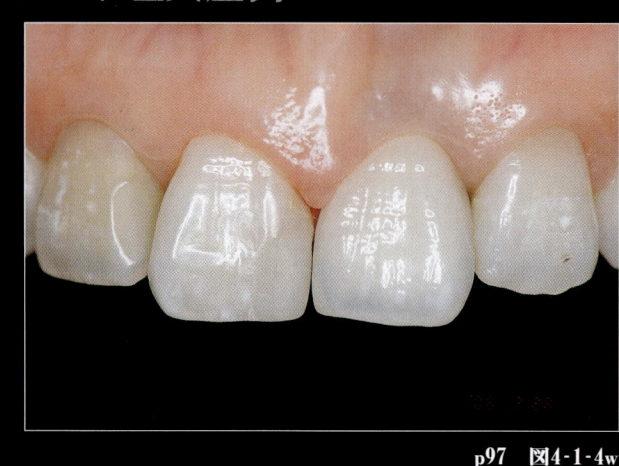

p97　図4-1-4w

フラップを形成した抜歯後即時インプラント埋入症例

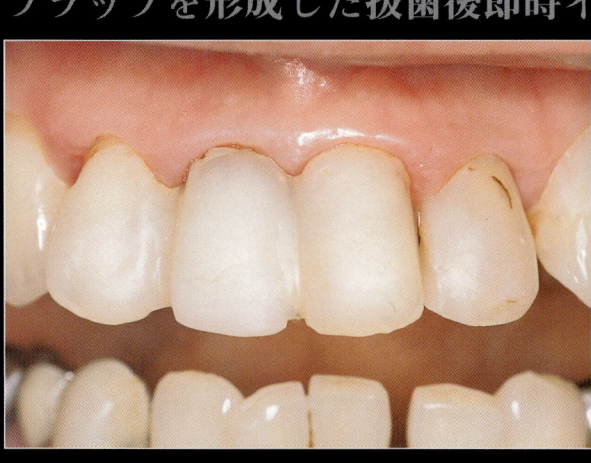

p98　図4-1-5a

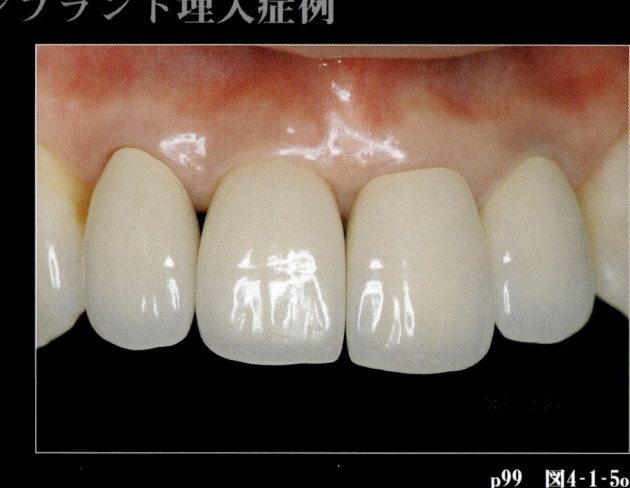

p99　図4-1-5o

対合する下顎前歯の萌出位置・方向が埋入方向を難しくした症例

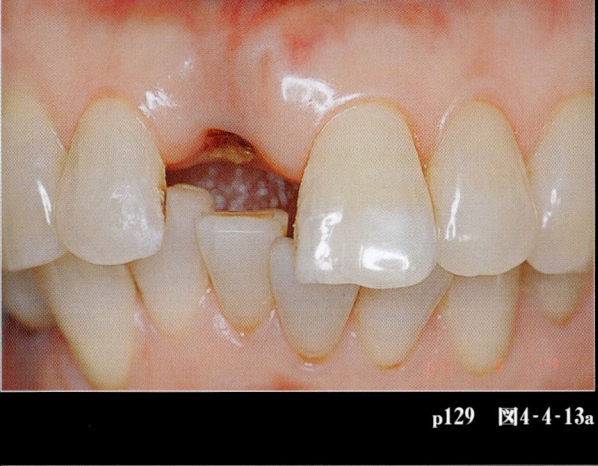

p129　図4-4-13a

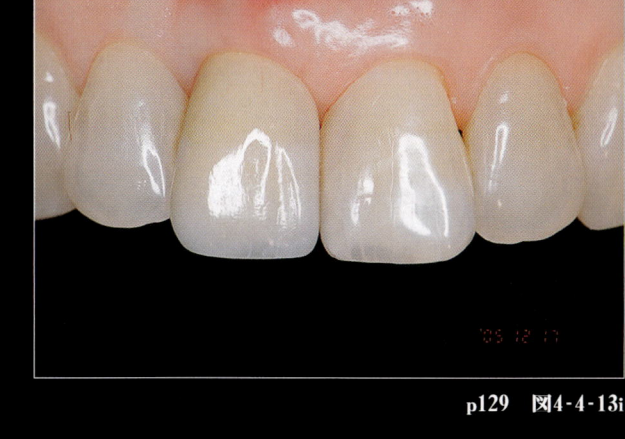

p129　図4-4-13i

プラットフォームスイッチングを応用したリカバリー症例

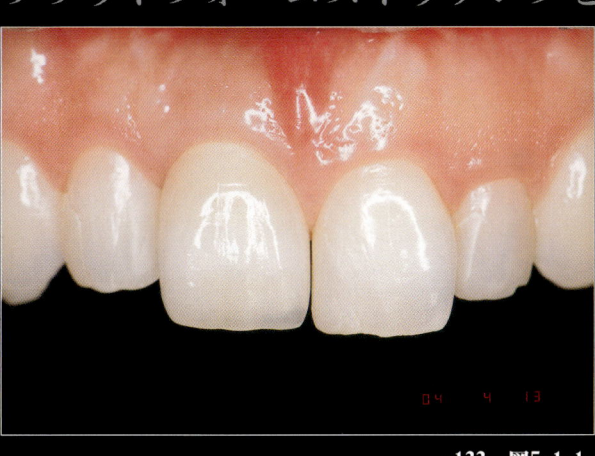

p133　図5-1-1a

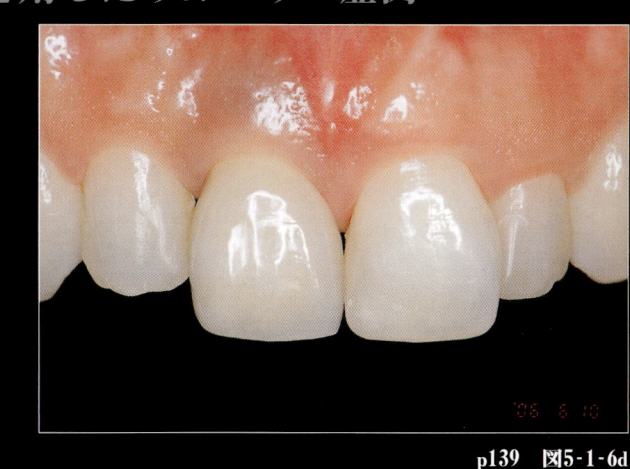

p139　図5-1-6d

全顎的なインプラント審美修復症例

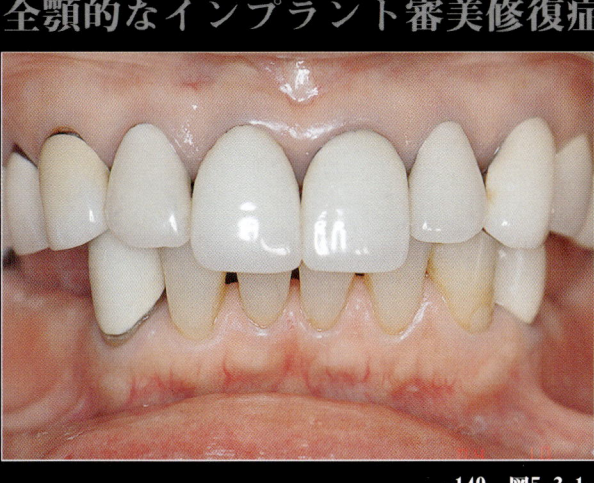

p149　図5-3-1a

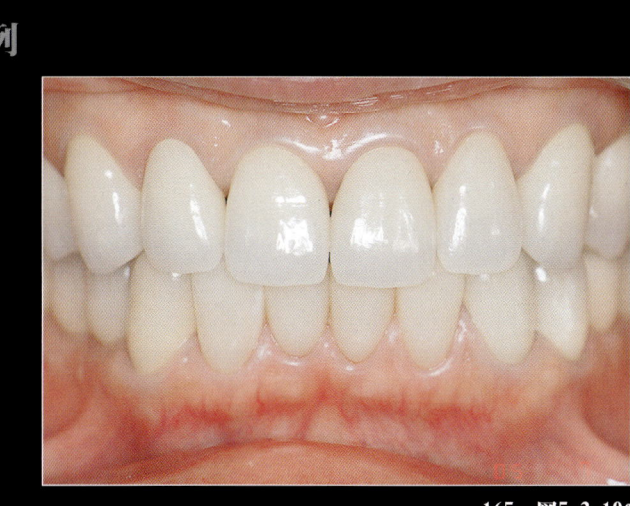

p165　図5-3-19f

後方歯に歯冠長延長術を行った下顎臼歯部インプラント症例

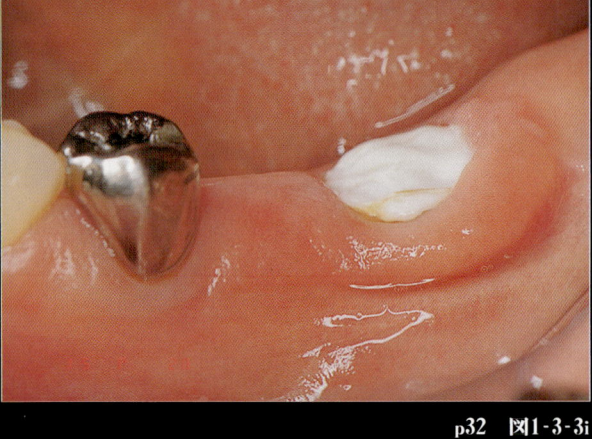

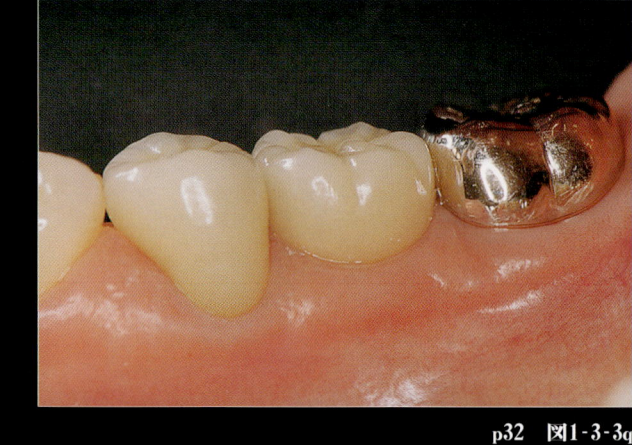

p32　図1-3-3i

p32　図1-3-3q

吸収性膜でGBRを行った下顎臼歯部インプラント症例

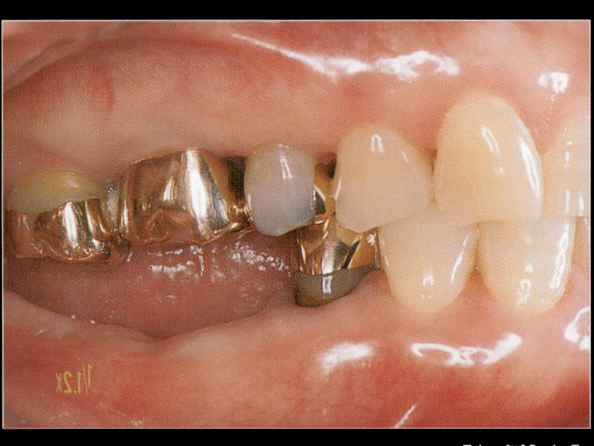

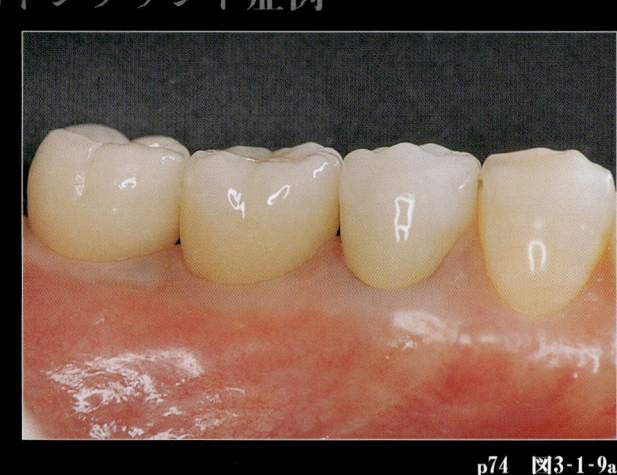

p74　図3-1-5a

p74　図3-1-9a

結合組織移植によって歯間乳頭を獲得した下顎インプラント症例

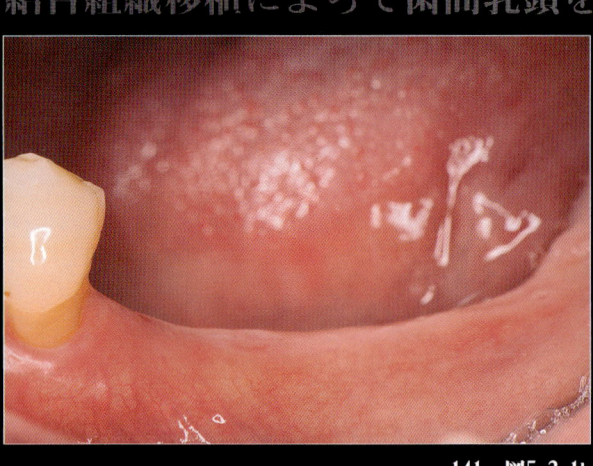

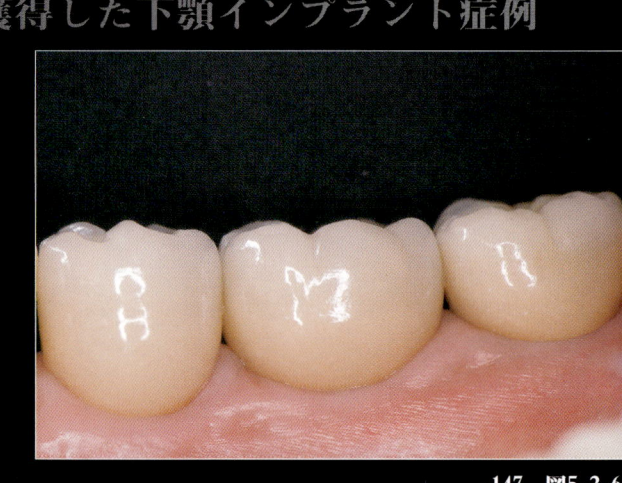

p141　図5-2-1b

p147　図5-2-6c

審美的不良症例を厚い歯肉がリカバリーしたインプラント症例

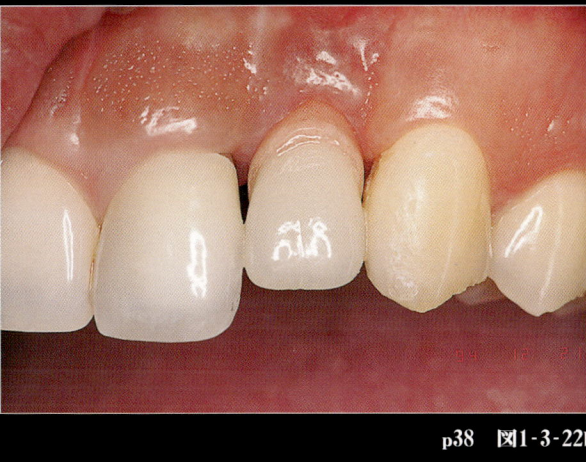

p38　図1-3-22b

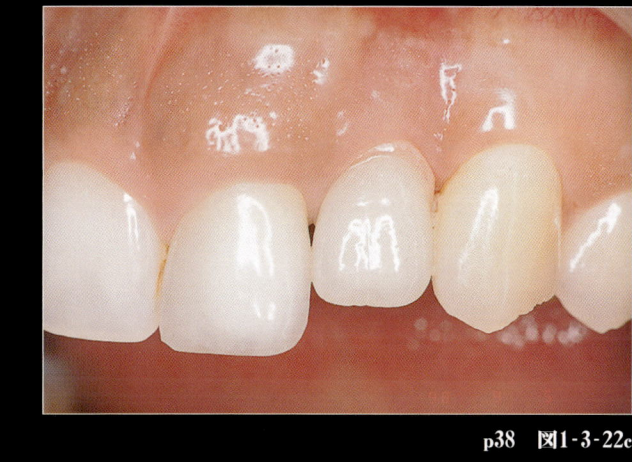

p38　図1-3-22c

前方歯の根面被覆とGBRを行った上顎インプラント症例

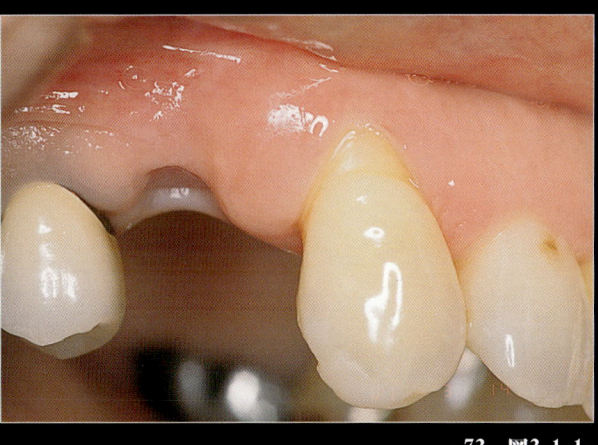

p73　図3-1-1a

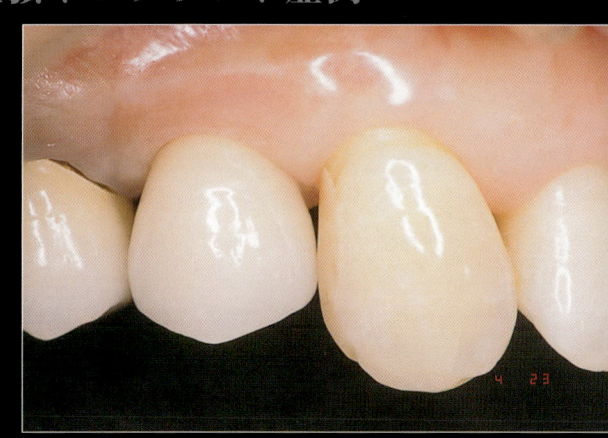

p73　図3-1-4a

インプラントと天然歯の長期連結症例

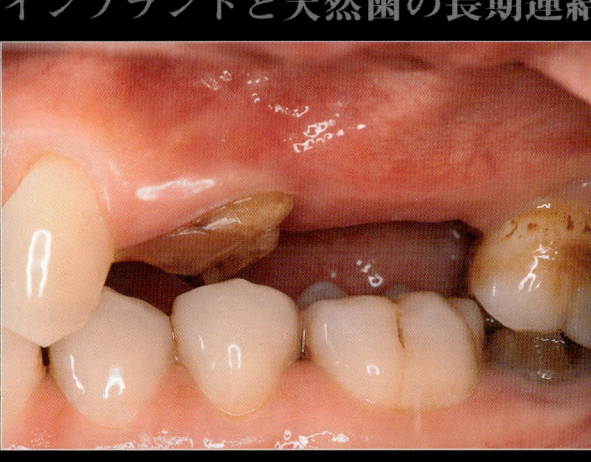

p167　図5-4-1b

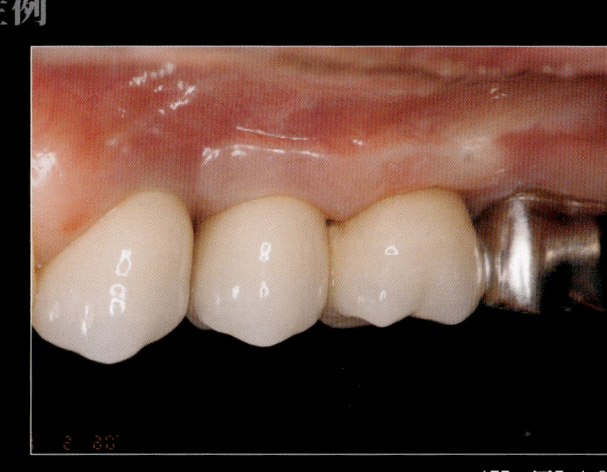

p175　図5-4-9d

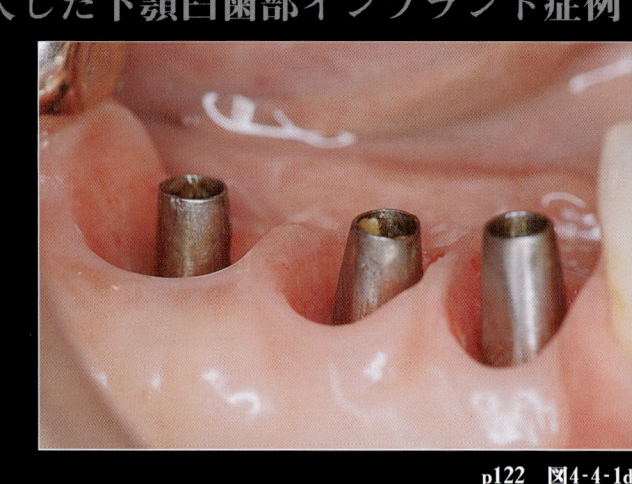

厚い歯肉によって歯間乳頭がクリーピングしてきたインプラント症例

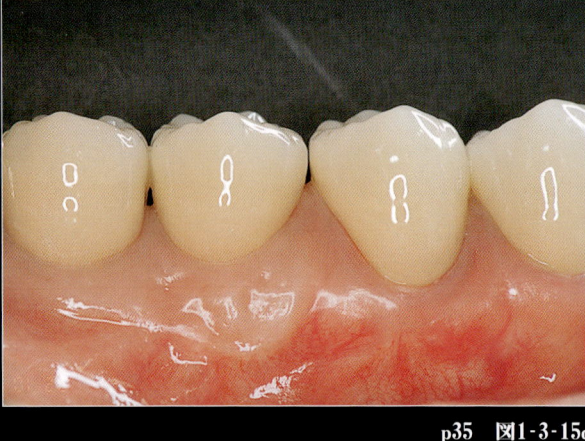

p35 図1-3-15d

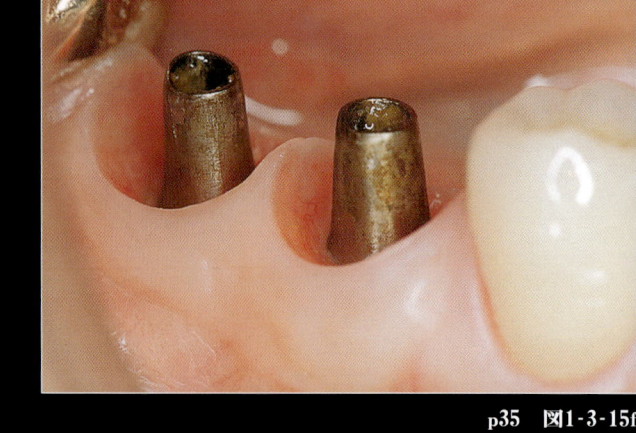

p35 図1-3-15f

M-Shape Flap法で歯肉形成した下顎臼歯部インプラント症例

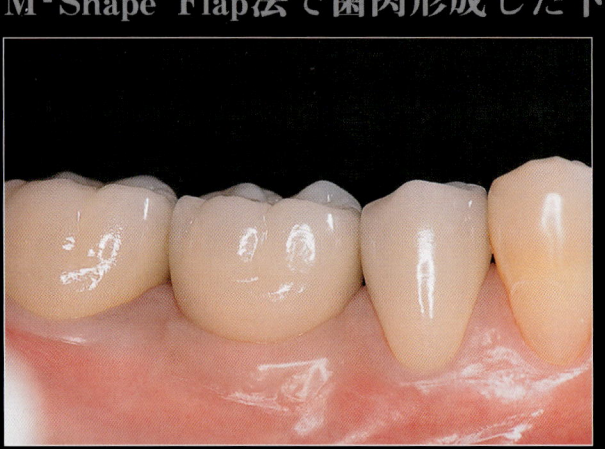

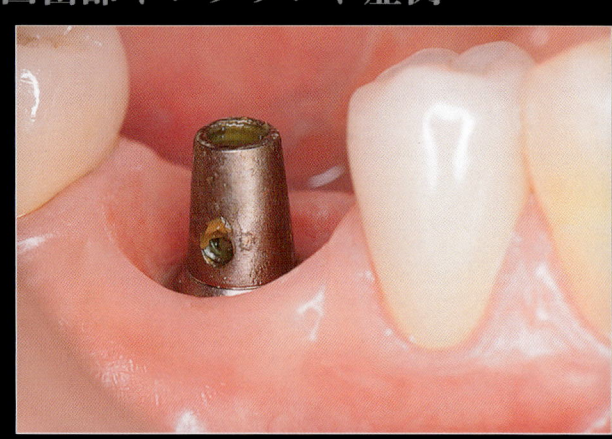

p89 図3-4-5a

p89 図3-4-6b

遊離歯肉移植により頬側粘膜を増大した下顎臼歯部インプラント症例

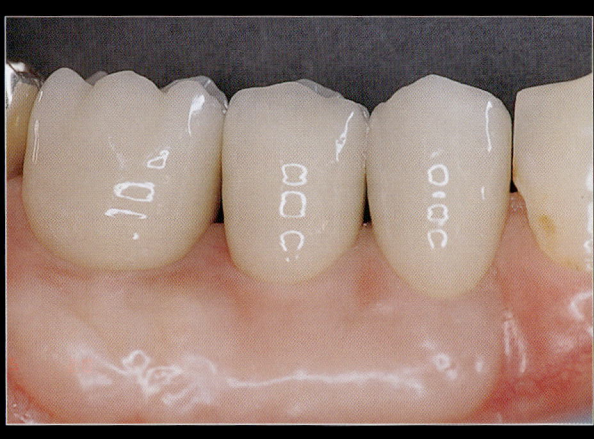

p122 図4-4-1c

p122 図4-4-1d

結合組織移植によって歯間乳頭を獲得した下顎インプラント症例

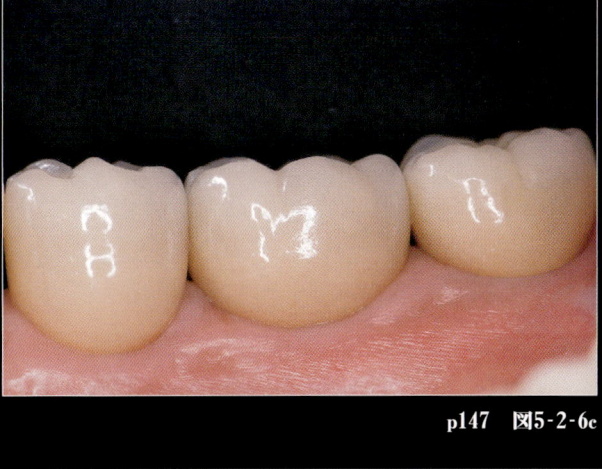

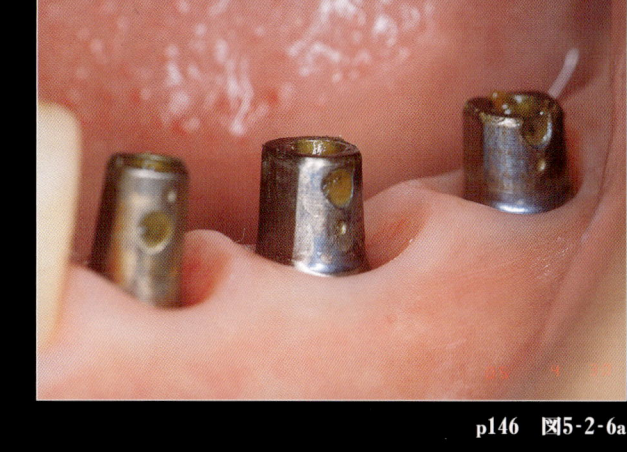

p147　図5-2-6c

p146　図5-2-6a

アテロコラーゲンシートを応用して軟組織を増大した症例

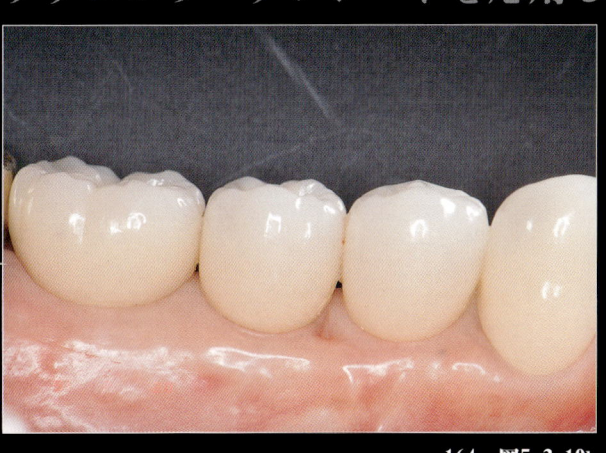

p164　図5-3-19b

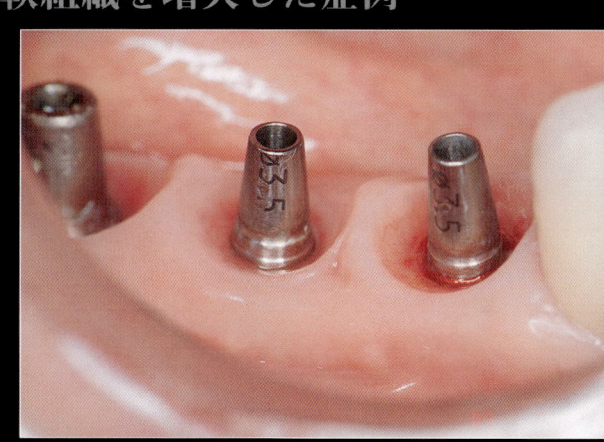

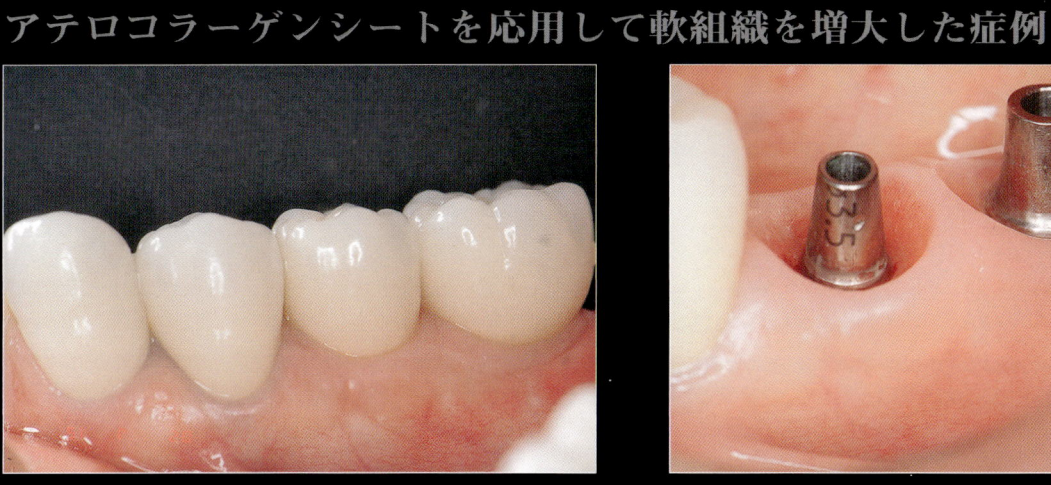

p164　図5-3-19c

アテロコラーゲンシートを応用して軟組織を増大した症例

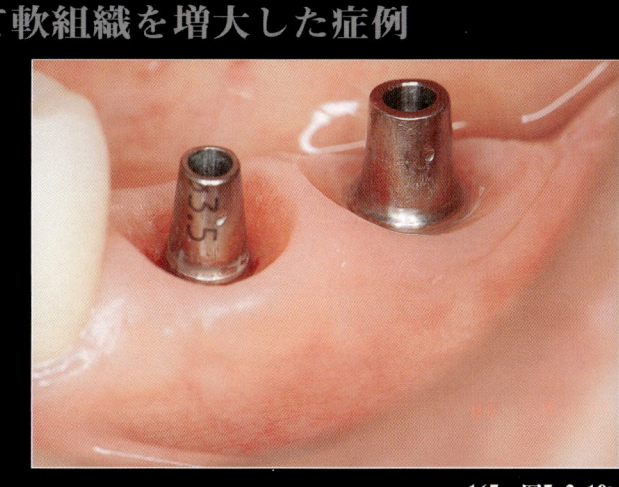

p165　図5-3-19g

p165　図5-3-19h

狭小化した顎骨をスプリットクレストによって拡幅した症例

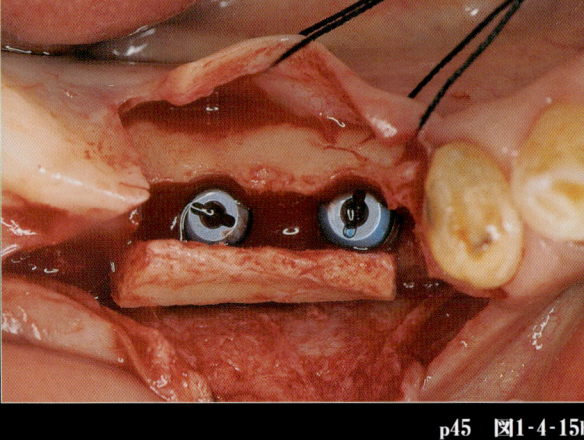

p45　図1-4-15b 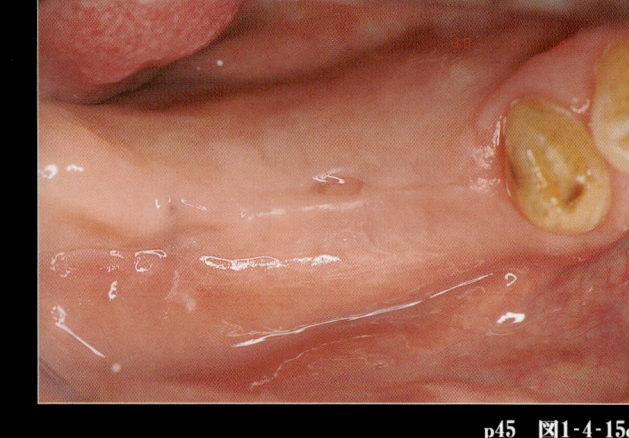　　　　　　　　　　　　　　p45　図1-4-15c

M-Shape Flap法で歯肉形成した下顎臼歯部インプラント症例

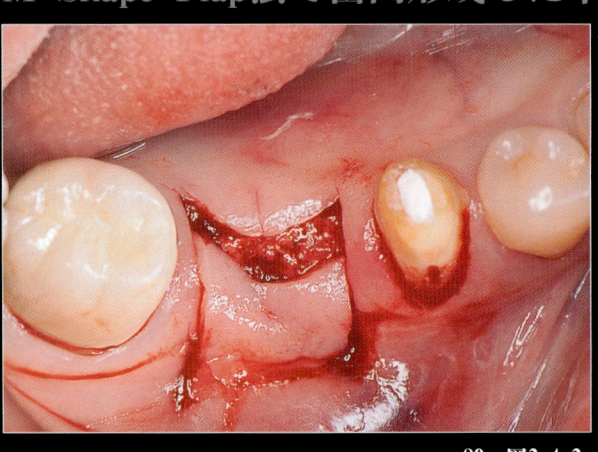

p89　図3-4-3a 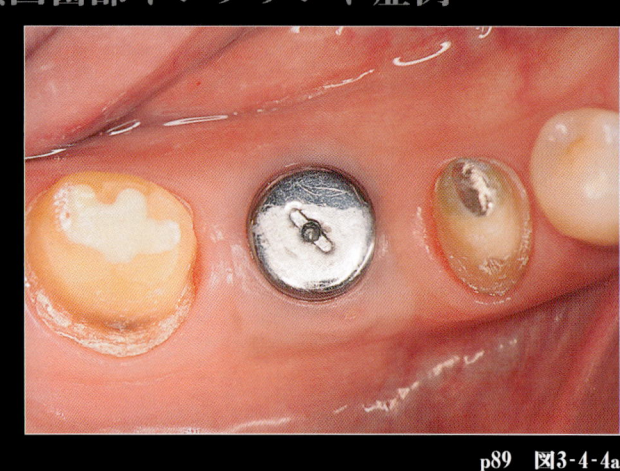　　　　　　　　　　　　　　p89　図3-4-4a

結合組織移植を応用した下顎臼歯部インプラント症例

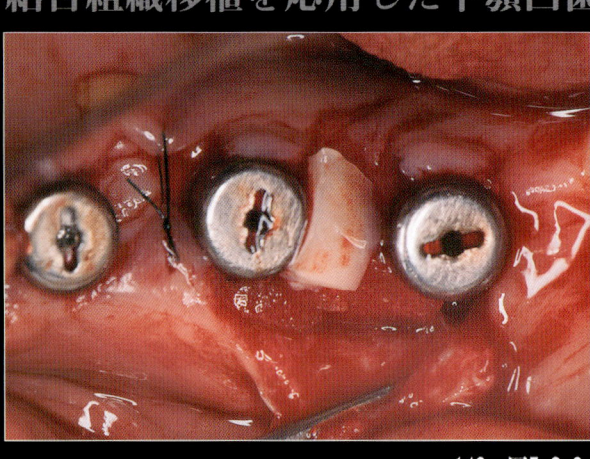

p143　図5-2-3a 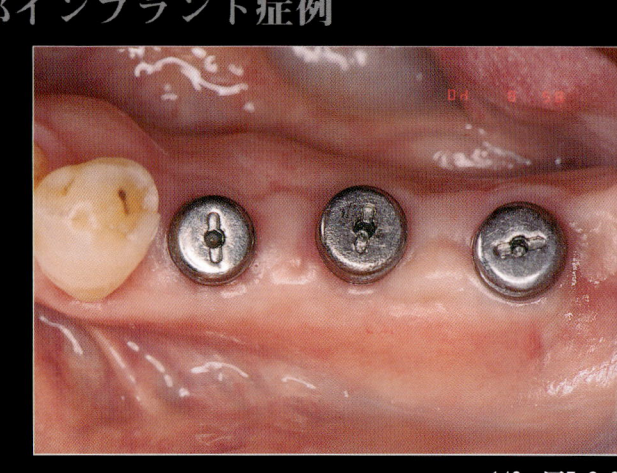　　　　　　　　　　　　　p143　図5-2-3c

アテロコラーゲンシートを応用して軟組織を増大した症例

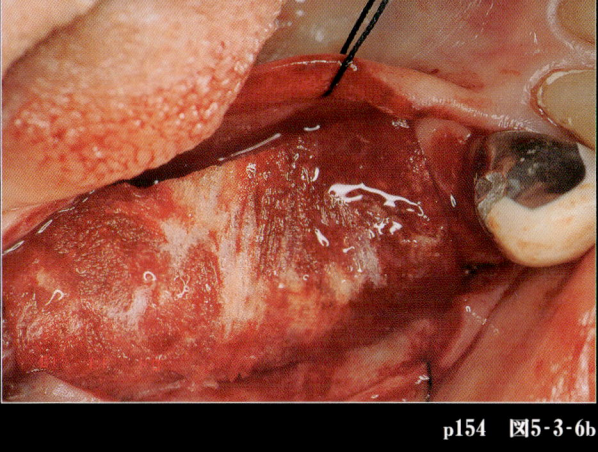

p154　図5-3-6b

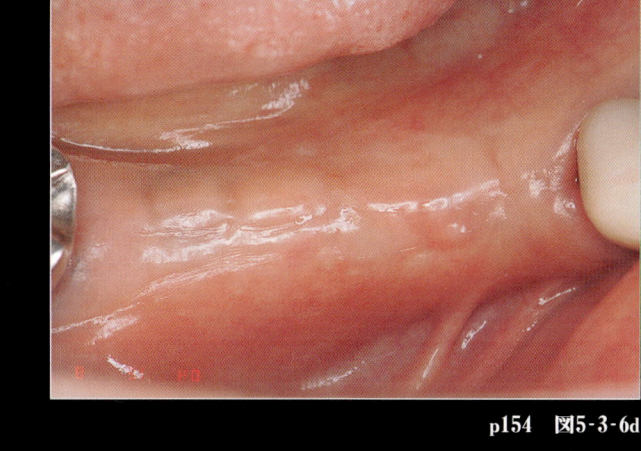

p154　図5-3-6d

アテロコラーゲンシートを応用して軟組織を増大した症例

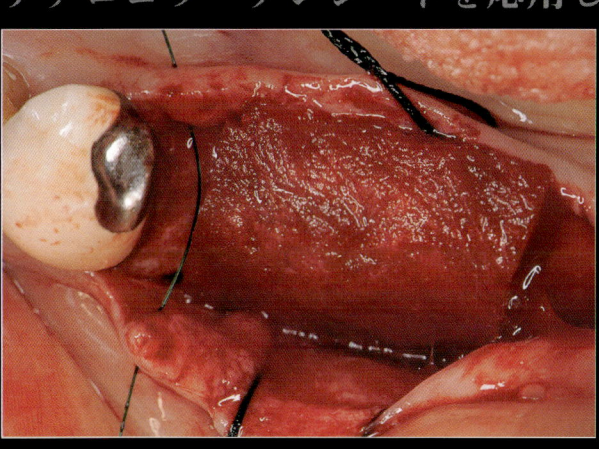

p156　図5-3-8b

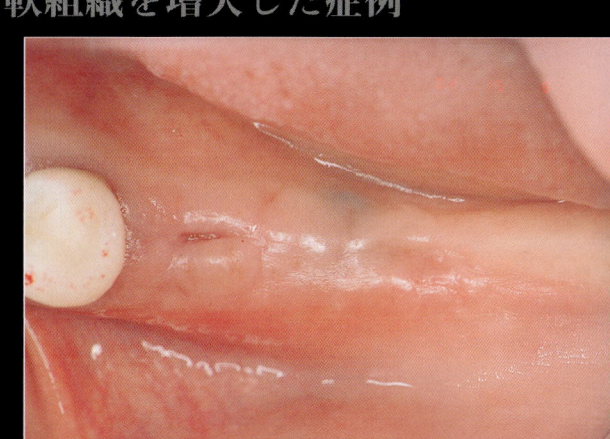

p156　図5-3-8d

インプラントと天然歯の長期連結症例

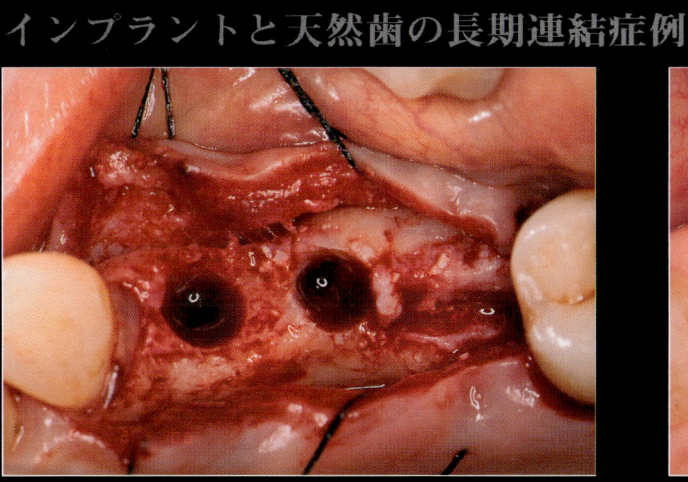

p168　図5-4-2a

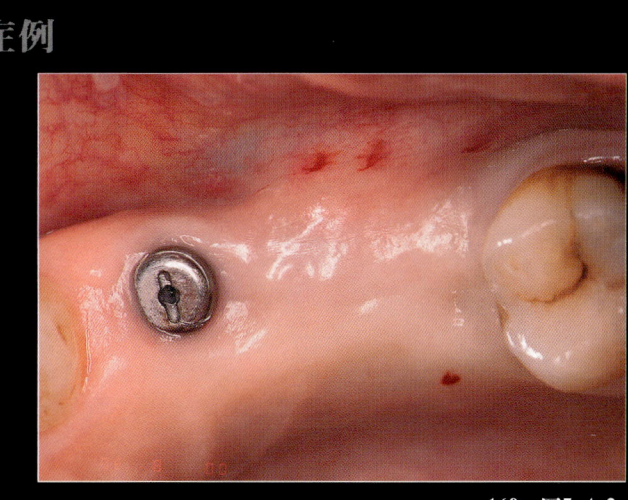

p169　図5-4-3a

協力者一覧

倉嶋敏明(倉嶋歯科クリニック、新潟再生歯学研究会・専務理事)

野澤　健(野澤歯科医院、新潟再生歯学研究会・理事)

杉山貴彦(杉山歯科医院、新潟再生歯学研究会・理事)

鶴巻春三(マスターズ株式会社、新潟再生歯学研究会・理事)

佐藤正治(フォーラム歯科医院、新潟再生歯学研究会・会長)

成島琴世(歯科榎本医院、新潟再生歯学研究会・研究員)

1章

健全な歯列とインプラント修復

1章 1

欠損補綴とインプラント修復のゴール像

1 インプラント修復の目指すゴール像

　上下顎歯列は、口腔の諸機能のみならず、顔貌や表情に及ぼす影響も大きいだけに口腔領域にかかわる審美性は受診者にとって重要な関心事である。機能面からの歯列は、顎関節内の下顎頭の運動、筋・神経機構との協調的調和により、健全な機能を営むことになるが、早期接触、運動時の異常干渉、偏位した顎位、アンテリアガイダンスの欠落など歯の萌出位置異常や欠損の進行による顎機能障害も決して少なくはない。これは嵌合する上下顎の歯冠・歯列形態が抱える機能的重要性を示すことである。一方で、上下顎歯列はAngle ClassⅠ、Ⅱ、Ⅲに代表される嵌合様態により、機能以外の顔貌や表情の構成を変化させ、Over-bite、Over-jet、という歯列内の被蓋関係についても同様である。そして、これらの改善を主訴とする声も大きく、日々の臨床の場では歯冠形態や色調の調和にとどまらず、歯肉形態も歯列内で調和していることが要求される場合も少なくない。幸いにして近年では、より天然歯に近似した修復材料の開発や歯周形成外科手術をはじめとする臨床手技の向上により、それらの願望は達成されつつある。

　しかし、審美性の評価は、術者・受診者、双方の主観的要素が介在することや、治療方針や臨床手技の成否に委ねられるということは否めない事実である。また、どのような背景があるにせよ、その処置により顎関節を含む顎口腔系の機能的調和や周囲組織の健康が損なわれることは許されず、健全な歯列を構成する一員として各歯牙が歯列内で形態的調和を保ちながら円滑な口腔機能が営まれなければならないことも事実である。このことは、一歯から多数歯にわたる歯冠修復処置や矯正治療、総義歯においても共有すべきゴール像であり、インプラント修復の目指すゴールも決して例外とはならない。

　以下に数症例のゴール像を提示する。

榎本臨床から一言

インプラントのゴールは健全な天然歯列の再現にある

1章1　欠損補綴とインプラント修復のゴール像

慢性歯周炎が進行した症例（図1-1-1a、b）

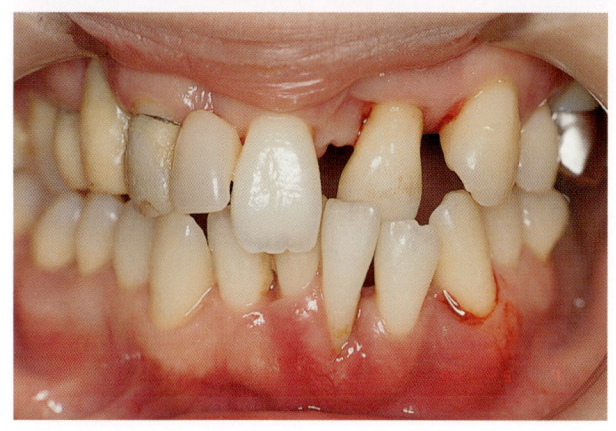

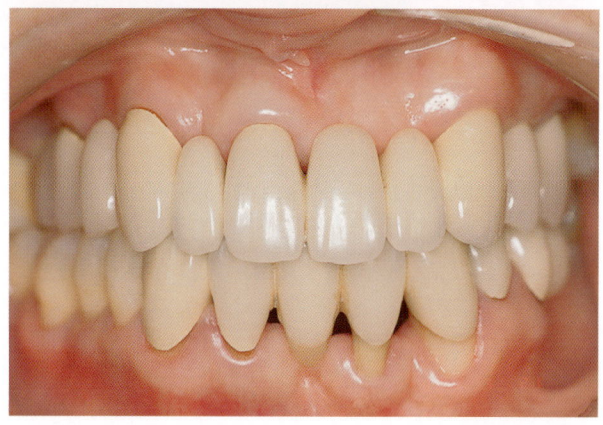

|図1-1-1a|図1-1-1b| 図1-1-1a、b　侵襲性歯周炎の二十代の女性。aは初診時。歯の萌出位置異常とプラーク、歯石の沈着は少ないものの歯肉の一部には浮腫性の腫脹が見られる。bは術後。外科処置を含む歯周治療と矯正治療の助けを借りて可及的に歯を残すことで、インプラントに依存しない修復が可能となった。個々の歯冠・歯肉形態は必ずしも理想的な形態とは言いがたいが、class Ⅰで嵌合する歯列の回復がなされた。

咬合支持とガイドが欠落した上顎前歯部へのインプラント症例（図1-1-2a〜d）

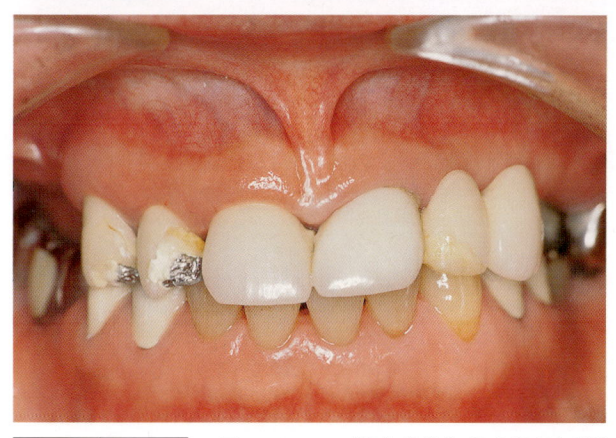

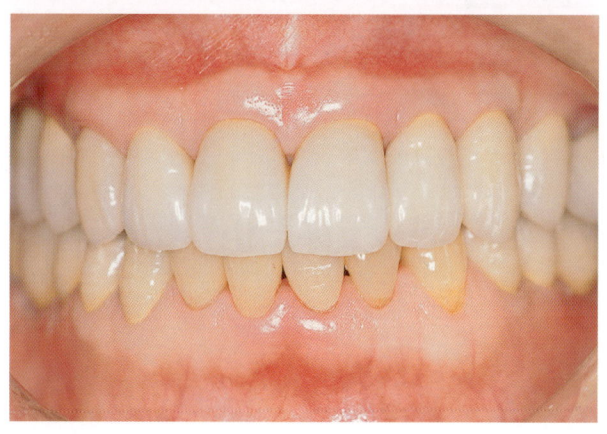

|図1-1-2a|図1-1-2b| 図1-1-2a、b　咬合支持とガイドが欠落している上顎欠損部へのインプラント症例。aは術前。咬合崩壊による低位咬合と咬合平面の不調和が見られる。bは術後。保存した上顎前歯部へは、骨切除を伴う歯周形成外科手術を施し、インプラント部位では適正な埋入位置の獲得のため、顎骨の拡幅術を行った。残存歯の歯軸方向の改善にはインプラントをアンカーにした矯正治療に依存した。

|図1-1-2c|図1-1-2d| 図1-1-2c、d　cは術後の歯列形態。dはパノラマ像。インプラント天然歯が共存した歯列はほぼ左右対称形に配置され、咬合平面も是正されている。Class Ⅰで嵌合する歯列は咬合支持、ガイドが共存するほぼ健全な形態となっている。

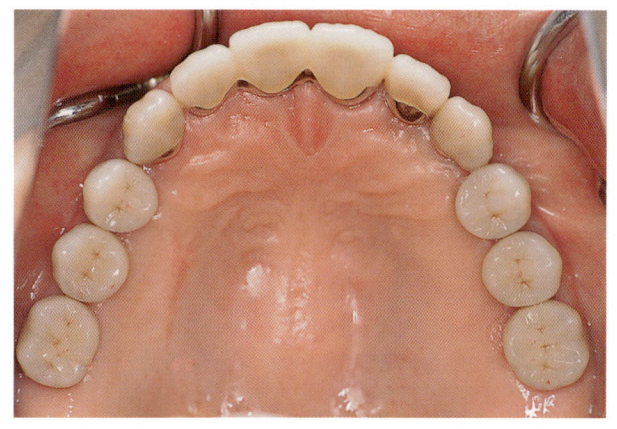

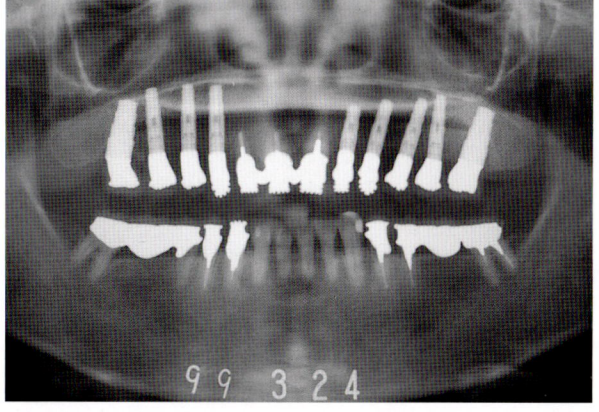

19

1章　健全な歯列とインプラント修復

インプラントを含めた全顎症例（図1-1-3a、b）

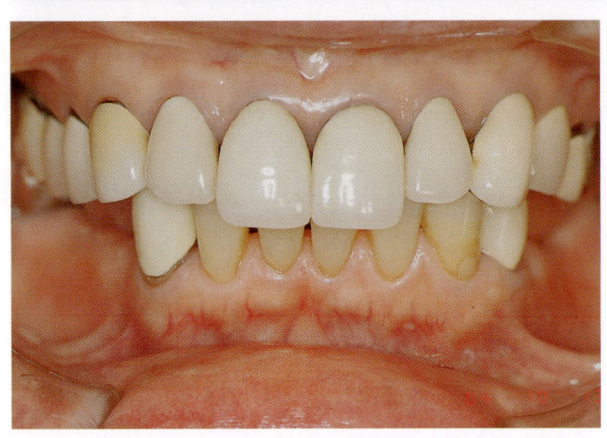

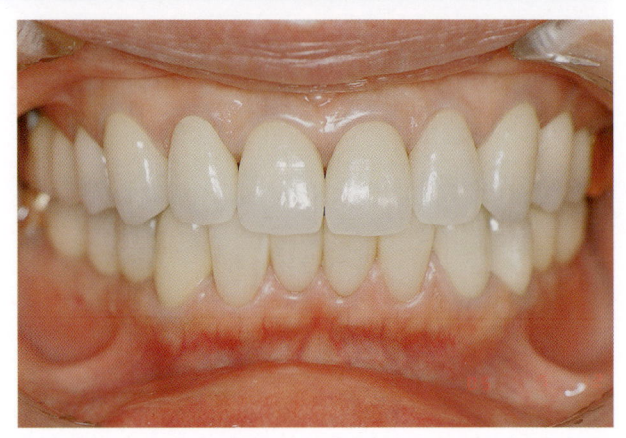

| 図1-1-3a | 図1-1-3b |

図1-1-3a、b　審美性の改善と下顎両側臼歯部欠損へのインプラント修復を主訴とした全顎治療の症例。aは術前。若干の低位咬合と咬合平面の不調和が見られ、歯冠・歯肉形態の調和も得られていない。bは術後。前歯部では歯周形成外科手術により、スキャロップ形態を改善した。臼歯部インプラント部位では結合組織移植を含む軟組織処置を行い全顎にわたる歯冠・歯肉形態の調和を獲得することで咬合平面の是正とともに受診者の願望は全うされた。

無歯顎での総義歯症例（図1-1-4a、b）

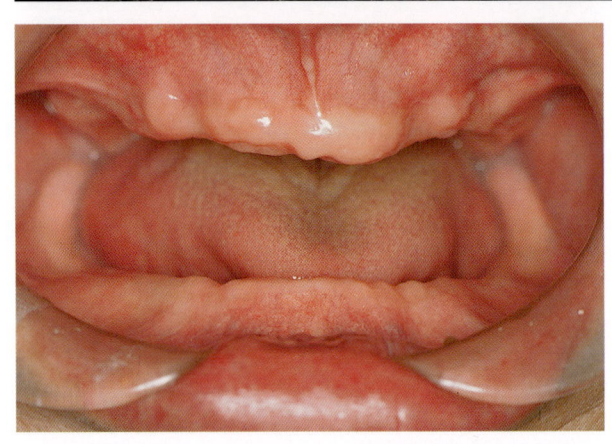

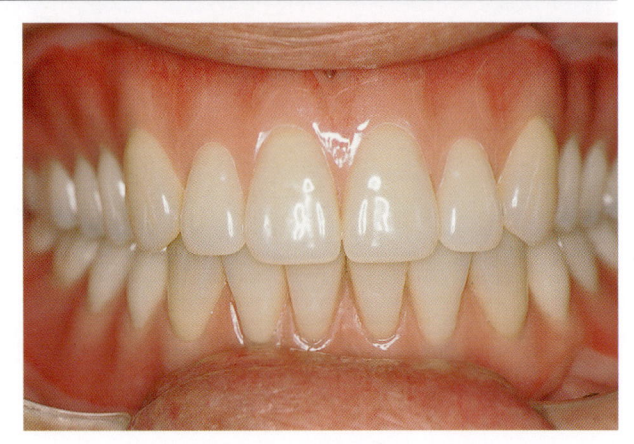

| 図1-1-4a | 図1-1-4b |

図1-1-4a、b　無歯顎での総義歯症例。歯の喪失とともに失われた顎骨および軟組織は、義歯床で補うことで、機能的・形態的に健全な歯列を再現している。機能的・形態的に健全な歯列の回復は総義歯においても当然の治療ゴールである。

歯の色調がオーラルコンプレックスとなっていた症例（図1-1-5a、b）

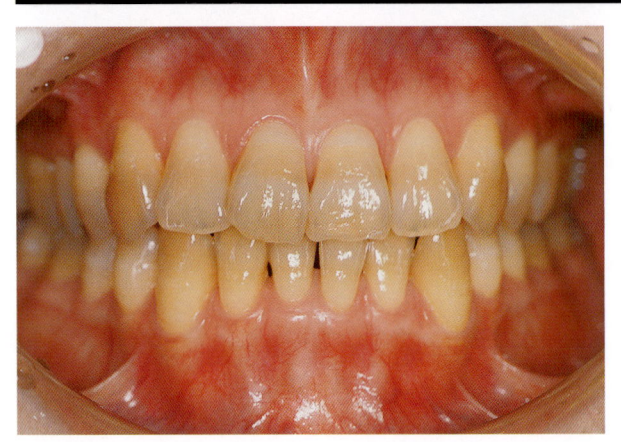

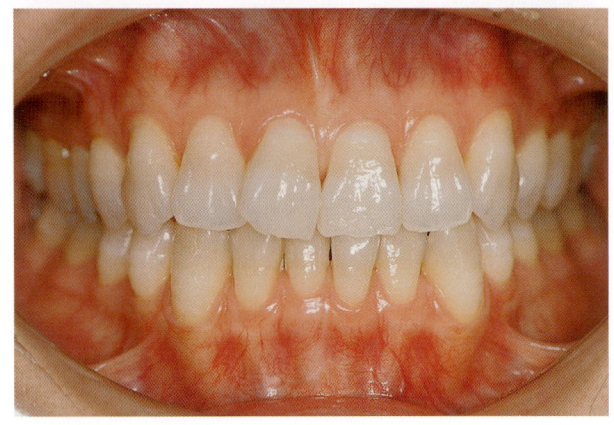

| 図1-1-5a | 図1-1-5b |

図1-1-5a、b　特別な歯科疾患はもたないが、歯の色調がオーラルコンプレックスとなっていた症例。ホームホワイトニングにより改善され、受診者の満足度も大きいものとなった。歯質の切削が回避される手法は得がたいものとなっている（佐藤正治氏による）。

1章1　欠損補綴とインプラント修復のゴール像

抜歯後即時インプラント埋入症例（図1-1-6a、b）

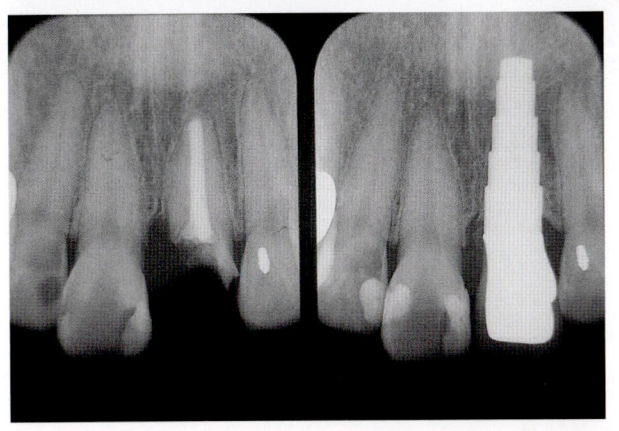

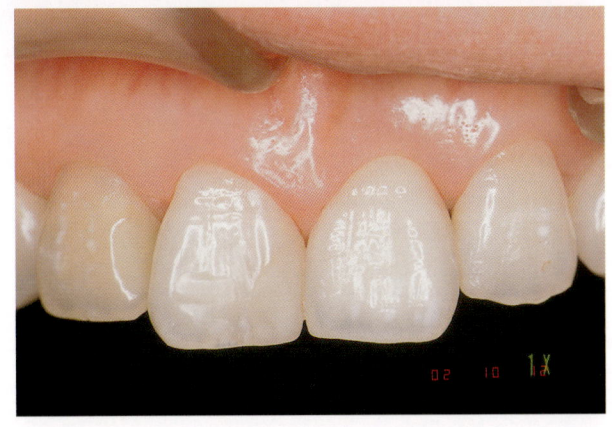

図1-1-6a｜図1-1-6b　　図1-1-6a、b　歯冠破折症例への抜歯後即時埋入によるインプラント修復。特徴的な歯冠形態ではあるが歯肉形態も調和している。両隣接歯の歯質の保存がなされた。

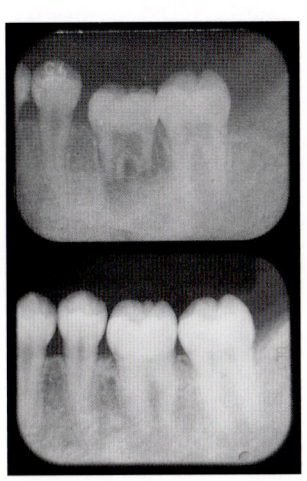

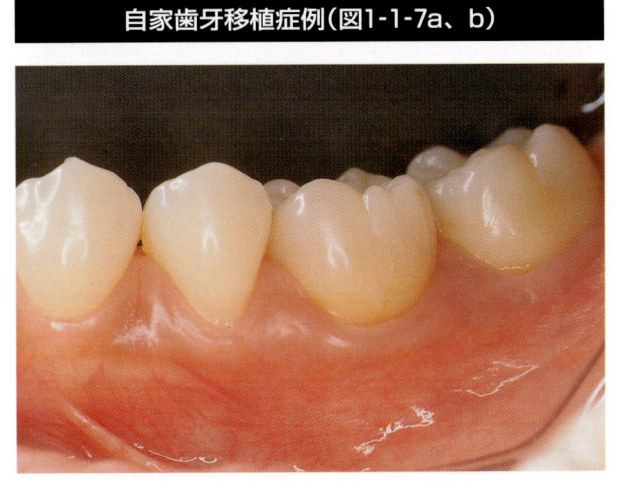

自家歯牙移植症例（図1-1-7a、b）

図1-1-7a｜図1-1-7b　　図1-1-7a、b　8̲未完成歯を6̲部に移植後20年の症例。天然歯とほぼ同様の付着の構造と考えられ、軟組織形態も調和している。当初、この形態を臼歯部インプラントのゴールとしていた貴重な症例である。未完成歯の成長が確認できるが歯髄腔は消滅している。

臼歯部インプラント症例

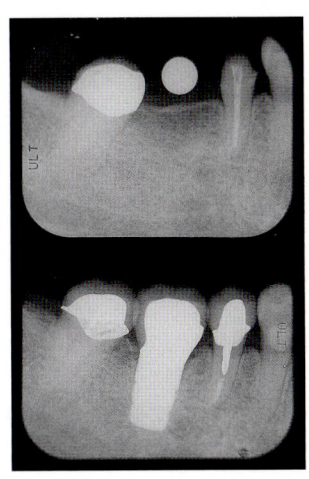

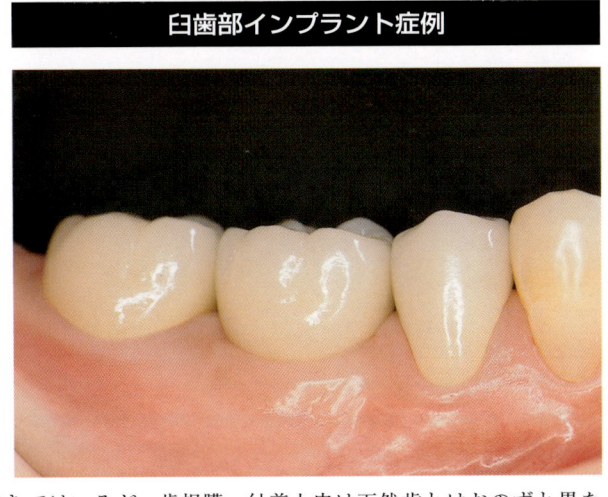

図1-1-8a｜図1-1-8b　　図1-1-8a、b　歯冠・歯肉形態の再現は獲得できてはいるが、歯根膜、付着上皮は天然歯とはおのずと異なる生物学的宿命を抱えている。歯槽頂部の角化粘膜を頬側移動することで歯肉形態の調和を可能にした。

21

1章 2

骨標本で観る
健全な歯列像

　理想的な天然歯列は、舌、表情筋、そして咀嚼筋の間の筋中立帯に位置し、基底骨から歯の萌出とともに発育する歯槽骨に支持され、それを取り巻く軟組織(歯肉、口腔粘膜)により構成されている[1]。さらに、健全な機能の維持、回復には歯列と筋・神経機構および顎関節との機能的調和は欠かせない。その歯列は、1歯単位の歯牙で構成されるため、各歯牙の形態や配列位置は歯列形態を決定づけ、上下顎歯列の嵌合関係は顎骨の骨格的形態とともに顔貌・表情を含む審美性においても重要な役割を担っている(図1-2-1)。このことは、インプラント修復においても歯列を構成する一員としての機能的、形態的役割が要求されることを示しており、同時に審美性の獲得の基本的なゴール像も示している。

1 正中線と歯列弓形態

　頭蓋、前頭面を二分する顔面正中線は、左右の鼻骨接合線、前鼻棘を通り梨状口を二分し、上下顎歯列の左右中切歯間を通る。この正中線に対して左右の眼窩、頬骨が対称的に位置し、上下顎歯列も左右対称に配置され、左右のオトガイ孔とも等距離の関係でAngle Class Iの関係で嵌合している(図1-2-2)。

　頭蓋底からの観察では、前頭面正中線に連続する正中口蓋縫合線に対し、歯列は弓状を呈してほぼ左右対称形を示す。また、左右歯列弓間の口蓋幅径は、年代や民族間の骨格的差異や個体差があると報告されている[2]。そして、この正中線の延長線に対し両側関節窩は左右ほぼ同型で対称的に位置し、そこに下顎頭が収まる(図1-2-3)。

2 咬合平面と各歯牙の機能的役割

　側頭面で観る咬合平面は、若干下方への咬合弯曲をみせているが、カンペル平面とほぼ平行となっている(図1-2-4)。カンペル平面は、頭蓋骨の非可動部の解剖学的位置を基準点とした固有の平面であるのに対し、咬合平面は上顎歯列と動的な下顎歯列との嵌合により付与される平面であり、各歯牙それぞれが均等に嵌合した歯列により顎位は安定し、歯根膜、筋、神経系の求心性の情報のもとで顎関節部にも障害のない円滑な諸機能が営まれる[3]。この咬合平面は歯牙の萌出位置や欠損、補綴処置により形態を変化させ、カンペル平面となす角度や弯曲の強弱と顎機能との関係も指摘されていることから、インプラント修復においてもその重要性は認識しなければならない[4]。

　また、歯列はそれぞれが歯冠・歯根形態の異なる1歯単位の歯牙で構成されている。そして、複根で主に咀嚼の働きをする臼歯群では咬合支持を、単根ではあるが歯根長のある前方歯群ではアンテリアガイダンスの機能的役割を担う。この臼歯部による咬合支持と前方歯群によるガイドは、相互に共存することで顎機能の恒常性が約束される(図1-2-5a)。

　これは歯列内の各歯牙それぞれに異なる機能的役割が課せられているということであり、インプラント修復においても単に欠損部への応用ということではなく、欠損部位がどのような役割を必要とする部位なのか、その使命を認識した応用が要求されることになる。

　しかし、天然歯はそれぞれが役割に準じた歯根形を有

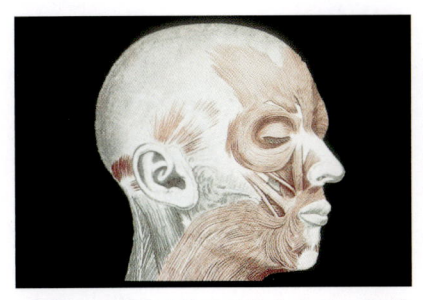

1章2　骨標本で観る健全な歯列像

図1-2-1　歯列形態は骨格とともに顔貌や表情に影響を与える。（文献18より引用・改変）

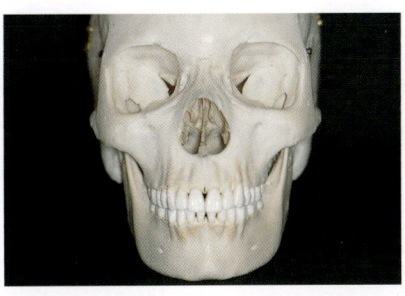

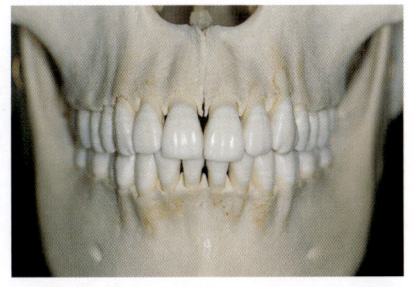

図1-2-2a｜図1-2-2b

図1-2-2a、b　健全な歯列はclass Iで嵌合し、顔面正中線に対してほぼ左右対称に配置されている。

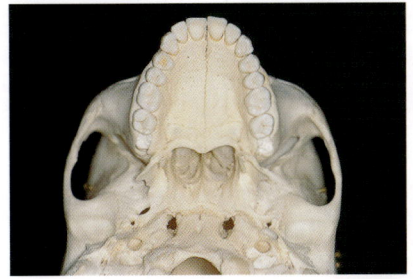

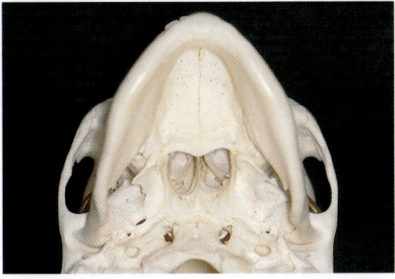

図1-2-3a｜図1-2-3b

図1-2-3a　正中口蓋縫合線に対して歯列は弓状を呈して左右対称であり、関節窩も左右対称に位置している。

図1-2-3b　左右対称に位置した関節窩には、下顎頭が収まり、上下顎歯列が嵌合する。

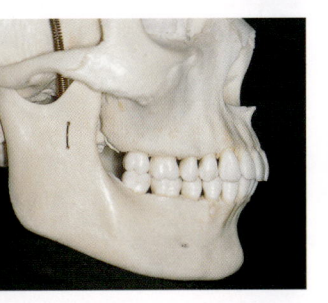

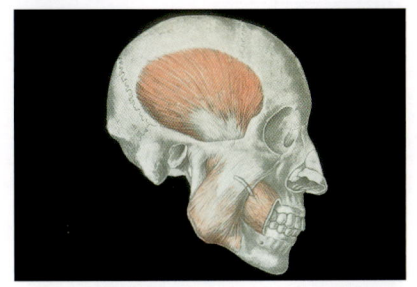

図1-2-4a｜図1-2-4b

図1-2-4a、b　咬合平面はカンペル平面とほぼ平行で、臼歯群では咬合支持、前方歯群ではアンテリアガイダンスの役割を担う。両者が共存することで、筋・神経機構とともに健全な機能の維持・安定が得られる。（文献18より引用・改変）

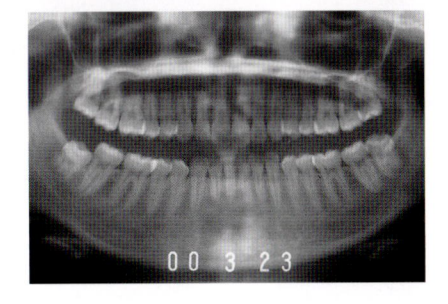

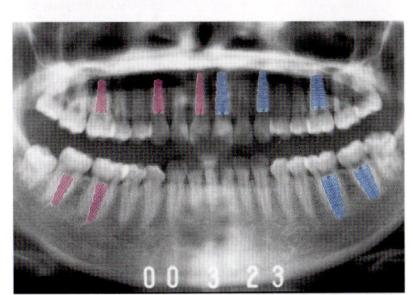

図1-2-5a｜図1-2-5b

図1-2-5a、b　天然歯では、それぞれ歯列内の役割に準じた歯根形を有しているのに対し、インプラントではどの部位においてもほとんど同型の形態で対応せざるを得ないという臨床的宿命を抱えている。

しているのに対し、抜歯により狭小化した顎骨への埋入が余儀なくされるインプラントにおいては、天然歯の歯根形態とは異なり、細くしかもどの部位においてもほとんど同型の形態のインプラントで対応せざるを得ない、という臨床的宿命を抱えている（図1-2-5b）[5,6]。

3　咬合支持とガイド

1）咬合支持

　咬合支持は、顎位の保全に欠かせない重要な機能的要素であり、臼歯部を失うことによる咬合支持の欠落は垂直的・水平的に適正な顎位を喪失し、その放置による影響は前方歯群に及び、咬合崩壊のさらなる進行は顔貌や表情への影響を大きくする。

　咬合支持の概念を比較的明確にしたものにEichnerの分類がある（図1-2-6）[7]。しかし、この分類では咬合支持域として臼歯部を4ヵ所のグループに分けているため、分類上は同一であっても残存歯数を含めた臨床的条件は大きく異なる欠点がある。

　これとは別に、宮地は臼歯部に限らず前歯部を含む上

23

1章　健全な歯列とインプラント修復

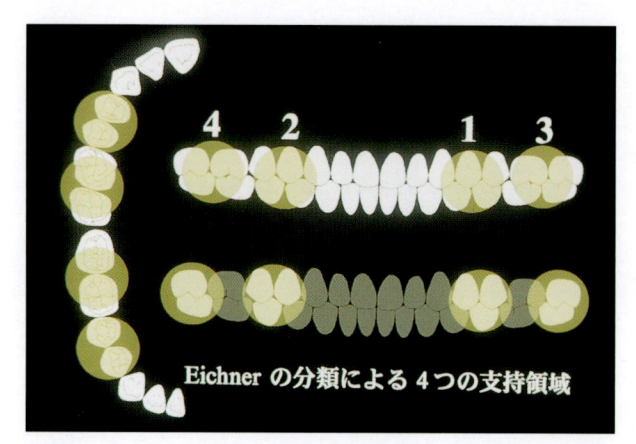

図1-2-6　Eichnerの分類。咬合支持域を両側4グループの臼歯に分けているため、同グループであっても臨床的条件は異なる欠点を持つ。（文献6より引用・改変）

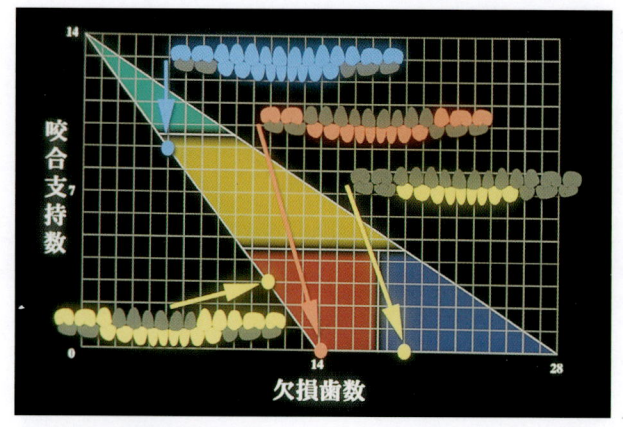

図1-2-7　宮地の咬合三角。全歯列の咬合崩壊の過程を示しており臨床的である。図では下顎の欠損は同一であっても対咬歯列との咬合支持数によるリスクを明示しており、インプラント治療にとっても有用な分類である。（文献8より引用）

下顎同名歯を1つの咬合支持数とし、それを縦軸に、そして上下顎合算の欠損歯数を横軸に配した三角形の図表により欠損歯列を分類することを提唱している[8]。"咬合三角"といわれるこの図表では、欠損のない有歯顎から無歯顎まですべての歯列が包含され、それらを欠損の進行に従って、

第Ⅰエリア：咬合支持数10ヵ所以上の少数歯欠損症例。
第Ⅱエリア：咬合支持数9～5ヵ所の多数歯欠損症例。
第Ⅲエリア：咬合支持数4ヵ所以下で残存歯数が10歯以上の咬合崩壊症例。
第Ⅳエリア：咬合支持数4ヵ所以下で残存歯数が9歯以下の少数歯現存症例。

の4つのグループ別エリアに分類している（図1-2-7）。
　ガイドや残存歯の状態などの要素は加味されていないが、歯列そのものが抱えているリスクの評価が明瞭であり、インプラント治療にとっては、埋入手技以前の診断として有用な分類である。

2）ガイド

　前方歯群によるガイドは、犬歯誘導により臼歯部離開を図り臼歯群を保全するということの他、側方滑走では顆頭の動きに関わるだけに健全な顎機能にとって重要な要素となる（図1-2-8～10）。
　ガイドをする歯牙が犬歯から後方に移動するほど下顎頭の動きは方向、量、ともに大きな変化を示し、犬歯付近のガイドが下顎頭の動きを円滑にしているという報告（図1-2-11）[9]や、犬歯の運動路が急傾斜の者ほど作業側顆頭の前方・下方移動量が大きく、緩傾斜の者ほど後方・上方移動量が大きいという報告[10]、側方滑走において上顎犬歯舌側近心斜面を滑走するM型ガイドでは顆頭を前方に誘導するが、D型ガイドでは後方に誘導し、顎関節への負荷要因として作用するという報告[11,12]からもガイドの重要性は指摘されている（図1-2-12）。欠損部位によっては、インプラントにもガイドの機能的使命が要求されることになるが、インプラントによるガイドの付与については、歯根膜をもたないという生物学的宿命を考慮し、以下の（1）～（6）のことに留意すべきである[13]。

（1）咬合支持の確立による顎位の安定がガイド付与の前提となる。
（2）咀嚼運動と限界運動の経路が異なることを考慮すると、グループファンクションより犬歯ガイドのほうが臨床的である。
（3）適正な埋入位置と、歯軸方向に従った埋入が重要であり、それを可能とする硬・軟組織への種々のオグメンテーションテクニックが必要となる場合がある。
（4）犬歯の歯根長は歯列中で最長であることや側方力への抵抗ということから歯冠、歯根比を考慮に入れ、長い径のインプラントを使用する。
（5）急傾斜と緩傾斜を避け患者の違和感などを重視し、プロビジョナルクラウンによる適切な傾斜角を模索する。
（6）修復物はM型ガイドを可能にする形態とする（図1-2-13～16）。

1章2　骨標本で観る健全な歯列像

大臼歯部の咬合支持の欠落をインプラントで回復した症例（図1-2-8a〜d）

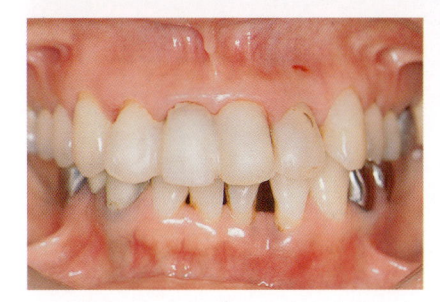

図1-2-8a、b　大臼歯部の咬合支持の欠落の影響が前歯部に波及したと考えられる症例。1⏌は保存不可能との判断で抜歯した。

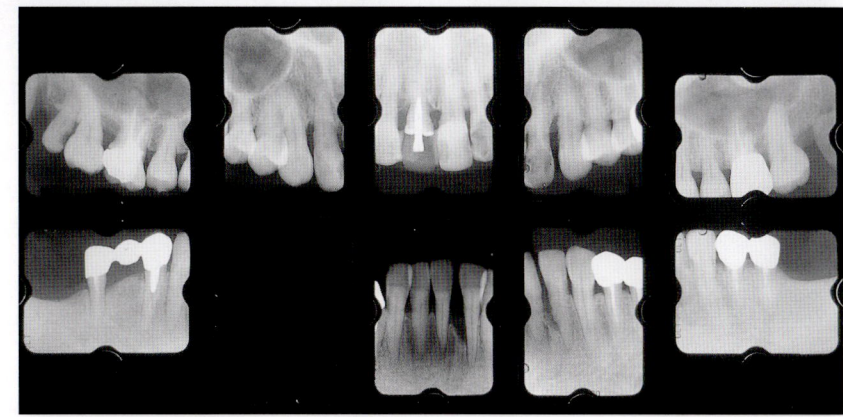

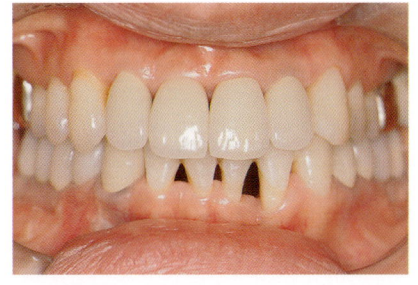

図1-2-8c、d　両側大臼歯部へのインプラントによって咬合支持を回復し、歯周治療、矯正治療によって機能的歯列を回復した。

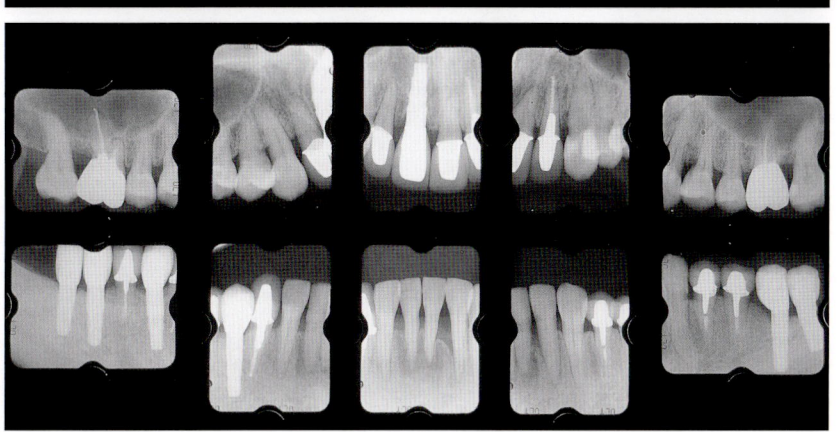

臼歯部咬合支持の欠落を放置していた症例（図1-2-9a〜c）

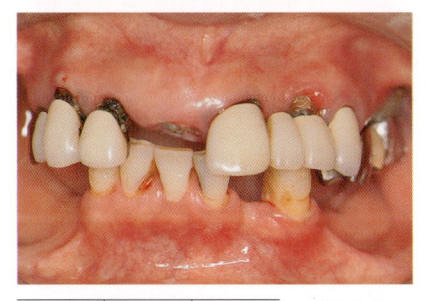

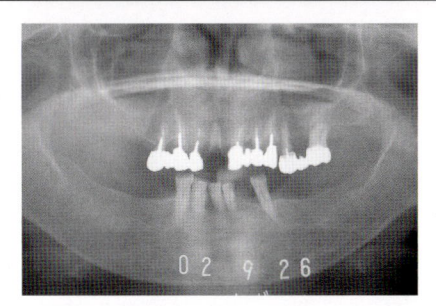

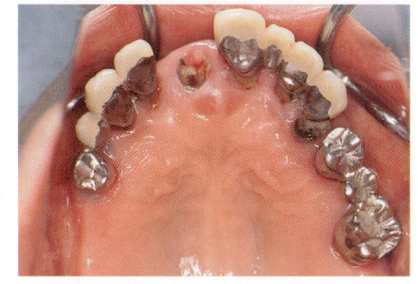

| 図1-2-9a | 図1-2-9b | 図1-2-9b |

図1-2-9a〜c　臼歯部咬合支持の欠落を放置していた症例。上顎前歯部は見事に崩壊しており、適正な顎位の喪失による顔貌への影響も大きかった。

咬合支持の欠落が顔貌に影響を与えた症例（図1-2-10a、b）

| 図1-2-10a | 図1-2-10b |

図1-2-10a、b　左右のすれ違い症例。咬合支持の欠落は顔貌にも影響を与える。口唇の左右非対称が明瞭である。

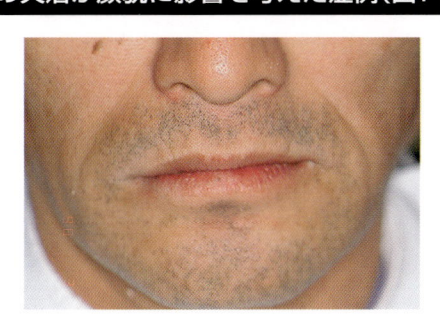

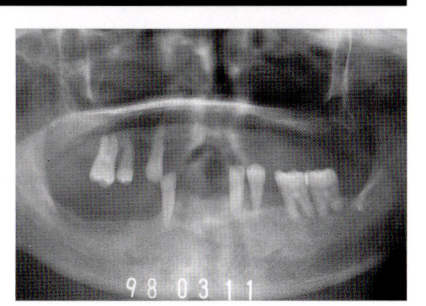

1章 健全な歯列とインプラント修復

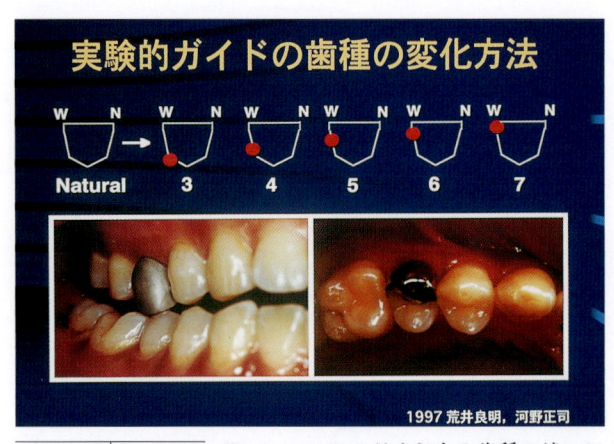

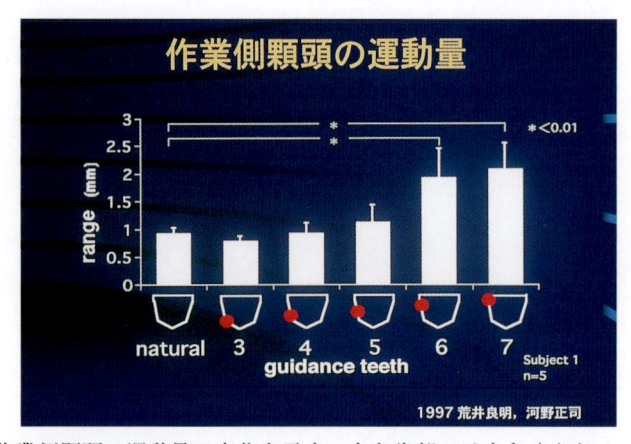

図1-2-11a 図1-2-11b　図1-2-11a、b　ガイドする歯種の違いによる作業側顆頭の運動量の変化を示す。大臼歯部では大きくなり、咬頭干渉の危険性を示している。臼歯部へのインプラントの警鐘と犬歯付近でのガイドの重要性が理解できる。（文献9より引用・改変）

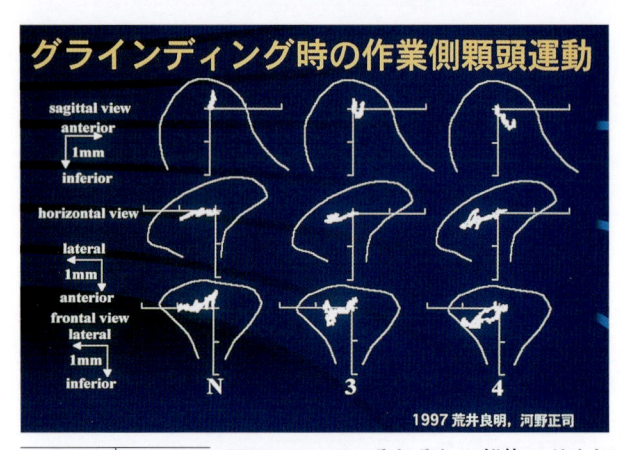

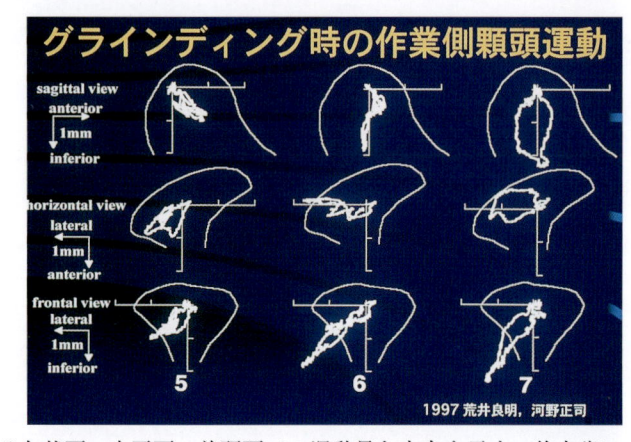

図1-2-11c 図1-2-11d　図1-2-11c、d　それぞれの部位のガイドによる矢状面、水平面、前頭面での運動量と方向を示す。後方歯になるほど運動量、方向が異なり、異常をみせる。（文献9より引用・改変）

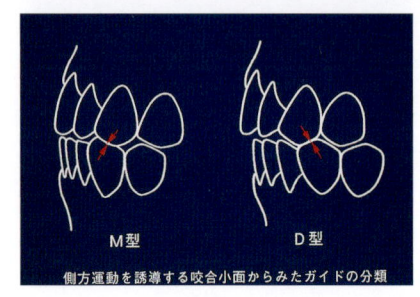

図1-2-12a　側方運動で上顎舌側近心斜面を滑走するM型ガイドに対し、遠心斜面を滑走するD型では下顎の後方偏位を招く。（文献10より引用・改変）

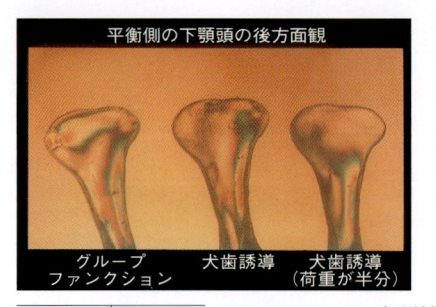

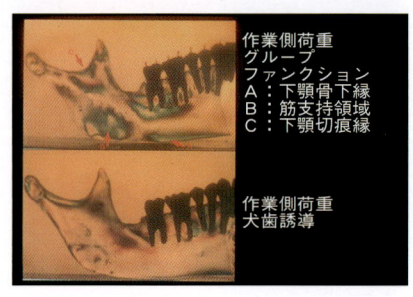

図1-2-12b 図1-2-12c　図1-2-12b、c　光弾性モデルによるグループファンクションと犬歯ガイドの応力分布を示す。関節頭、下顎骨とも犬歯ガイドが応力が少ないことが示されている（文献14より引用・改変）。

4　歯牙形態、骨縁形態と歯間空隙

　歯牙形態と歯槽骨との関係に目を向けると、上顎前歯部では両中切歯間に骨口蓋から連続する正中縫合が見られるものの、各歯間空隙には槽間中隔が存在し、これが歯間乳頭を支える役割を果たしている。

　各歯牙のCEJよりも約1mm根尖側の骨縁形態は、上下顎ともスキャロップ状の形態（Osseous Scallop）を示し、この形態は臼歯部に向かって弱くなる傾向にあり、大臼歯においては、ほとんどフラットに近い形態となる（図1-2-17）。そして、前、臼歯ともCEJと骨縁形態はほぼ類似的等距離にある。隣接面CEJ最上点では、近心

1章2　骨標本で観る健全な歯列像

インプラントでM型のガイドを付与した症例（図1-2-13a〜c）

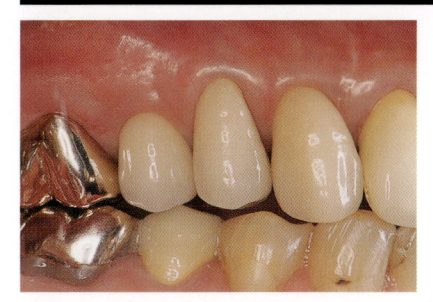

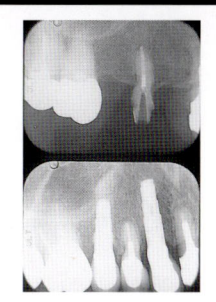

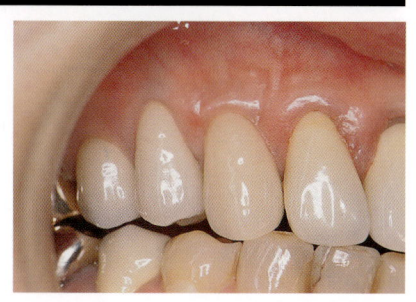

図1-2-13a｜図1-2-13b｜図1-2-13c　図1-2-13a〜c　5 3̄欠損へのインプラント修復。3̄ではM型の犬歯ガイドを付与しているが天然歯と同様に長いインプラントを使用することで、インプラント-クラウン比を不利にしない配慮をしている。

インプラントによる側方ガイドを行った症例（図1-2-14a〜d）

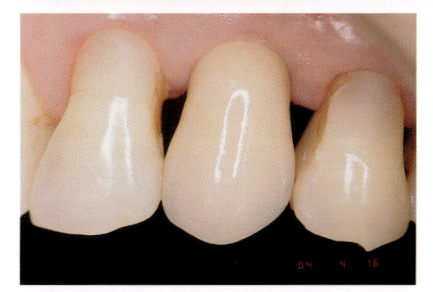

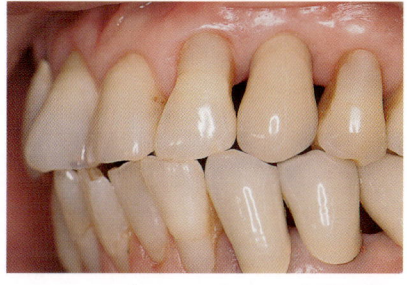

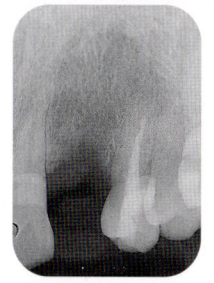

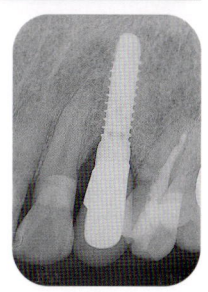

図1-2-14a｜図1-2-14b｜図1-2-14c｜図1-2-14d　図1-2-14a〜d　‾2 4の天然歯への歯質切削を回避する目的で‾3へ応用されたインプラント修復。aは‾3インプラント修復の歯冠・歯肉形態。両隣接歯の歯冠形態から歯間乳頭の再現は不可能であった。bはインプラントによる側方ガイドを示す。M型ガイドとした。c、dは術前・後のX線像。インプラント-クラウン比を考慮し、長いインプラントを応用した。

進行した歯周炎に対してインプラント修復を行った症例（図1-2-15a〜d）

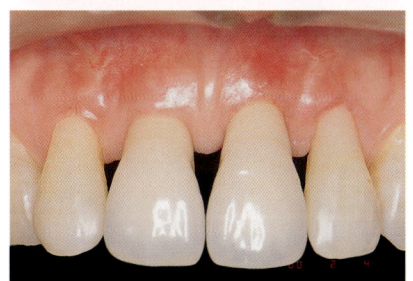

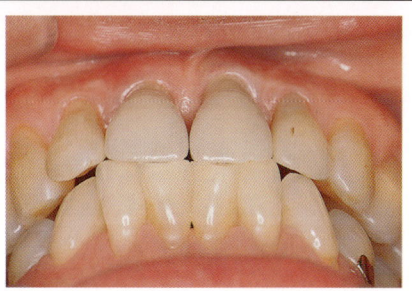

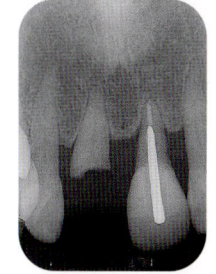

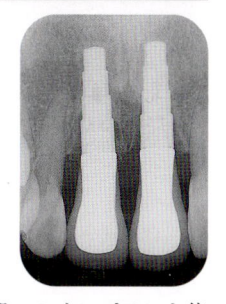

図1-2-15a｜図1-2-15b｜図1-2-15c｜図1-2-15d　図1-2-15a〜d　進行した歯周炎により垂直的骨吸収を招いた1|1部へのインプラント修復。aは歯冠・歯肉所見。歯頸線の調和は得られているが、歯間乳頭は獲得できていない。bはインプラントによる前方滑走ガイドを示す。長いインプラントの応用がガイドを可能にしている（c、d）。

咬合崩壊をインプラント修復で改善した症例（図1-2-16a〜d）

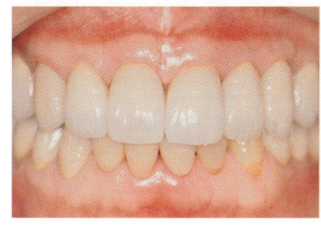

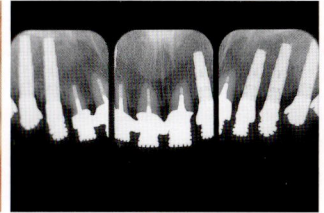

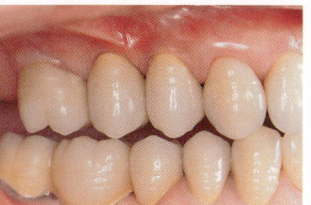

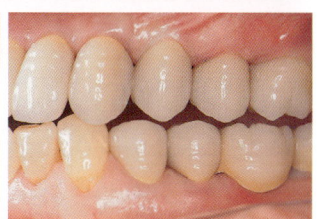

図1-2-16a｜図1-2-16b｜図1-2-16c｜図1-2-16d　図1-2-16a〜d　6〜3|2〜6欠損部へのインプラント修復。咬合支持・ガイドが欠落して咬合崩壊が進行した症例で、インプラントによって両者を確立した。長いインプラントを使用することでM型の犬歯ガイドが可能となった。

1章　健全な歯列とインプラント修復

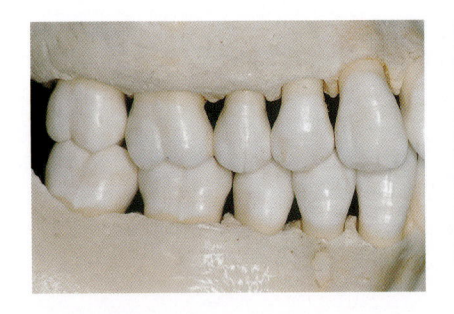

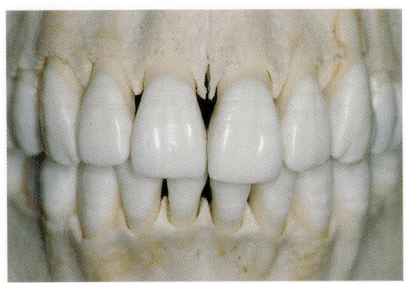

図1-2-17a｜図1-2-17b

図1-2-17a、b　スキャロップ状の骨縁形態は臼歯部に向かってフラットな形態になり、CEJと類似形を示す。

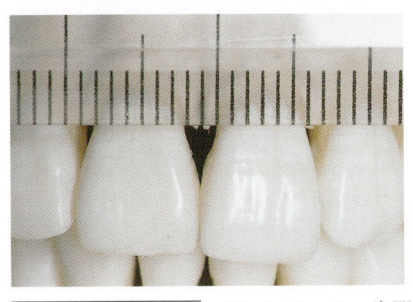

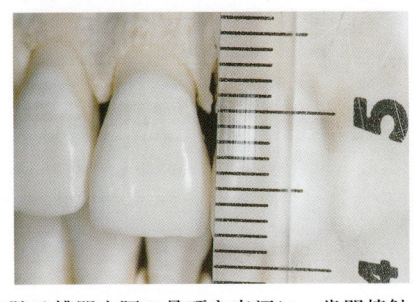

図1-2-18a｜図1-2-18b　図1-2-18a、b　歯間空隙は槽間中隔の骨頂を底辺に、歯間接触点を頂点とする三角形を示し、本標本では1|1間底辺が約2mm、歯間接触点から骨頂までは約4mm臼歯部では底辺に若干差異はあるが、骨頂からコンタクトポイントまでは約3.5mmを計測する。

図1-2-19　歯冠の近遠心最大幅径と歯頸部の近遠心径を示す。インプラント修復の際の埋入位置、使用インプラントの口径の決定に重要な指標となる。（文献17より引用・改変）

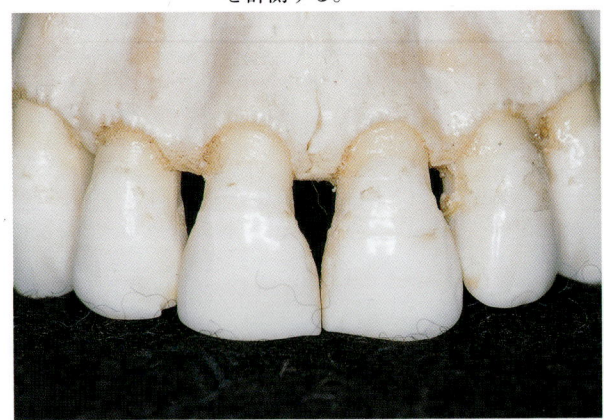

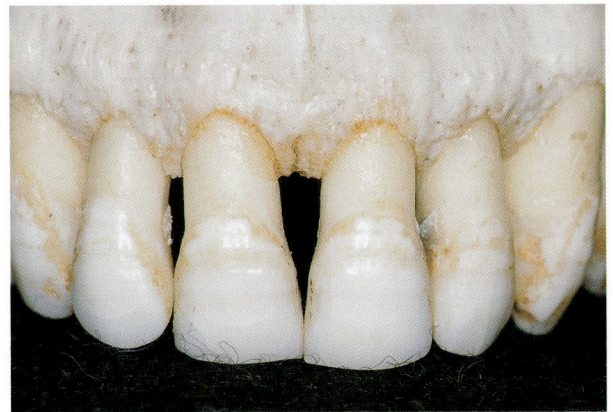

図1-2-20a｜図1-2-20b　図1-2-20a、b　歯間空隙の形態は、歯冠形態と骨形態によって左右され、骨頂から接触点までの距離が歯間乳頭の存在に影響をもつ。

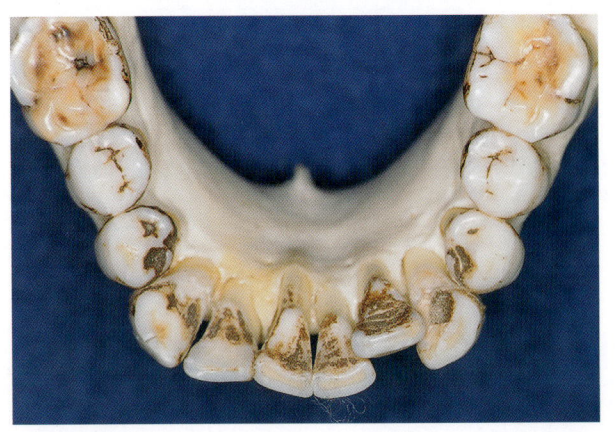

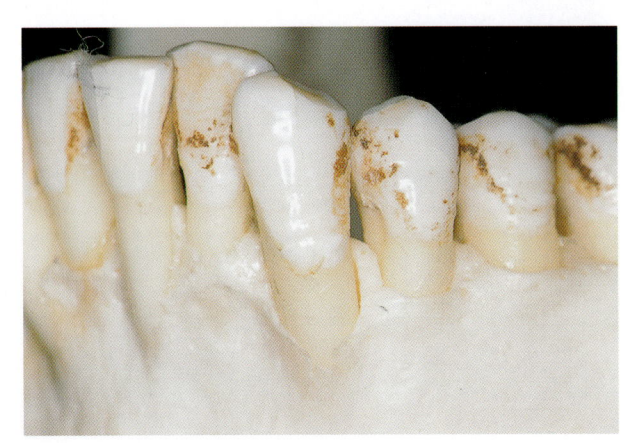

図1-2-20c｜図1-2-20d　図1-2-20c、d　骨縁形態は歯列から外れた部位では、根の露出とともに根尖側に移動し、歯列の内側に位置した部位では変化がない。この萌出位置による相違は、歯肉歯頸線の調和が不可欠な審美インプラントの埋入位置の重要性を示している。

28

が遠心より高くなっており、この傾向は上下顎とも犬歯で著明である[15]。

歯間空隙は、前、臼歯とも隣接歯間の接触点を頂点とし、槽間中隔の骨頂部を底辺とした三角形の空隙として見られるが、この三角形の垂線の長さは歯冠長の長さに比例して臼歯に向かって短くなる傾向にある。本標本での中切歯間の歯間空隙の計測では、隣接部骨頂での底辺で約2mm、接触点から骨頂部まで約4mm、臼歯部の骨頂から接触点まで約3.5mmでTarnow[16]の報告に従えば100%歯間乳頭が満していたことになる（図1-2-18）。

歯冠の最大幅径部と歯頸部の近遠心径についてWheeler[17]による平均的計測値がある（図1-2-19）。これによれば、多くの部位で両者の近遠心径の差は約2mmであり、それぞれのこの長さは、歯間空隙の底辺の長さに相当する。このことは、天然歯形態の再現をゴールとするインプラント修復にとってインプラントの埋入間隔やインプラント体のサイズの選択に重要な指標となる。

しかし、歯間空隙の幅や高さ、骨縁形態は、歯冠・歯根形態や歯軸方向、支持骨の吸収量、萌出位置に左右される（図1-2-20）。これらは、審美性を要求するインプラント修復と特に関わりが深く、水平・垂直的埋入位置、埋入方向に加え、適正な歯冠形態が重要であることを教えている。

参考文献

1. Dubral EL, Dubral S. 口腔解剖学第2版. 東京：医歯薬出版, 1995.
2. 上條雅彦. 口腔解剖学第1巻骨学(第三版). 東京：アナトーム社, 1997.
3. 河野正司, 佐藤尚弘. 補綴臨床 別冊, 咬合の診断と再構成. 東京：医歯薬出版, 1981.
4. 伊藤博子, 丸山剛郎. 歯界展望 別冊, 生理的咬合へのアプローチ, 生理的視点からの臨床における咬合. 東京：医歯薬出版, 1992：165-171.
5. 榎本紘昭. 欠損歯列とインプラントの役割. 日本歯科評論, 2003；63（4）63-78.
6. 榎本紘昭. インプラントは臨床でこう活かす, インプラントの臨床の宿命と歯列内の役割. 東京：日本歯科評論増刊, 2003：81-93.
7. 河野正司, 佐藤尚弘. 補綴臨床別冊, 診断と再構成. 東京：医歯薬出版, 1981：17-29
8. 宮地建夫. 臨床データから覗く欠損歯列のレベルとリスク. 歯界展望. 2000；96（6）.
9. 荒井良明, 河野正司. ガイドの歯種の変化が側方位クレンチング時の顆頭に及ぼす影響. 補綴誌. 1997；41（3）112-124.
10. 小川真理, 古谷野潔, 他. 側方運動時の作業側犬歯の運動路の前頭面内傾斜角と顆路との関連性, 補綴誌. 1997；4（2）：165-168.
11. 佐藤裕. 側方滑走運動のガイド面の方向が顎運動に及ぼす影響, 補綴誌. 1998；42（2）298-306.
12. 中野雅徳, 板東永一. 側方運動のガイドをどのように与えるか, 日本歯科評論別冊犬歯, 東京：日本歯科評論社, 1989：125-134.
13. 榎本紘昭. インプラントによるガイドの付与について, 業界展望別冊. 咬合治療によるガイドとは. 東京：医歯薬出版, 2003：818-828.
14. Caputo AA, Standlee JP: Bio-mechanics in Climnical Dentistry, 東京：クインテッセンス出版, 1995.
15. 江澤庸博. 一からわかるクリニカルペリオドントロジー, 東京：医歯薬出版, 2001：47-64.
16. Tarnow DP, Magner AW, Fletcher P. The effect of the distance from the contact point to the crest of bone on the presence or absence of the interproximal dental papilla. J Periodontol. 1992；63（12）：995-996.
17. Ash MM. Jr. ホィーラーの歯の解剖学・生理・咬合学, 第6版, 新潟：西村書店, 1990.
18. 藤田恒太郎. 人体解剖学12版. 東京：南山堂, 1964.

榎本臨床から一言

各歯牙に歯列内での機能的役割があるように インプラントにも歯列内での役割がある

1章　健全な歯列とインプラント修復

1章 3
歯牙、軟組織、歯槽骨の関係とインプラント

1 天然歯におけるBiologic Width

　健康な歯周組織の維持には、歯-歯肉間にある程度の幅の歯肉の付着が必要とされている（図1-3-1）。Biologic Width（生物学的幅径）といわれるこの概念は、すべての歯牙の全周にわたって適用され、この部位への過剰な侵襲は歯周組織の健康を損ねるとされている。歯-歯肉の付着および接合は、CEJより根尖側に位置する歯槽骨頂部から歯肉頂まで結合組織付着、接合上皮、歯肉溝によって構成されている。Gargiuloら[1]はOrbanとKohlerの分類に従って受動的萌出期を4期に分け、それぞれの歯-歯肉結合部の観察を行い、平均的な歯肉溝、接合上皮、結合組織付着の幅は、それぞれ平均値を0.69mm、0.97mm、1.07mmであったと報告している（図1-3-2a）。この中でも結合組織付着幅は4期を総じて約1mmで安定していることが臨床的には大きい目安となっている。この結果

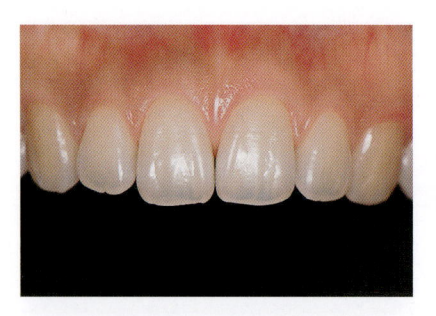

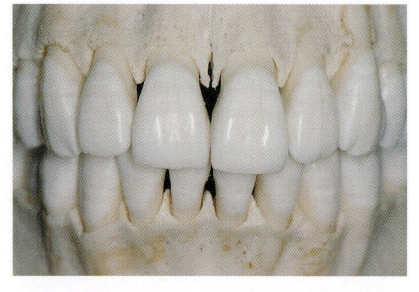

図1-3-1a	図1-3-1b
図1-3-1c	図1-3-1d

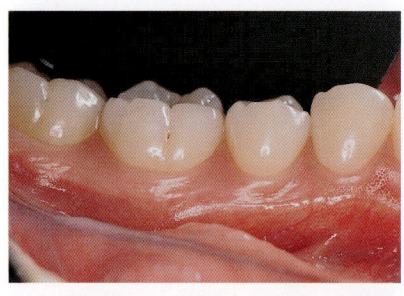

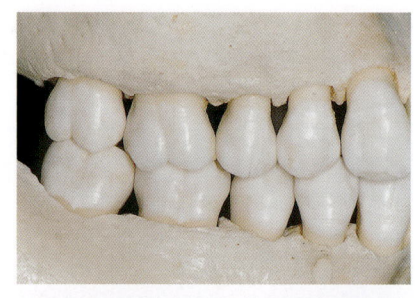

図1-3-1a～d　健康な歯周組織の維持には前歯（a、b）、臼歯（c、d）とも歯-歯肉間には、ある幅の歯周組織が必要とされている。

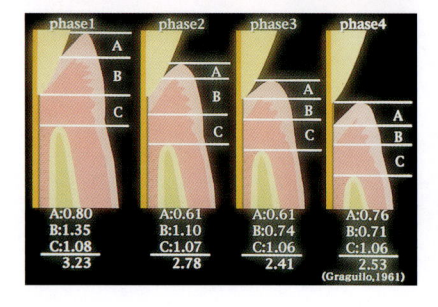

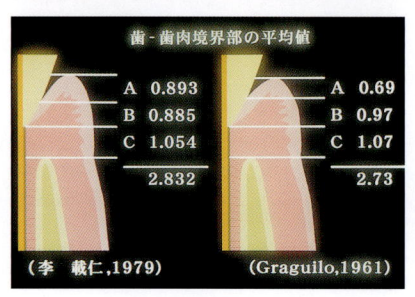

図1-3-2a	図1-3-2b

図1-3-2a、b　aはGargiuloによる4期の受動的萌出期とそれぞれの計測値（文献1より引用・改変）。bの李の報告もほぼ同様で結合組織付着は約1mmの幅で恒常性を保っている。（文献4より引用・改変）

30

1章3 歯牙、軟組織、歯槽骨の関係とインプラント

図1-3-3a｜図1-3-3b

図1-3-3a　支台歯形成時の隣接部の削除量が多く、生物学的幅径を侵襲している症例。クラウン周囲歯肉は発赤し、特に歯間乳頭部で顕著である。

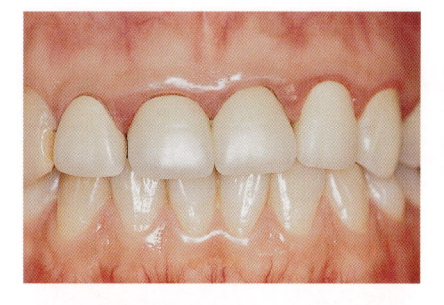

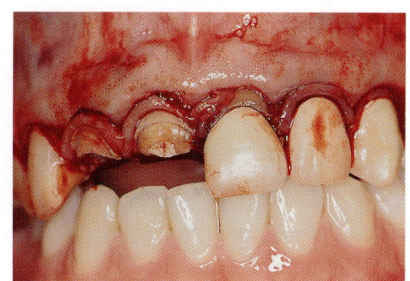

図1-3-3c｜図1-3-3d

図1-3-3b〜d　骨切除を伴う歯冠長延長術のため最終補綴の歯頸線を予測した切開線を設定し（b）、全層弁による歯肉剥離後、予測歯頸線とほぼ相似した骨形態に形成する（c）。剥離した弁を復位させて縫合し、骨膜弁と骨面が密に接着するよう歯肉上から圧迫する（d）。この一連の処置で重要なことは血液供給を阻害することで治癒の遅延を招かないように、麻酔の刺入点を角化歯肉に求めないことである。

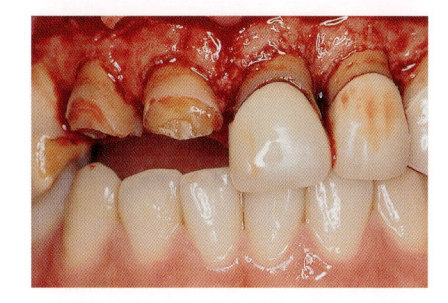

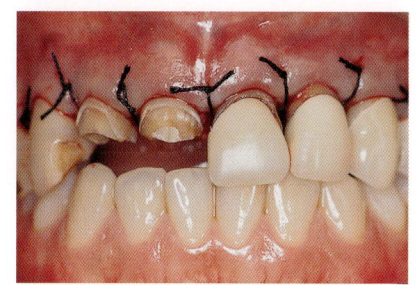

図1-3-3e｜図1-3-3f

図1-3-3e、f　プロビジョナルクラウンを装着し（a）、治癒を得たのちに最終補綴に移行する（b）。

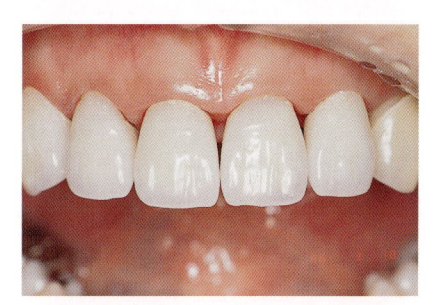

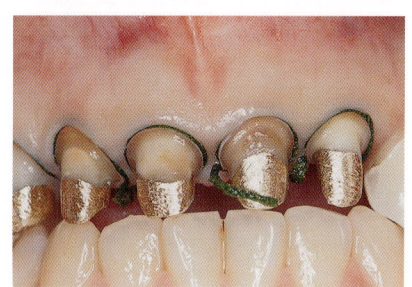

図1-3-3g｜図1-3-3h

図1-3-3g、h　最終補綴物の装着。中切歯間の歯間乳頭はまだ再生されていないが、クリーピングにより空隙は満たされる（a）。bは術後8年。1｜歯頸部にやや歯肉退縮が認められるが、歯冠周囲の歯肉には発赤、腫脹は認められず、健康像を呈している。

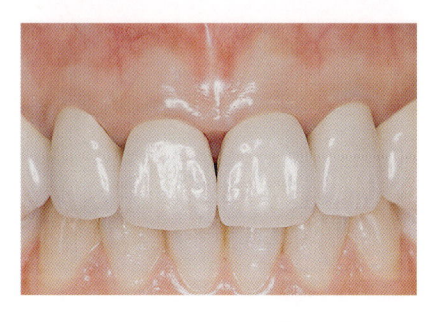

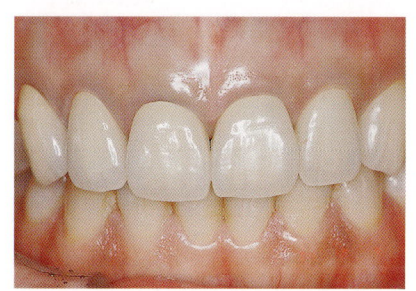

を基にCohenは歯肉溝を除く約2mmを生物学的幅径の概念と提唱したが[2]、1980年代に審美的な修復処置を考慮に入れ、歯肉溝も加えた約3mmとする考えが提唱されている[3]。日本人の研究においてもほぼ同様の結果が報告されているが[4]、臨床的には辺縁骨頂から歯肉頂までが約3mmで、結合組織付着幅は約1mmとするのが理解しやすい（図1-3-2b、3）。インプラントにおいても生物学的幅径は指摘されており、その幅は3〜4mm程度とされている[5〜7]（図1-3-4）。これは、インプラント埋入部粘膜の厚みや角化の傾向と併せてインプラントの垂直的埋入位置の決定に際しても重要な意味を持つ。

2 歯肉縁形態（歯頸線）と歯間乳頭

　形態的に健全な歯列では、歯冠形態と歯肉形態は歯列内で調和しており、歯肉形態では歯肉縁形態つまり歯肉縁形態（歯頸線）と歯間乳頭の調和が求められる。これは従来からの補綴処置はもとより、インプラント修復においてもゴール像としたい形態である。

　通常、天然歯は歯列内、すなわち歯槽骨内に存在するが、頰舌的な萌出位置によって歯周組織の形態も変化する。歯列弓から頰側に位置している歯牙の頰側歯肉は薄く、歯肉縁形態は根尖側に移動しており、逆に舌側に位

31

1章　健全な歯列とインプラント修復

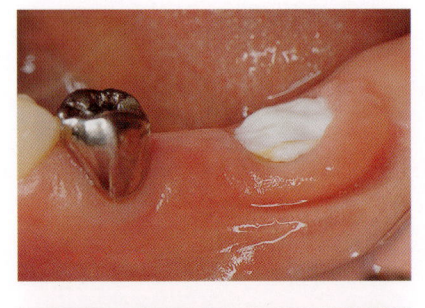

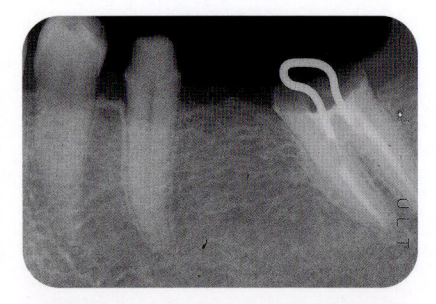

| 図1-3-3i | 図1-3-3j |

図1-3-3i 「7の歯肉縁下カリエス。フェストゥーン様の歯肉が歯質を覆っており、クラウン支台としての軸面歯質と生物学的幅径の獲得が要求される。jはX線像。近心傾斜している「7では骨縁から約3mmの健全歯質が必要となる。

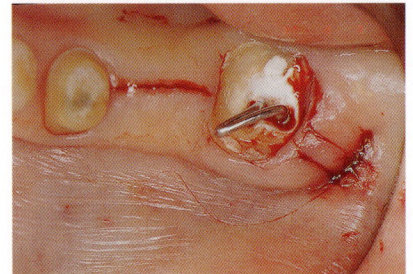

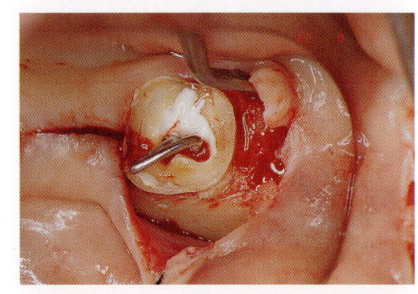

| 図1-3-3k | 図1-3-3l |
| 図1-3-3m | 図1-3-3n |

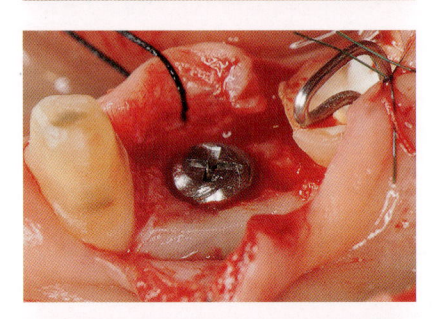

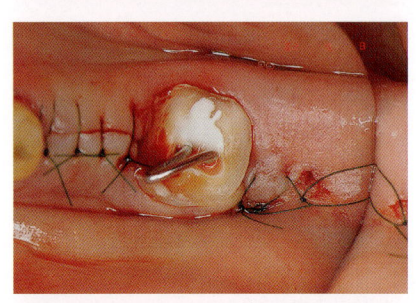

図1-3-3j～l　歯肉および骨切除を伴うwedge operationによる生物学的幅径の獲得とインプラントの埋入を同時に行うこととした。kは切開線のデザインを示す。「7遠心の臼後隆起を避けたやや頰側に2本の平行切開とそれに直行する切開を加える。切開線で囲まれた部分の歯肉と歯頸部歯肉は切除され、全層弁の剥離、骨切除を伴う骨形成が可能となる。遠心から頰側にかけて骨形成を行い同時に臼後隆起の骨膜を含む基底部組織を切除し、粘膜の厚さをコントロールする(l)。その後、インプラントを埋入し(m)、縫合する(n)。「7にはクラスプ線を付着し歯周パックの維持とした。術後の圧迫は必須である。

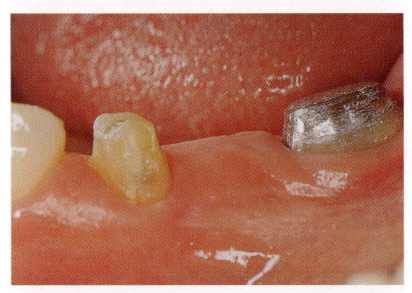

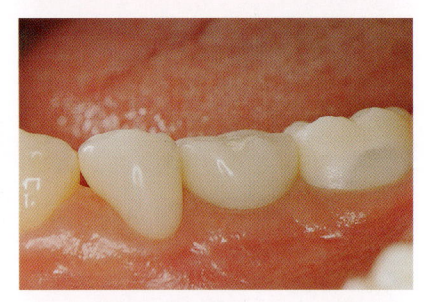

| 図1-3-3o | 図1-3-3p |

図1-3-3n～p　歯肉の治療を待ち(o)、プロビジョナルクラウンでの歯冠、歯肉形態の調和を模索しながら(p)、最終補綴へと移行する(p)。

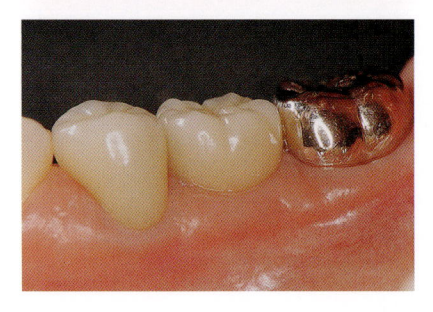

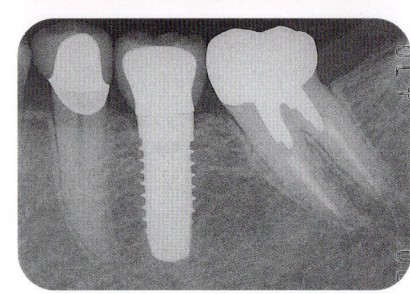

| 図1-3-3q | 図1-3-3r |

図1-3-3q、r　最終補綴物装着(q)とX線像(r)。ゴールとする歯冠、歯肉形態の調和が得られている。

置している歯牙では歯肉は厚みを見せ、歯頸線は歯冠側にある。これは1章2図1-2-18c、dに示した歯の萌出位置と骨縁形態の関係にきわめて類似している(図1-3-5)。歯牙移動においても舌側移動により、歯肉縁の高さは歯肉の厚みの増加を伴って歯冠側に移動すること、頰側移動によって頰側の骨は裂開(dehiscence)し、歯肉縁は根尖側に移動し、付着の喪失を招くことがあると報告されている[8]。インプラントにおいても同様であり、骨幅に比較して頰舌的に直径の大きいものを使用した場合や、歯列より唇・頰側に埋入位置を設定した場合には遊離歯

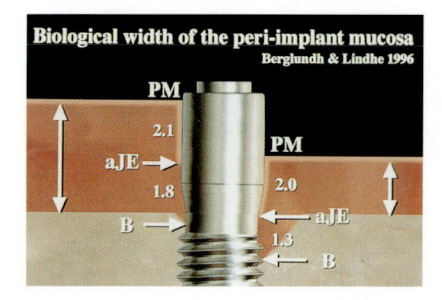

1章 3 歯牙、軟組織、歯槽骨の関係とインプラント

図1-3-4a Benglundhらによる生物学的幅径。薄い粘膜下では生物学的幅径獲得のための骨吸収が見られる。(文献5より引用・改変)

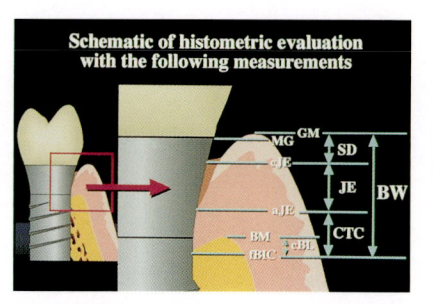

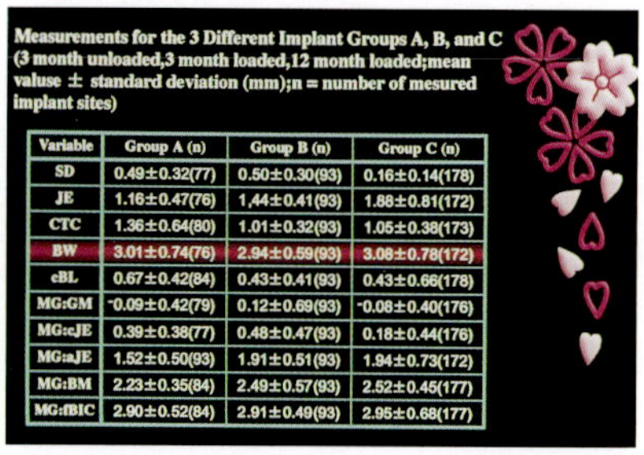

図1-3-4b | 図1-3-4c

図1-3-4b、c ITIグループによるインプラントでの生物学的幅径の値。歯肉頂から骨との接触部までの距離は約3〜4mmとされる。(文献6より引用・改変)

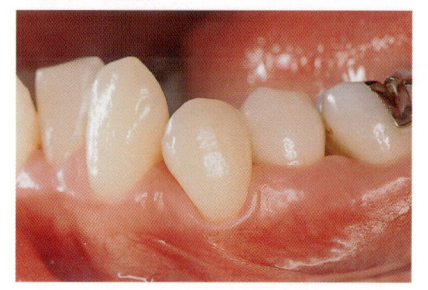

図1-3-5 歯列から頰側に位置した歯では、頰側歯肉は薄く歯頸線は根尖側にあり、舌側に位置している歯では、厚く歯冠側にある。

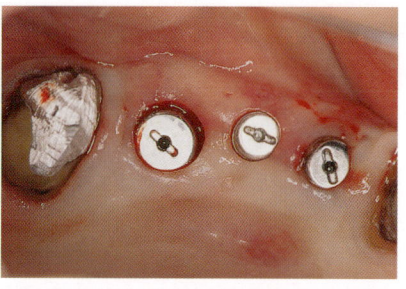

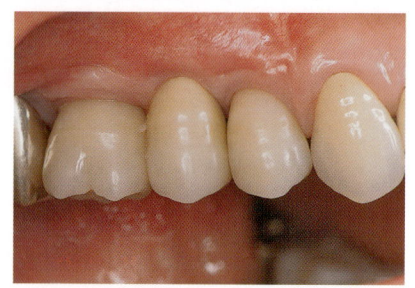

図1-3-6a | 図1-3-6b

図1-3-6a、b インプラント頰側には遊離歯肉移植を施し、厚い角化粘膜を獲得したが、中央インプラントが頰側に位置していたため(a)、歯頸線は根尖側に移動した(b)。

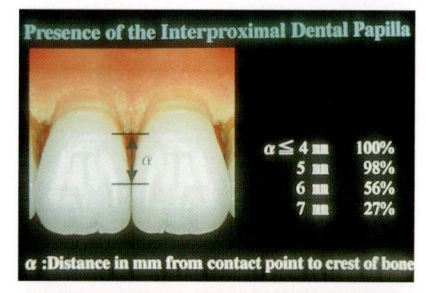

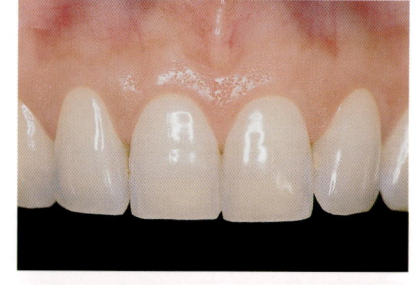

図1-3-7a | 図1-3-7b

図1-3-7a、b 歯間部骨頂からコンタクトポイントまでの距離が歯間乳頭の量を決定する(a)。4mmでは100%歯間乳頭を満たすが(b)、5mm以上からは1mm増すことでその量は半減する(文献)。

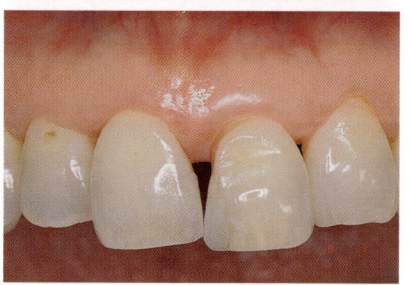

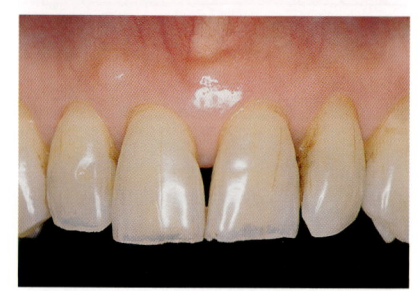

図1-3-8a | 図1-3-8b

図1-3-8a、b a、bともコンタクトポイントが切縁側にあるため、歯間空隙は乳頭で満たされない。しかし、仮に歯冠修復が許されれば、コンタクトポイントを歯肉側に付与することで歯間空隙は閉鎖される。

肉移植などで角化した軟組織の獲得を図ったとしても、その歯頸線は根尖方向に下がる(図1-3-6)。したがって、唇・頰舌的埋入位置が歯肉歯頸線の位置的安定を決定づけることを強調しておきたい。

歯間乳頭は、天然歯間を結ぶ水平線維や輪状線維など複数の歯肉結合組織によって支持されている。萌出初期では、天然歯の歯間乳頭は隣接面部の付着組織のレベル、すなわちセメント-エナメル境(CEJ)の位置と隣接歯の位置、形態に左右されるとされ、歯肉形態がScallop Typeのものでは辺縁歯肉最下点と歯間乳頭頂との差は5〜6mmでFlat Typeではこの値は減少する[9]という報告や歯間乳頭の形態は歯間空隙のスペースが小さい場合隣接歯の形態の影響を受け、スペースが大きい場合には骨形態の影響を受けるとする報告がある[10]。また、これらの歯肉と天然歯との付着レベルに関する報告とは別に、Tarnowは歯間空隙を埋める歯間乳頭の占める割合

33

1章　健全な歯列とインプラント修復

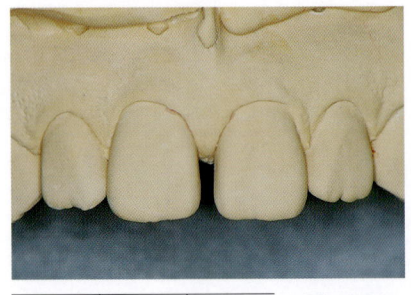

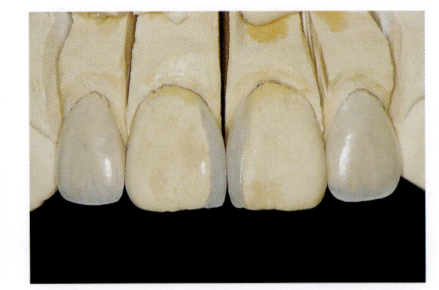

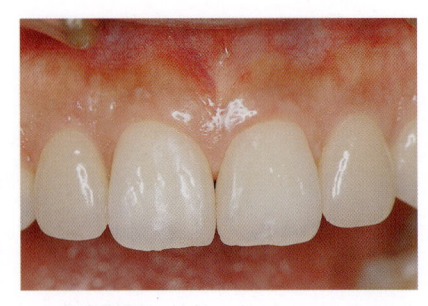

|図1-3-9a|図1-3-9b|図1-3-9c|　図1-3-9a〜c　エナメルの切削を回避し、コンタクトポイントを歯頸側に付与したポーセレンラミネートベニアを接着することで歯間乳頭の調和した審美性の改善が可能となった。若干歯冠幅径が大きくなったが、患者の満足度は高い。（成島琴世氏による）

|図1-3-10a|図1-3-10b|

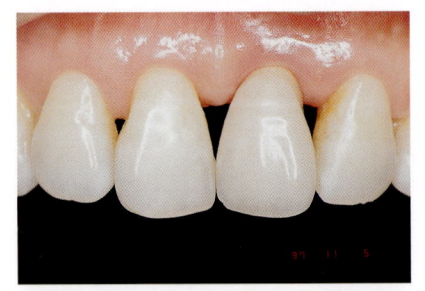

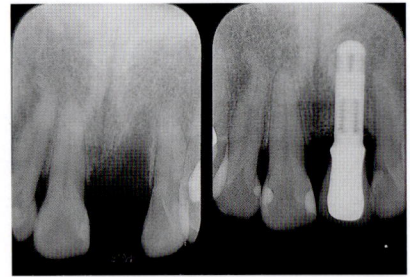

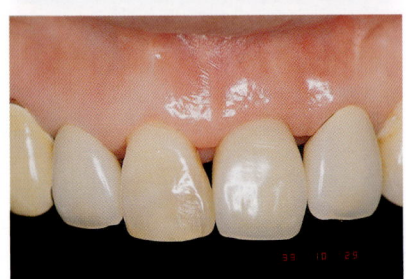

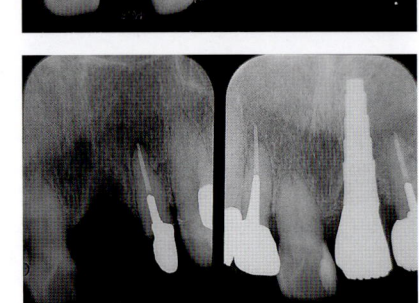

図1-3-10a、b　隣在歯のエナメル切削回避を目的としたインプラント修復。隣在歯の歯冠形態の影響により、コンタクトポイントが切縁側にあるため、歯間空隙は開放している。

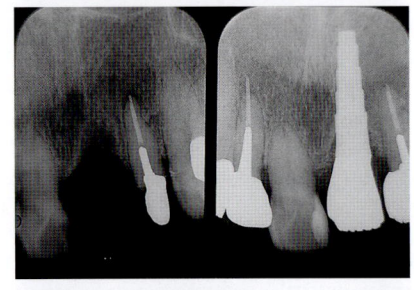

|図1-3-11a|図1-3-11b|

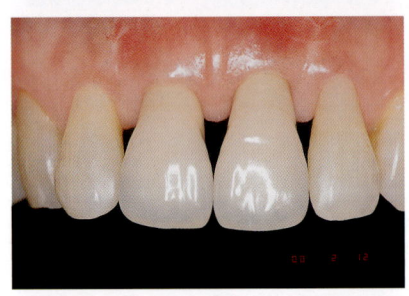

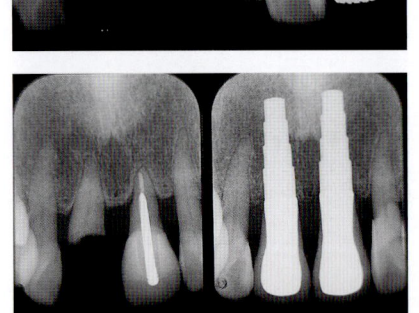

図1-3-11a、b　図10の症例と同様に隣在歯のエナメル切削回避を目的にしているため、隣接歯冠形態の影響を受けている。

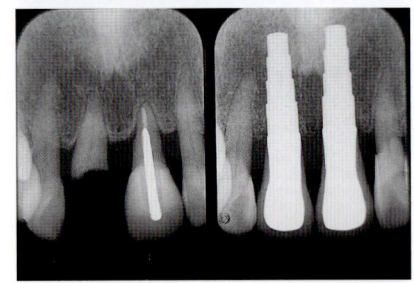

|図1-3-12a|図1-3-12b|

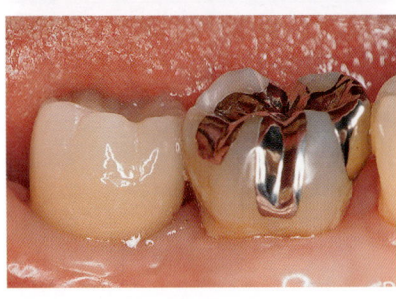

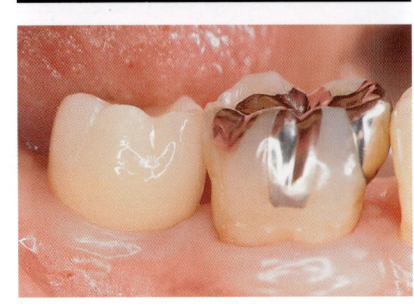

図1-3-12a、b　進行した歯周炎により、水平的骨吸収が著しく、骨頂からコンタクトポイントまでの距離が長くなり、歯間乳頭の獲得は不可能であった。

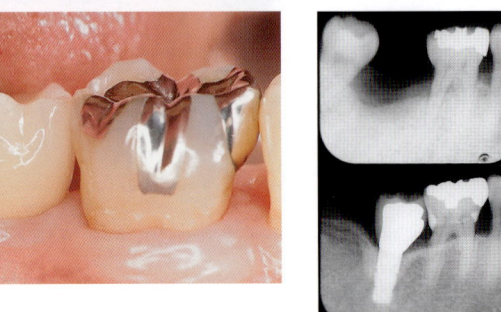

|図1-3-13a|図1-3-13b|図1-3-13c|

図1-3-13a〜c　開放された歯間空隙がプラークコントロールを難しくした症例。aは術後5ヵ月の7部へのインプラント修復と隣接歯を示す。（1998年1月）。開放された歯間空隙はプラークコントロールを難しくし、隣接歯頸部周囲にはカリエスが発症している。bは術後2年5ヵ月の同部位を示す(2000年2月)。間隔を短くしたメインテナンスにより、どうにかプラークコントロールが定着したが、歯間乳頭の存在は刷掃にも影響をもつ。cは術前・後のX線像を示す。

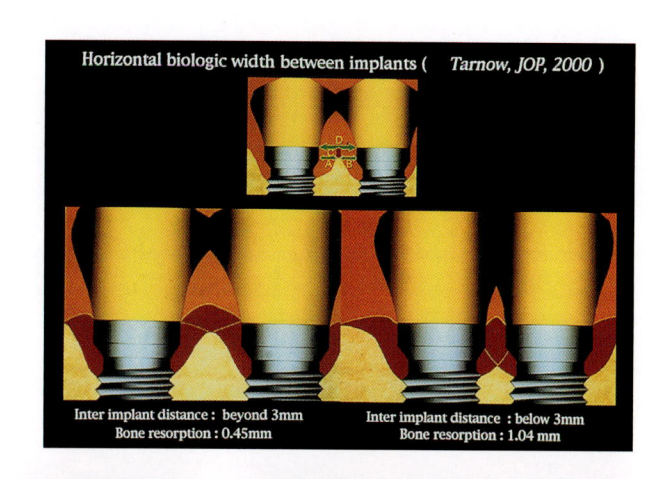

1章3　歯牙、軟組織、歯槽骨の関係とインプラント

図1-3-14　Tarnowによるインプラント間の生物学的幅径の報告。インプラント間では3mm以上間隔をあけた場合骨の退縮はわずかであるが（図左）、3mm以下の場合では垂直的吸収が大きいとしている（図右）。（文献12より引用・改変）

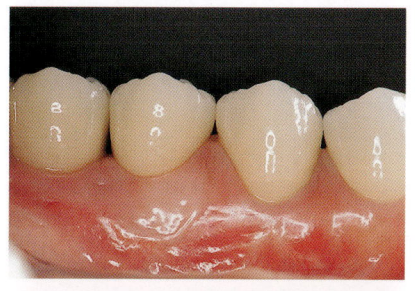

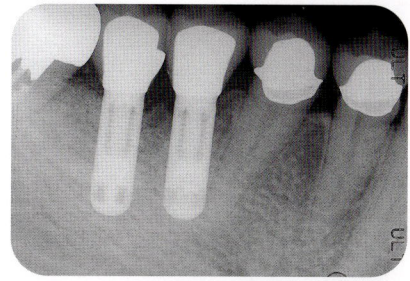

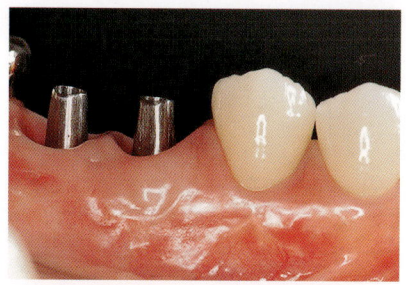

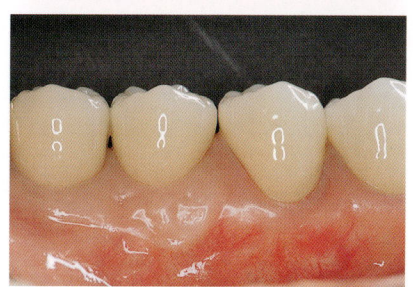

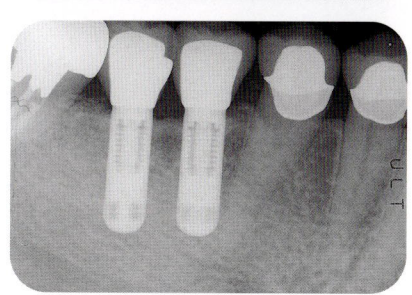

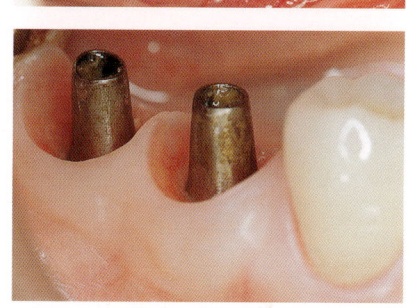

| 図1-3-15a | 図1-3-15b | 図1-3-15c |
| 図1-3-15d | 図1-3-15e | 図1-3-15f |

図1-3-15a〜f　a〜cは上部構造装着時の歯冠(a)、X線像(b)、歯肉形態(c)を示す（1997年7月）。インプラント-インプラント間距離は3mm弱である。d〜fは装着後8年の歯冠(d)、X線像(e)、歯肉形態(f)を示す（2005年10月）。硬・軟組織の退縮は見られず、逆に歯間乳頭部ではクリーピングが認められ、シャープな歯肉形態が維持されている。インプラント間の骨頂からコンタクトポイントまでの距離は約5mmである。遊離歯肉移植による厚い角化粘膜が骨の退縮を未然に防いでいると思われる。

について、隣接する天然歯間の歯槽骨頂から歯冠接触点までの距離により決定されるとした。そして、その距離が5mm以内ではほぼ歯間乳頭は空隙を満たし、6mmで56%、7mmで27%と1mm長くなるごとに半減していくとしている。つまり、隣在歯間のコンタクトポイントの位置が切縁側にあるか歯頸側にあるかで歯間空隙の閉鎖の量が左右されることになる[11]（図1-3-7、8）。そして、この報告に基づいた審美修復の臨床が高い頻度で日常的に行われている（図1-3-9）。

インプラント-天然歯間においてもこの考えは適用される。インプラント隣接歯の歯質の切削を回避する目的がインプラントにある場合には、コンタクトポイントの位置は隣接歯冠形態に委ねられ、歯間空隙は歯肉で満たされない（図1-3-10〜12）。前歯部における歯間乳頭の存在は審美性への影響を大きくするが、臼歯部では特に刷掃効果をも難しくする。

図1-3-13は第2大臼歯部へのインプラント症例である。隣接歯冠形態に由来する開放した歯間空隙の刷掃は難しく、隣接歯の歯頸部周囲のプラークコントロールは常に不完全でカリエスを発症した。間隔の短いメインテナンスにより、プラークコントロールが定着するまでに約2年半を要した。インプラント修復では審美性もさることながら、角化の傾向が強い組織による歯間乳頭の存在はプラークコントロールの点からも重要と考えている。

1章　健全な歯列とインプラント修復

図1-3-16a,b　aはScallop type。bはFlat typeと思われる同世代の日本人女性の所見。いずれも、歯肉は薄く、Flat type bにおいても決して厚くない。

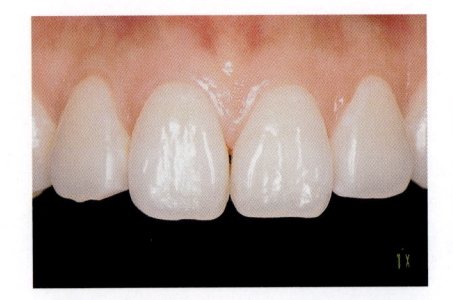

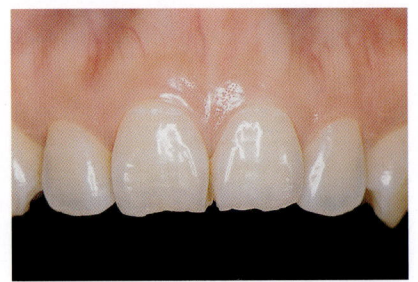

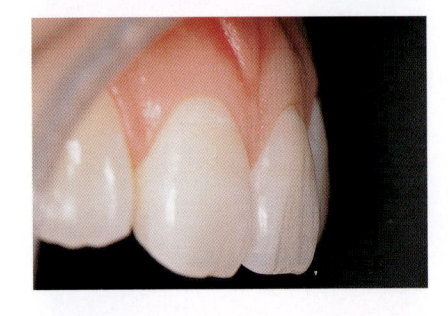

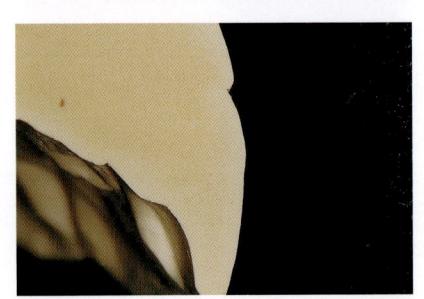

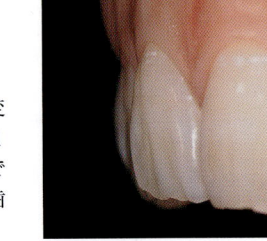

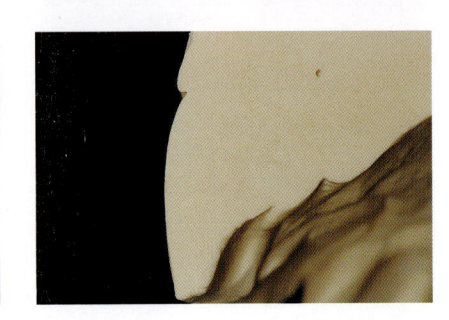

図1-3-17a〜d　a、bは16aの角度を変えて見た所見と石膏模型の断面。c、dは16bの所見。両者とも根形態が予測できる縦溝が認められ、石膏模型からも歯肉は薄くほぼ同様である。

　インプラント-インプラント間では天然歯に見られる結合組織による付着構造の支持が得られないため、インプラント間の埋入位置の間隔・距離が近接した場合には硬・軟組織の退縮を招くというHorizontal Biologic Widthという考えがTarnow[12]によって報告されている（図1-3-14）。この報告では軟組織を支持する骨幅や、軟組織の厚さ・角化の傾向についての検証はなく、これらの条件を加味して軟組織の性状を考慮した場合、この考えが一様に適応するとは考えにくい臨床実感をもっている。

　図1-3-15は、7 6部歯槽頂頰側からMGJにかけて遊離歯肉移植を行い、軟組織の厚みを増大した症例の上部構造装着直後と8年経過時の所見である。インプラント-インプラント間の距離は3mm弱で近接しているが骨吸収の進行は見られず、歯頸部および歯間乳頭部には軟組織のクリーピングが認められる。この結果は、厚い軟組織を有する場合には必ずしも3mmを基準とした埋入間隔が硬・軟組織の退縮に影響しないことを示している。

3 厚い歯肉と薄い歯肉

　歯肉の性状には個人差がある。角化の傾向が強く厚みのある歯肉に対して角化の傾向が弱く薄い歯肉があることは日常的に経験する。そして、この歯肉の厚さの差異は歯周治療や補綴処置の臨床で重要な診査基準であると同時にインプラント治療においても、指摘されているBiologic Widthの観点から重要な基準となる[5〜7]。

　一般的に歯と歯列は3タイプに分類され、骨形態、軟組織形態と関連性があるとされている。Prichard[12]はTaperingタイプでは歯槽骨は尖り、辺縁歯肉は薄くスキャロップ状を呈し、Ovoid、Squareタイプでは歯槽骨は厚く骨頂は鈍で辺縁歯肉も厚く、近遠心的な歯頸線カーブは緩やかで歯肉溝はやや深いとしている。

　Weisgold[13]は、歯肉の厚さについて歯肉形態と関連づけ、Thin-Scalloped、Thick-Flatに大別し、歯肉形態がScallop状の歯肉はおおむね薄くその比率は15%、Flat

36

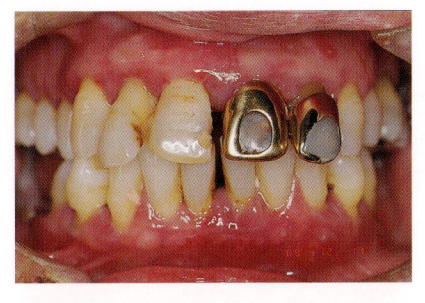

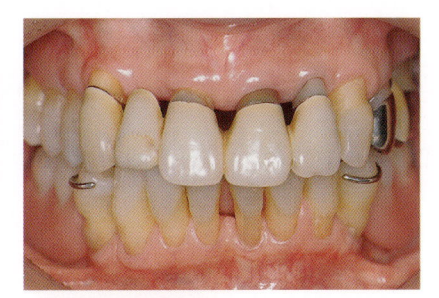

1章3　歯牙、軟組織、歯槽骨の関係とインプラント

図1-3-18a｜図1-3-18b

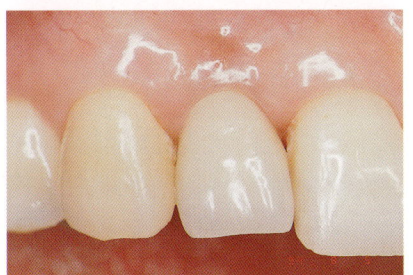

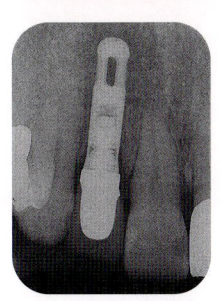

図1-3-18a、b　薄い歯肉では、歯周炎の進行に伴い、浮腫性の腫脹が発現することが多いが、歯根面の清掃による非外科的処置での対応による改善が可能である。bは約13年経過。

図1-3-19a｜図1-3-19b
図1-3-19c｜図1-3-19d

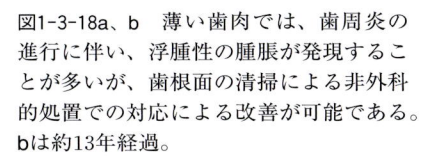

図1-3-19a〜d　a、bは薄い歯肉でのインプラント修復の術直後とX線像。c、dは術後12年を示す。インプラントに隣接する天然歯の歯頸部歯肉の退縮とともにインプラントでも退縮が認められる。審美性の維持に薄い歯肉は不利である。

図1-3-20a｜図1-3-20b

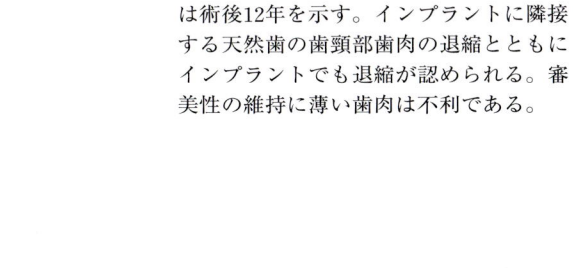

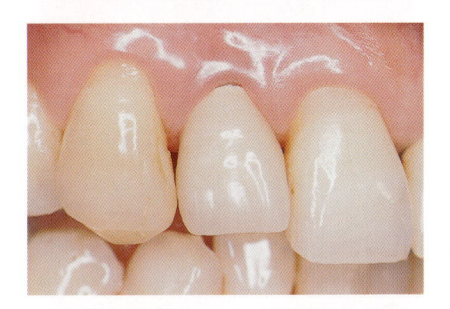

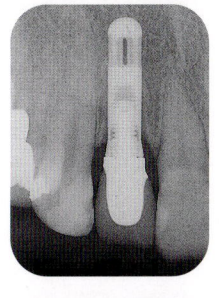

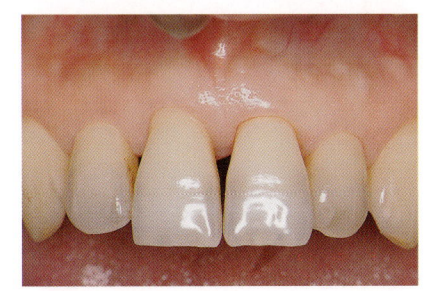

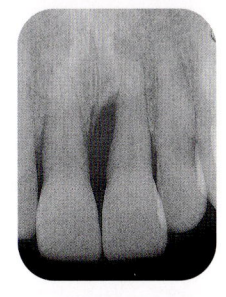

図1-3-20a、b　厚い歯肉。垂直性の骨欠損があるもののポケット内の病変は内包され、歯肉表面には発現していない。

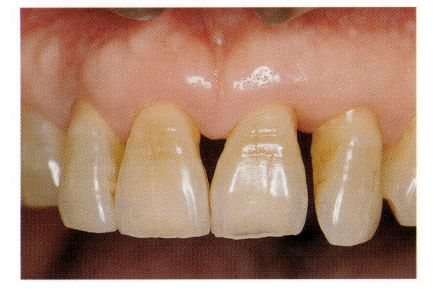

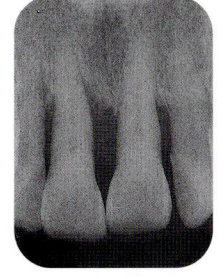

図1-3-21a｜図1-3-21b

図1-3-21a、b　図20と同様に厚い歯肉。やはり歯周病変を内包している。歯周治療としては外科処置を必要とする難症例ではあるが、天然歯とは異なる付着構造を持つインプラントでは、歯肉形態の維持に有利である。

状の歯肉は厚く85％であると報告している。これによると厚い歯肉のほうが圧倒的に多いことになるが、日本人に適用できる比率なのか、著者の臨床実感としては疑問を抱かざるを得ない。

　図1-3-16aはScallop Type、図16bはFlat Typeと思わ れるほぼ同年代の若い日本人女性である。両者とも歯肉は薄く、Flat Typeと思われる図16bについても形態から見る豊隆から一見厚い歯肉に見えるが歯根形態に準じた骨形態の縦溝が明瞭であり、角化の傾向も弱くその歯肉は決して厚くはない（図1-3-17）。むしろ、著者らが遭

37

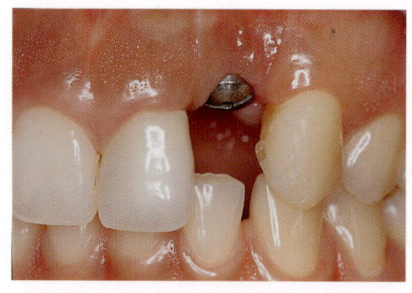

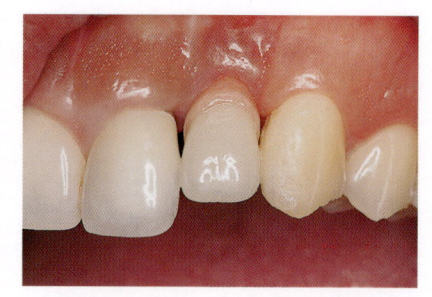

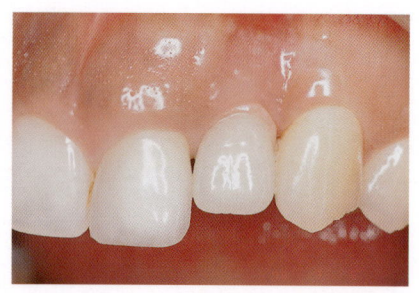

図1-3-22a〜c　埋入位置が深く、やむなく歯肉色のポーセレンを使うことで対応した厚い歯肉の症例（a、b）。cは術後約4年。歯間乳頭部のみならず、やや厚みを与えた歯肉色ポーセレンの上まで歯肉のクリーピングが見られる。審美性の獲得・維持には厚い軟組織の存在が1つの鍵を握っていることを示している。

遇する日本人の場合、Scallop、Flatの区別なく多数で薄く、厚い歯肉のほうが少数であることを実感する。

　一般的に歯周疾患の場合、薄い歯肉では浮腫性の腫脹として発現し、一見進行した難症例にみえてもブラッシング効果も有効的に作用して非外科処置での対応が可能であることは周知のことである。結果としてメインテナンスも容易にする（図1-3-18）。

　しかしながら、歯肉が薄い場合のインプラント修復では、天然歯の歯頸部の歯肉退縮と同様に軟組織の退縮を招き、審美性の観点からも、不利な条件といえる（図1-3-19）。

　一方、天然歯で厚い歯肉の場合、歯肉退縮への抵抗性は強いものの[15]、ポケット内の病変は内包され患者自身の自覚症状の発現が乏しくなるうえ、術者の診査にエラーを招きやすい（図1-3-20、21）。

　しかし、付着の喪失が明らかであっても歯肉形態を維持できるという事実は軟組織との付着の構造が天然歯とは異なるインプラント修復では歯肉形態の維持にきわめて効果的に作用し（図1-3-22）、特に審美性が要求される場合には、図1-3-20、21に示したように角化の傾向が強く厚い歯肉のほうが歯冠と調和した歯肉形態の付与やメインテナンス環境には有利となる（図1-3-15）。

参考文献

1. Gargiulo AW, Wentz FM, Orban B. Dimensions and relations of the dentoginigival junction in humans. J Periodontol 1961;32;261-267.
2. Ingber JS, Rose LF, Coslet JG. Alpha Omegan. The "biologic width"--a concept in periodontics and restorative dentistry. 1977;70(3):62-65.
3. Nevins M, Skurow HM. The intracrevicular restorative margin, the biologic width, and the maintenance of the gingival margin. Int J Periodontics Restorative Dent. 1984;4(3):30-49.
4. 李 載仁. 下顎の老化に関する病理組織学的研究. 九州歯学誌. 1979; 32: 564-589.
5. Abrahamsson I, Berglundh T, Wennstrom J, Lindhe J. The peri-implant hard and soft tissues at different implant systems. A comparative study in the dog. Clin Oral Implants Res. 1996 ; 7 (3) : 212-219.
6. Berglundh T, Lindhe J. Dimension of the periimplant mucosa. Biological width revisited. J Clin Periodontol 1996;23(10):971-973.
7. Cochran DL, Hermann JS, Schenk RK, Higginbottom FL, Buser D. Biologic width around titanium implants. A histometric analysis of the implanto-gingival junction around unloaded and loaded nonsubmerged implants in the canine mandible. J Periodontol. 1997;68(2):186-198.
8. Wennstrom JL, Lindhe J, Sinclair F, Thilander B. Some periodontal tissue reactions to orthodontic tooth movement in monkeys. J Clin Periodontol. 1987 ;14(3):121-129.
9. Ochsenbein C, Ross S. A reevaluation of osseous surgery. Dent Clin North Am. 1969 ;13(1):87-102.
10. Matherson DG. An evaluation of healing following periodontal osseous surgery in monkeys. Int J Periodontics Restorative Dent 1988;8(5):8-39.
11. Tarnow DP, Magner AW, Fletcher P. The effect of the distance from the contact point to the crest of bone on the presence or absence of the interproximal dental papilla. J Periodontol 1992;63(12):995-996.
12. Tarnow DP, Cho SC, Wallace SS. The effect of inter-implant distance on the height of inter-implant bone crest. J Periodontol 2000;71(4):546-549.
13. Prichard JF. Advantages of periodontal surgery with local anesthetic agents : report of 100 cases. J Periodontol. 1970;41(9):502-506.
14. Weisgold AS. Contours of the full crown restoration. Alpha Omegan 1972; 10: 77-89.
15. Maynard JG Jr, Wilson RD. Diagnosis and management of mucogingival problems in children. Dent Clin North Am. 1980 ;24(4):683-703.

榎本臨床から一言

インプラント修復では薄い歯肉より厚い歯肉が有利である。歯間乳頭を作りたければ、まず歯肉の厚みを持たせるべし

1章　健全な歯列とインプラント修復

1章 4
歯牙喪失による骨形態の変化とインプラント

1　インプラントの臨床的宿命と歯列内の役割

　インプラントは天然歯とは異なり、セメント質、歯根膜をもたない。これは、人工歯根としての明らかな生物学的宿命であり、インプラントと周囲組織との付着の構造や線維の方向、血管の走行、硬・軟組織の代謝などすべてが天然歯と異なる負の宿命である[1,2]（図1-4-1、2）。
　特に歯根膜について、天然歯では歯根周囲の固有歯槽骨や根尖部および歯肉血管網からの血液供給があり、歯根膜の血液は絶えず骨と往来し、歯槽骨表面の代謝に大きな役割を果たしているのに対し[3〜5]、インプラント周囲骨ではそれが認められない。これは、感染からの防御および咬合、咀嚼など"力"に対する生体疲労の問題とも密接に関わるインプラントの大きい宿命である。
　また、インプラントは狭小化した顎骨への応用が余儀なくされるという臨床的宿命も抱えている。抜歯によって歯槽骨の形態は廃用性萎縮、加齢変化、義歯床などの機能負荷により萎縮の傾向を強める。そのような宿命を持つ顎骨であっても、天然歯それぞれが歯列内で役割を課せられているのと同様に、インプラントに対しても埋入部位に従った役割が求められる[6,7]。狭小化した顎骨では、当然のこと天然歯根と同型のインプラントの埋入は不可能であり、その顎骨の形態と調和した径でかつほぼ同径のインプラントで対応せざるを得ないという現実がある（図1-4-3）。
　下顎大臼歯部を想定した三次元有限要素モデルによる天然歯周囲支持骨とインプラント周囲骨の側方負荷に対

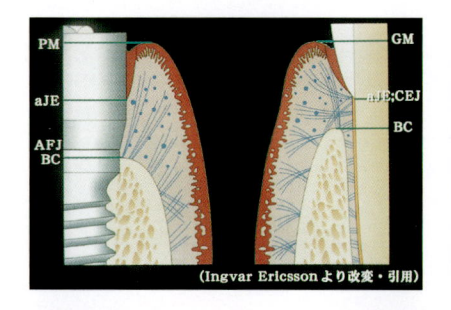

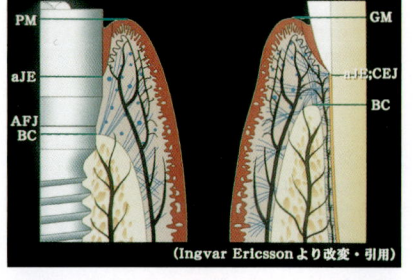

図1-4-1a｜図1-4-1b

図1-4-1a、b　天然歯とインプラントの周囲組織の違いを示す。インプラントでは、付着の構造、繊維の走行、血液支配、それぞれが天然歯とはまったく異なる生物学的宿命を抱える。この事実から感染からの防御能、咬合など"力"に対する抵抗性が劣ることが示唆されている。

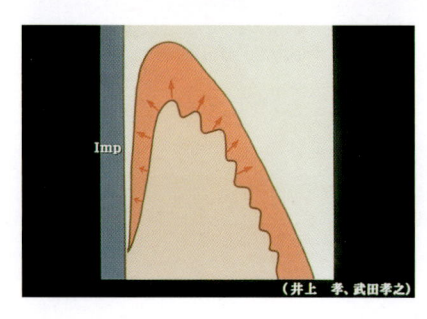

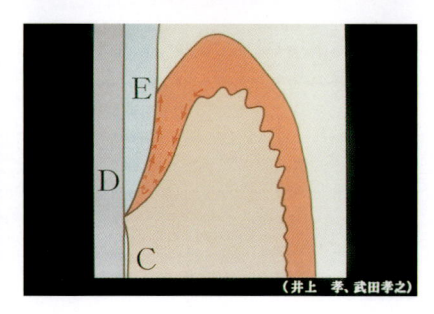

図1-4-2a｜図1-4-2b

図1-4-2a、b　上皮組織の代謝も異なることを示す。aはインプラント。bは天然歯。（文献2より引用・改変）

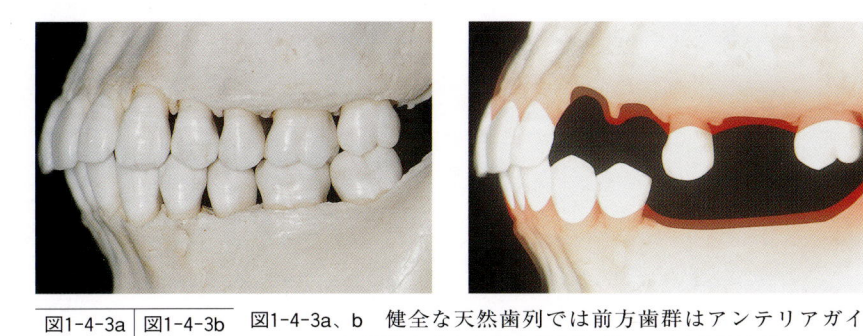

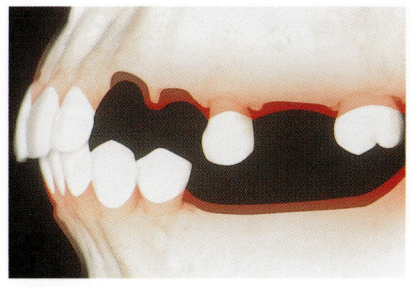

1章4　歯牙喪失による骨形態の変化とインプラント

図1-4-3a｜図1-4-3b　図1-4-3a、b　健全な天然歯列では前方歯群はアンテリアガイダンス、臼歯群は咬合支持の役割を担い、両者が共存することで健全な機能が維持される(a)。欠損歯列では単に歯が欠損したということでなく、機能的に何が欠落しているのかを明確にすることが重要である(b)。

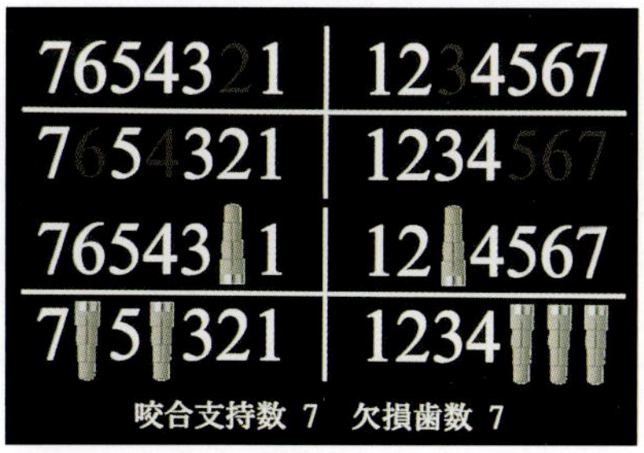

図1-4-4　埋入位置によって歯列内でのインプラントの役割が異なることを示す。

図1-4-5a｜図1-4-5b　図1-4-5a、b　歯牙喪失による硬・軟組織の変化を示す。この事実から抜歯後即時、または早期にインプラントを埋入する手法が試みられている。

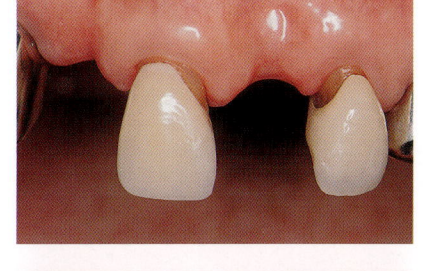

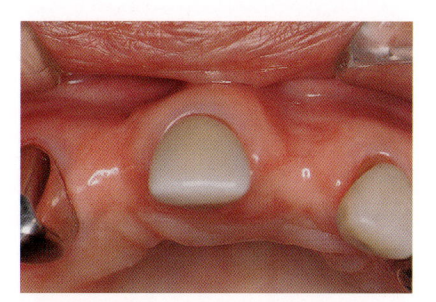

図1-4-6a｜図1-4-6b　図1-4-6a、b　複数歯欠損では歯-歯肉を結合している繊維が消失するため、歯間乳頭も消失する。

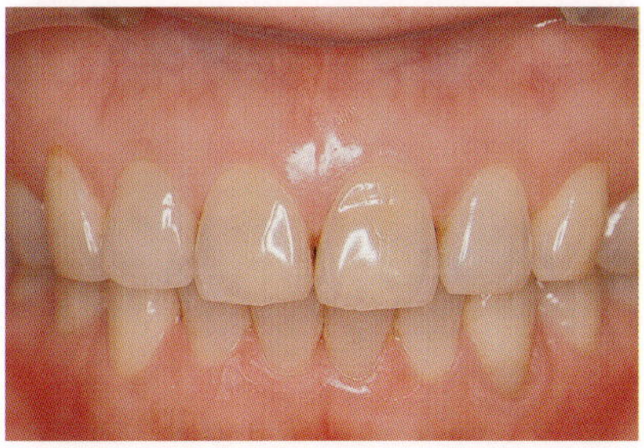

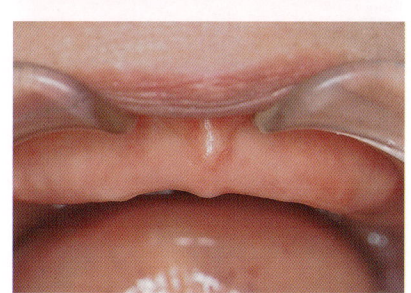

図1-4-7a｜図1-4-7b　図1-4-7a、b　抜歯によって狭小化した下顎臼歯部。天然歯根と同型のインプラント応用は不可能であり、インプラントの臨床的宿命といえる。

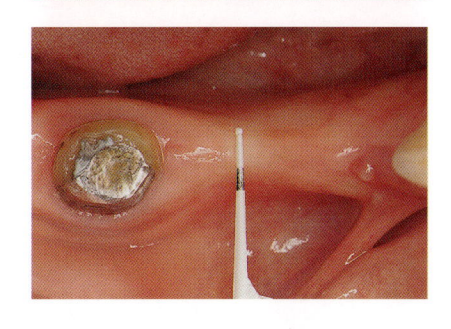

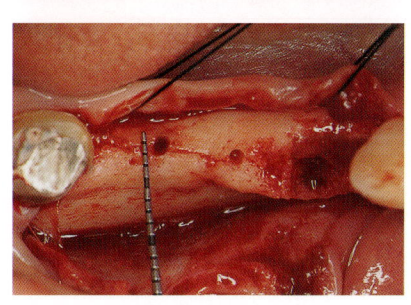

する応力分布を検討したIshigakiの報告では[8]、インプラントにおいては頬側歯頸部周囲骨に応力集中があり、Choppingタイプの咀嚼運動パターンよりもGrindingタイプでより顕著であった(図1-4-4)。これは歯根膜がないことに加えて天然歯根と同型のインプラントの埋入が不可能なことの臨床的宿命と、そのことによる咬合と同時に頬舌的埋入位置の重要性を示唆している。

2　骨形態の変化と歯列形態

歯を失うことは骨および歯肉の形態を失うことになる。歯牙喪失により歯槽骨は廃用性萎縮により吸収し、同時に歯-歯肉を結合している歯肉線維も消失して、それまでの歯間乳頭を含む歯肉形態をとどめない。さらに加齢変化や義歯による機能負荷により吸収は進行する(図1-4-5～7)。

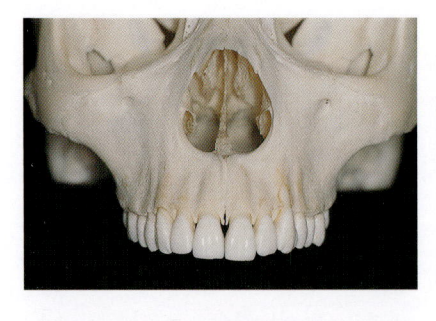

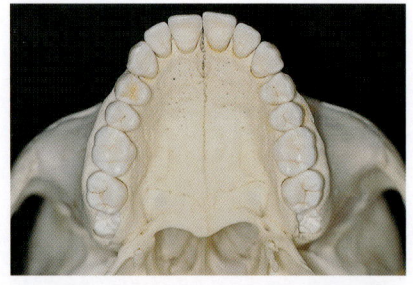

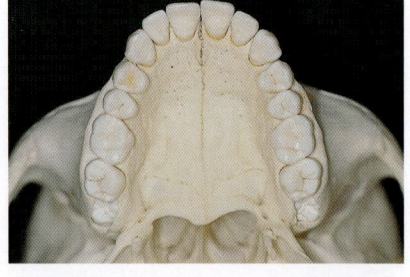

1章　健全な歯列とインプラント修復

図1-4-8a｜図1-4-8b

図1-4-8a、b　有歯顎の歯列形態を示す。aは前頭面。bは咬合面観。

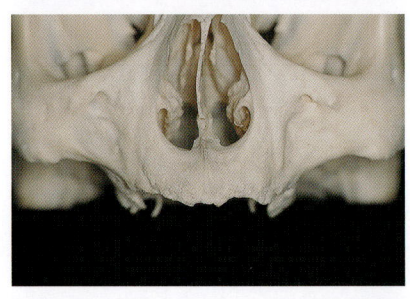

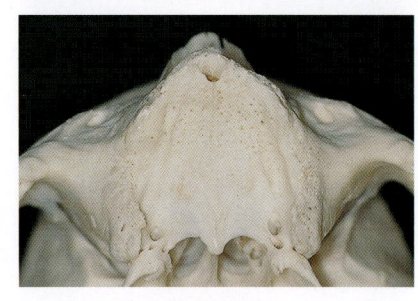

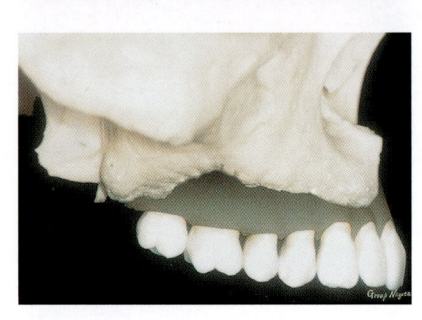

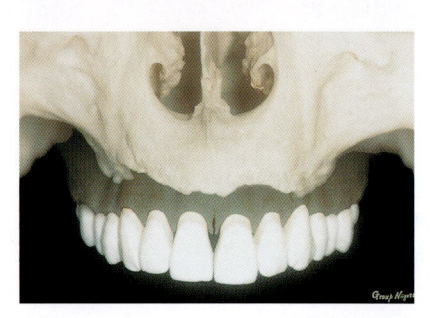

図1-4-9a｜図1-4-9b

図1-4-9a、b　無歯顎の歯槽骨形態を示す。aは前頭面。bは口蓋面観。

図1-4-10a｜図1-4-10b

図1-4-10a、b　図8と図9を合成した矢状面観(a)と前頭面観(b)。歯を失うことで歯槽骨も大きく吸収することが明瞭である。インプラント治療では、何を回復すれば良いのか、歯列だけで良いのか、失われた硬・軟組織を含むのか、顔貌との調和も視野に入れると考えさせられる事実である。

　抜歯後の骨形態の加齢変化について、井出の報告は、上顎歯槽突起高径の吸収は歯槽突起下部に比べて上半分で著明であり、部位別では第一大臼歯部がもっとも吸収し、次いで第二大臼歯部、梨状口外側の切歯部、小臼歯部の順となり、歯槽骨の幅径では切歯部でもっとも吸収し、次いで正中部、第一大臼歯部、第二大臼歯部、小臼歯部の順となるとしている。下顎骨については、各部に骨の吸収、添加が起こり、その外形は著しい変化を示す。中でも歯槽部の吸収は著しく、もっとも吸収した場合は、ほとんどの部分が消失する。そして、前歯部では舌側に比較し、唇側よりも吸収する傾向があるが、オトガイ隆起部では骨の添加が認められる。

　また、小臼歯部、大臼歯部とも上方より下方に向かって吸収し、頬側では外斜線の高さ、舌側では顎舌骨筋線の高さとなるため上縁の高さは舌側に比べ頬側のほうが低くなる傾向が見られると報告している。

1）骨吸収と歯列形態

　歯牙喪失により著しく形態を変えた顎骨では、骨支持に依存するインプラントにとって、健全な歯列の回復は難易度を高める。

　図1-4-8は前述した健全な歯列を持つ標本、図1-4-9は若干それより大きい頭蓋をもつ上顎無歯顎のものである。無歯顎標本では歯槽突起はほぼ消失し、前歯部では切歯孔が前方の骨頂に位置しているほか、臼歯部では頬骨下稜まで吸収が進行している。

　仮にインプラントの埋入が可能として、図1-4-8の歯列と図1-4-9を重ねてみると、おおむね図1-4-10のようになり吸収した歯槽骨の回復だけでなく、インプラントの埋入方向も不良となり審美性、清掃性に明らかに問題が生じ、いずれ機能的問題が派生することが予測される。

　固定式であるということのメリットを除けば、骨吸収部を床で回復する総義歯形態がリスクも少なく審美性にも優れているといわざるを得ない（図1-4-11）。

萎縮が進行した下顎無歯顎へのオーバーデンチャー症例（図1-4-11a〜n）

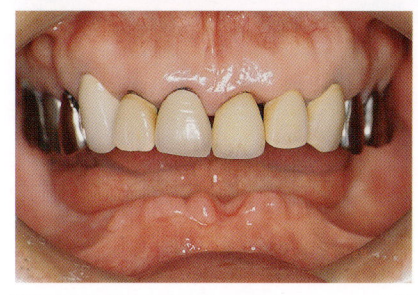

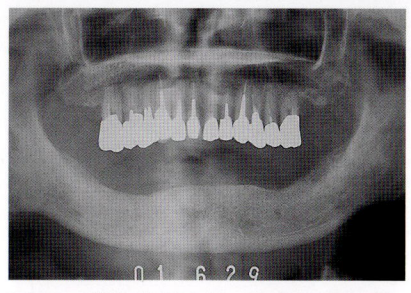

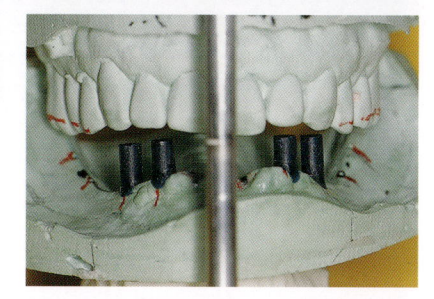

図1-4-11a、b 上顎有歯顎、下顎無歯顎症例。挺出した上顎臼歯部と対合関係の下顎臼歯部顎堤は垂直的吸収が進行している。

図1-4-11c 模型上での上顎歯列と下顎およびインプラントの埋入位置関係。

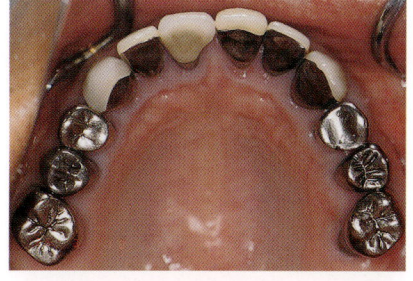

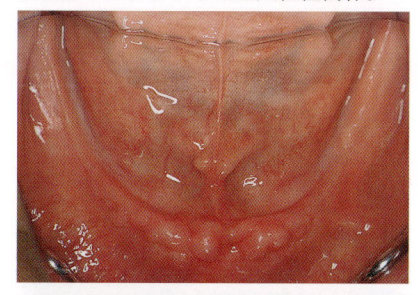

図1-4-11d、e 術前の上下顎咬合面観。下顎では萎縮が著明である。

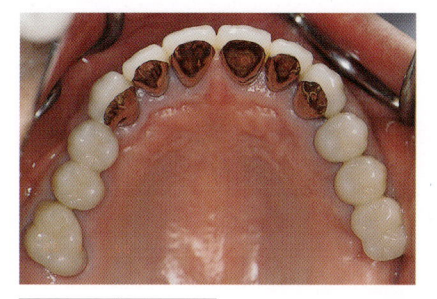

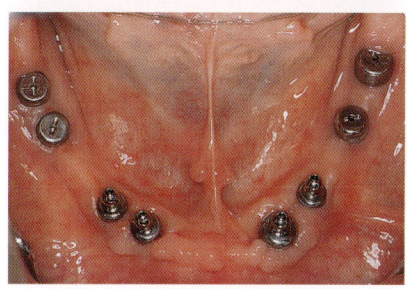

図1-4-11f、g 最終補綴装着時の上顎咬合面観と下顎アバットメント。対顎が天然歯列のため、咬合支持・ガイドの共存による機能的安定が得られるよう配置した。

図1-4-11h 咬合支持・ガイドの機能的要素を組み込み、顔貌との調和も獲得すべく設計されたオーバーデンチャー。

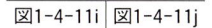

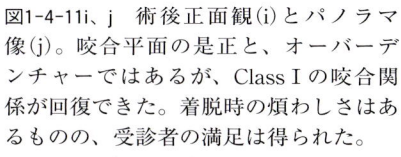

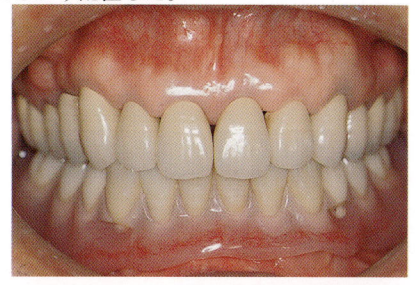

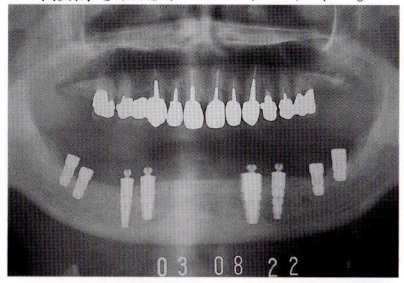

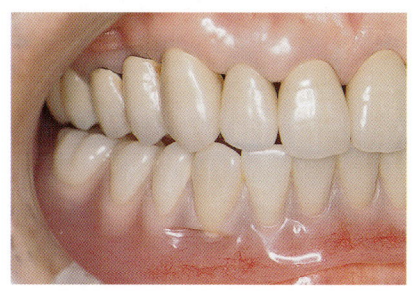

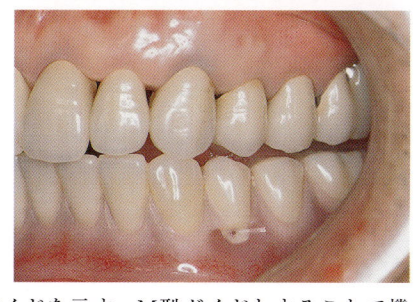

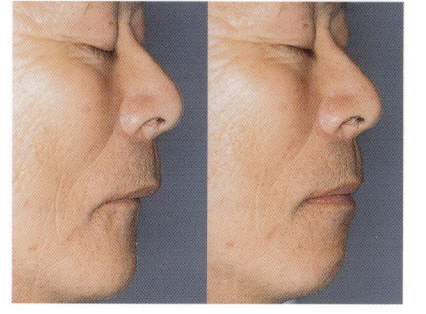

図1-4-11i、j 術後正面観（i）とパノラマ像（j）。咬合平面の是正と、オーバーデンチャーではあるが、ClassⅠの咬合関係が回復できた。着脱時の煩わしさはあるものの、受診者の満足は得られた。

図1-4-11k、l 側方ガイドを示す。M型ガイドとすることで機能的な歯列となっている。

図1-4-11m、n 下顎オーバーデンチャー装着前（m）と装着後（n）。機能性に加え顔貌・表情との調和も得られ、所期の治療目的は達成できた。

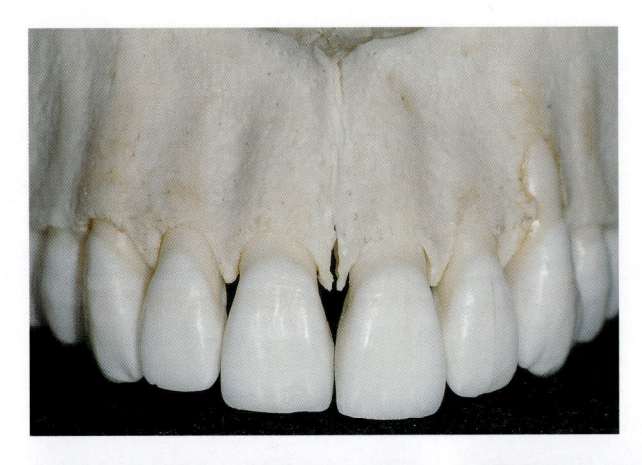

図1-4-12　天然歯列での前歯部唇側骨形態は縦溝が明瞭で歯根形態が推測でき、唇側骨板が薄いことを示している。歯列から若干唇側に位置している部位ではDehiscence Fenestrationが認められ、萌出位置・方向のわずかな相異が骨形態の変化を招く。

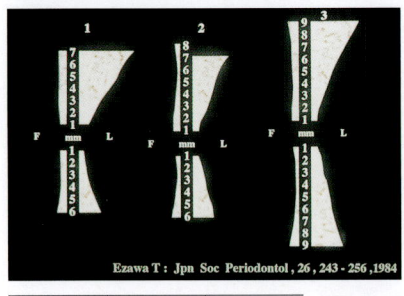

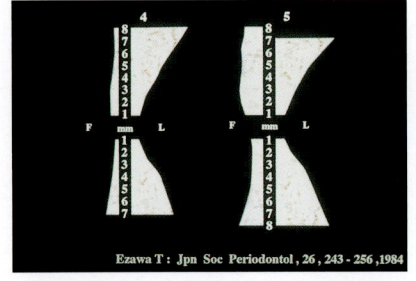

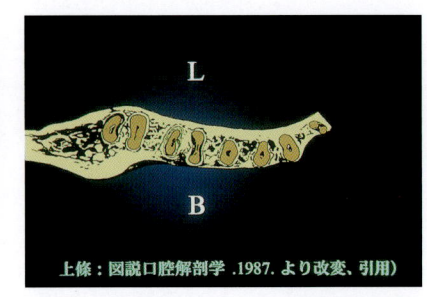

図1-4-13a　図1-4-13b　図1-4-13c　図1-4-13a～c　唇・頬側骨と舌側骨の厚さを示す。a、b図とも中央黒帯部は1mm幅。その左右側（白色部）は唇・舌側の骨幅を示し、中央数値は歯冠側骨縁からの距離を示す。上下顎とも中切歯から第1小臼歯まですべての部位で唇側骨の厚さは1mm以下であり、第2小臼歯で厚みを増す。特に上顎側切歯の唇側骨縁から6mm根突側の部位では平均0.2mmである。日本人の計測値であるだけに貴重な報告である（文献10より引用・改変）。cは上條による下顎の報告であるが、a、bとほぼ合致する（文献11より引用・改変）。

2）前歯部の唇側骨の厚さと抜歯後の骨変化

　審美的要求の高い前歯部では、特に適正な埋入位置・方向の獲得が重要視され、骨形態や骨量が結果を左右する。骨標本でみる前方歯群では各歯根形態が明瞭に観察でき、一部ではDehiscence、Fenestrationが認められる（図1-4-12）。これは前方歯群の唇側歯槽骨が薄くわずかな萌出位置の違いによっても発現することを示しており、厚い骨を持つ後方歯群では見られない。

　江澤[10]は、日本人の乾燥頭蓋骨による中切歯から第二小臼歯までの唇・頬側歯槽骨と舌・口蓋側歯槽骨の厚さについて、計測値を報告している。それによれば、中切歯から第一小臼歯までのすべての唇側歯槽骨の厚さは、1mm以下で舌・口蓋側の厚さとは明らかに異なる。特に、上顎側切歯の唇側骨縁から6mm根尖側の部位では、厚さ平均0.2mmと紙のように薄いと表現している（図1-4-13a）。これらに対し、第二小臼歯では上下顎ともに厚みを増し、この結果は上條[11]の報告とも合致する（図1-4-13b、c）。前方歯群にみられるこれらの事実は、抜歯後の吸収による唇側骨の形態変化が早期に起こりやすいということを示唆している。

　唇側骨の吸収についてCarlsson[12]は、進行した歯周病がなく歯槽骨が中等度以上残存している上顎中切歯を抜歯した場合、唇側骨板は抜歯後7日目から吸収が始まり、40日後には唇側の骨はほぼ吸収すると報告している。この変化により、硬組織の位置が口蓋側に移動するため、インプラント修復では上下顎歯列の理想的な咬合関係や審美性を与えることは難しくなる。

　この事実への臨床的対応として、2つの手法がとられている。1つは、抜歯後即時、あるいは早期にインプラントを埋入することで唇側骨板の吸収を防ぎ、骨・軟組織形態を温存しようとするSchulte[13]の考えに沿う方法（図1-4-14）。もう1つは、GBRを含む各種オグメンテーションテクニックによって吸収した硬・軟組織の増大を図る方法である（図1-4-15）。いずれも、適正な診断と手技により、好結果が期待できる手法として臨床的信頼度は高い。

1章 4　歯牙喪失による骨形態の変化とインプラント

抜歯後即時埋入症例（図1-4-14a、b）

図1-4-14a　図1-4-14b

図1-4-14a、b　抜歯後即時埋入によって骨吸収を防ぎかつ軟組織をも温存しようとする試み。セラミックスインプラントではあるが、インプラント埋入部と非埋入部の硬・軟組織の形態的変化は明瞭であり、現在の抜歯後即時埋入法の可能性を示した報告である。（FRIADENT社資料による）

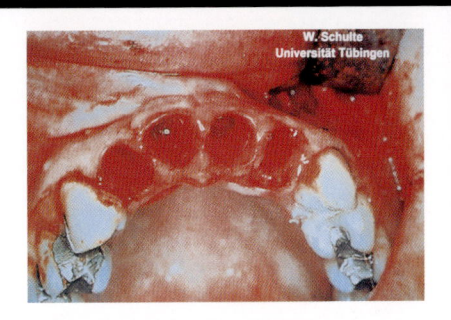

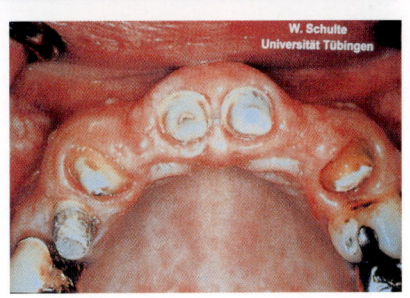

狭小化した顎骨をBone Splitingによって拡幅した症例（図1-4-15a～d）

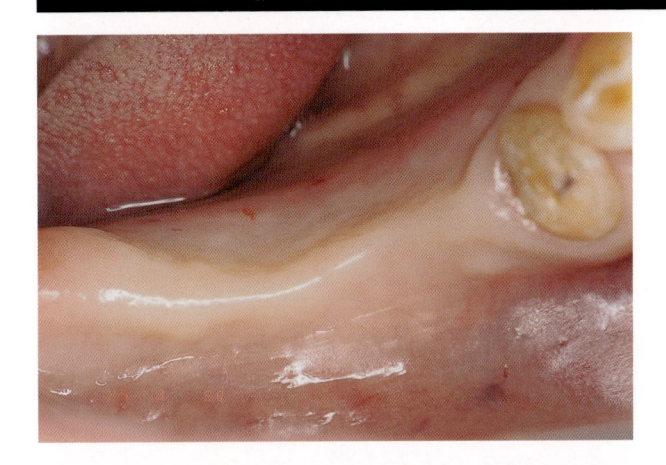

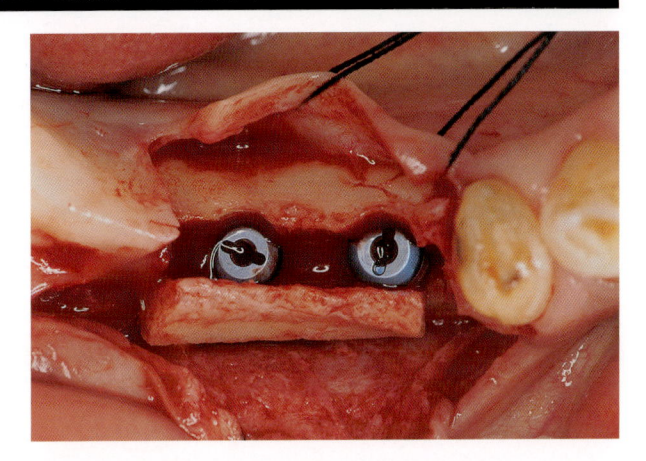

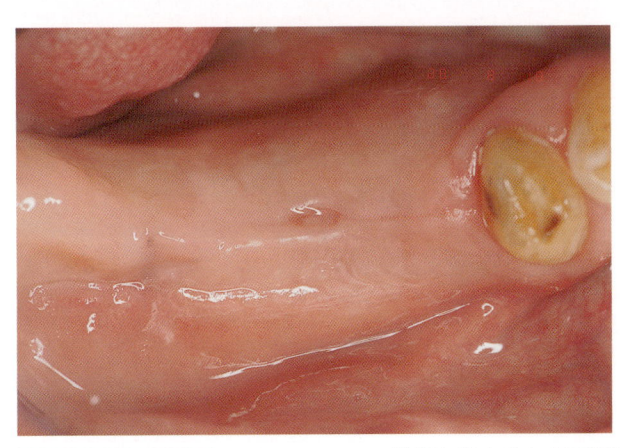

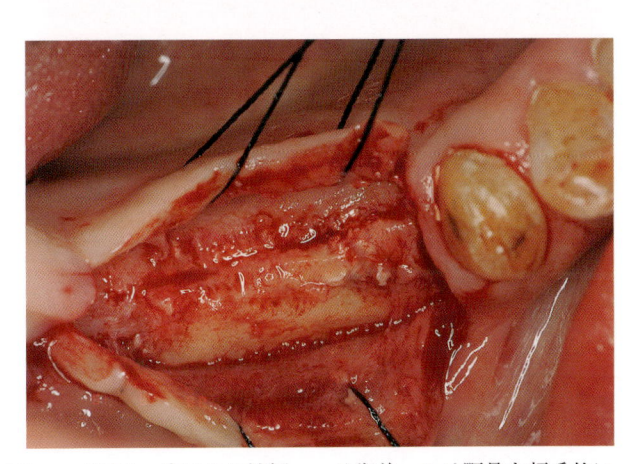

図1-4-15a　図1-4-15b
図1-4-15c　図1-4-15d

図1-4-15a、b　吸収し狭少化した下顎骨へのBone Spliting法による拡幅。aは術前。bは顎骨を頬舌的に2分し、同時にインプラントを埋入した。c、dは術後7週の所見。顎堤の拡幅と新生骨が認められる。骨頂からの垂直方向へのチャンネル形成と近・遠心両端への頬側からのスリットは不可欠である。

45

1章　健全な歯列とインプラント修復

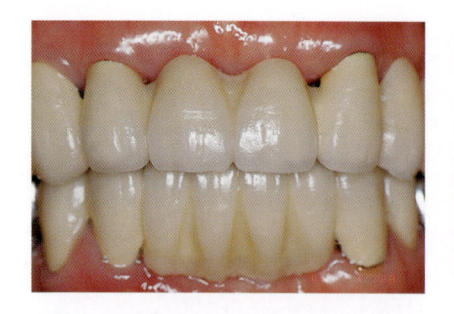

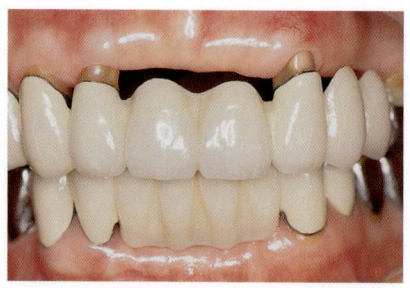

図1-4-16a｜図1-4-16b

図1-4-16a、b　日常的に頻度の高いポンティック下の骨の退縮傾向を示す約10年後の前歯部の変化。歯牙喪失による廃用性萎縮と加齢変化によるものと考えられる。

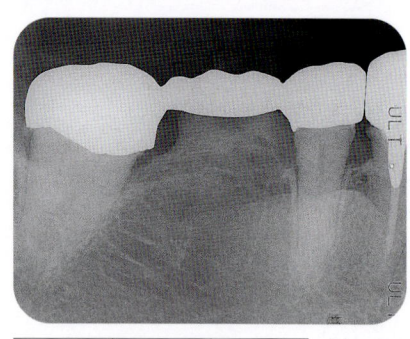

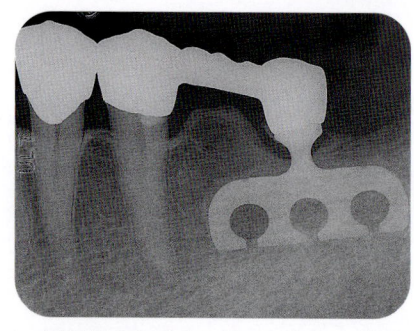

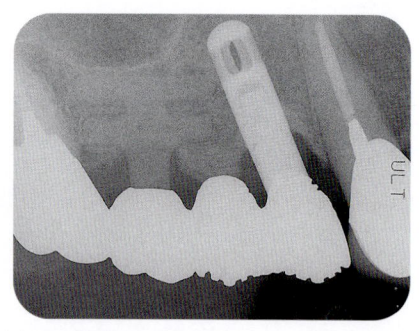

図1-4-17a｜図1-4-17b｜図1-4-17c　図1-4-17a〜c　増殖傾向を示す3例。天然歯-天然歯間(a)。天然歯-インプラント間(b)。インプラント-インプラント間(c)のいずれにおいても上下顎の区別なしに観察される。(a)は術後20年。(b)は術後25年。(c)は術後13年。

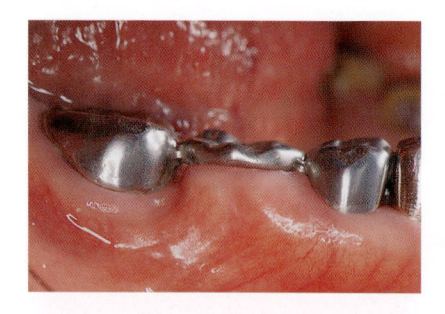

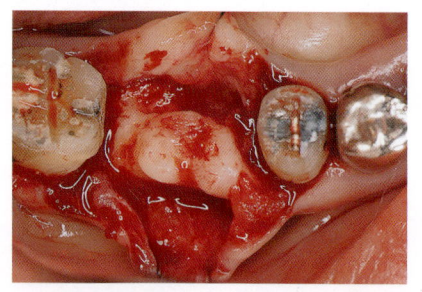

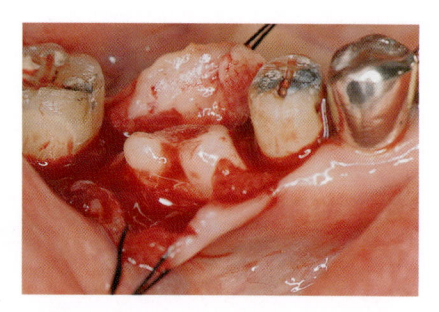

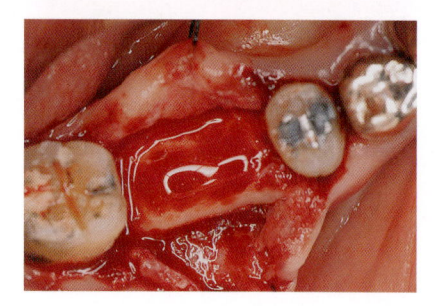

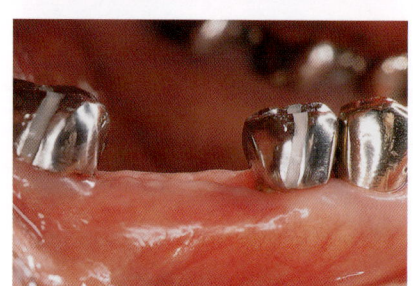

図1-4-18a｜図1-4-18b｜図1-4-18c
図1-4-18d｜図1-4-18e

図1-4-18a〜e　図17-aの口腔内所見(a)とポンティック下の骨(b、c)を示す。ポンティック基底部まで外骨症様の骨が増殖している。インプラント埋入に際しては当然除去しなければならない組織である。dは骨除去時。eは除去後を示す。

3　ポンティックの下の骨の変化

　長期間ポンティックの下にあった骨は、時として質的・形態的な変化をみせる。

　これには2つの傾向があり、廃用性萎縮と加齢変化により骨の退縮傾向を示すもの(図1-4-16)と、逆に骨の発育、増殖をみせるパターンがある。

　増殖型は、天然歯-天然歯間、インプラント-インプラント間の区別なく観察され、その形態は骨隆起様の固い組織としてみられるものと(図1-4-17a、c)、基底骨骨

46

1章4　歯牙喪失による骨形態の変化とインプラント

増生したポンティック下の骨へのインプラント埋入症例（図1-4-19a〜h）

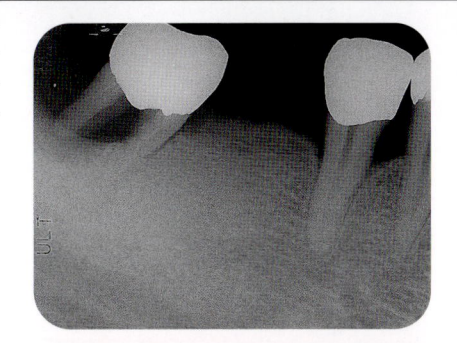

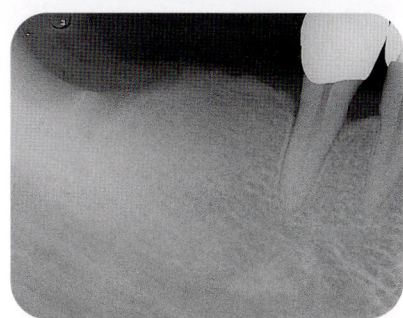

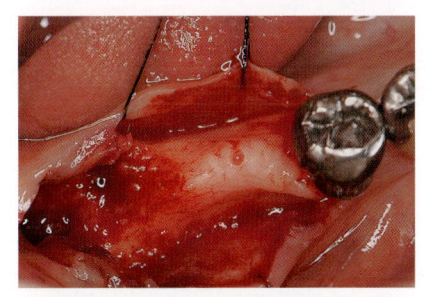

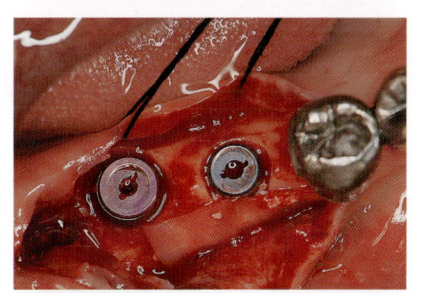

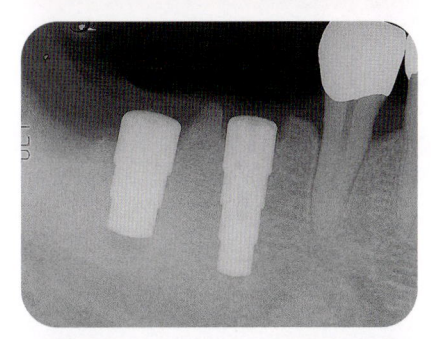

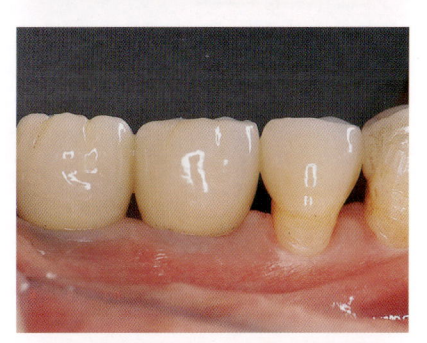

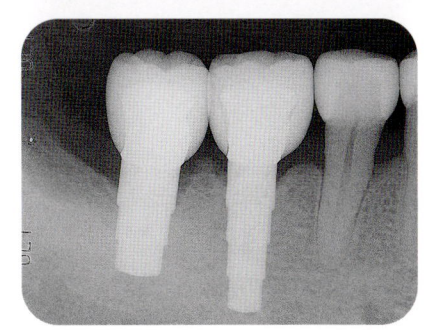

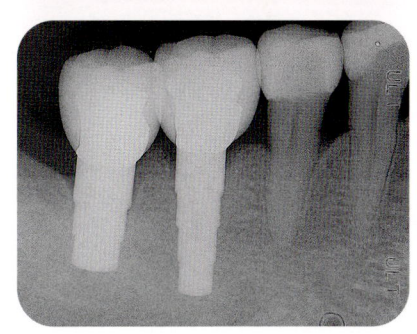

図1-4-19a	図1-4-19b
図1-4-19c	図1-4-19d
図1-4-19e	図1-4-19f
図1-4-19g	図1-4-19h

図1-4-19a〜h　ブリッジの7⏌支台の予後不良のためインプラント修復に移行した症例。6⏌部ポンティック下の骨は膨隆した形態を示している（a, b）が、読像から骨頂部骨組織は二層の異なった像として認められる。この場合、骨頂部の骨レベルは過信できない。前方残存歯骨レベルを基準とした埋入位置の決定が重要である。cは埋入部骨頂部、d, eは埋入時とX線像を示す。前方残存歯の支持骨のレベルを基準としたため、やや深目埋入とした。f, gは術後の所見（f）とX線像（g）。hは術後4年。大きな変化は見られない。

髄と連続した組織様に見られるものとがある（図1-4-17b）。

　前者は、骨質の過剰発育によって生ずる外骨症で骨腫の類似病変とされる骨隆起ときわめて類似した組織と考えられ[14]、緻密な層板骨が大量に層状に増殖し骨髄は少ないとされる。この部位への埋入では、当然のことながらまず増殖骨を除去し、埋入手術へと移行することになる（図1-4-18）。これに対して臨床的に惑わされるのは、骨髄を含んで周囲骨と一体化して骨頂部が膨隆しているように見える症例である。このような骨では義歯などの機能負荷により早期に退縮することを経験しているが、インプラントの臨床では、どこまでが支持骨として信頼できるのか、判断に迷うところである。著者自身が遭遇した数症例からの経験で、理論的根拠は乏しいことではあるが、前方残存歯の骨レベルが一応の目安となることを実感している（図1-4-19）。

47

1章　健全な歯列とインプラント修復

参考文献

1. Ericsson I. Optimal Implant Positioning & Soft Tissue Management for the Brånemark System(審美修復のためのインプラント植立とティッシュマネージメント). 東京 クインテッセンス出版, 1996:11-20.
2. 井上 孝, 武田孝之. インプラントの病理と臨床. 東京:日本歯科評論, 1999:96-108.
3. 高橋和人. 歯根膜血管網の表情:歯根膜靭帯の科学. 東京:グノーシス出版, 1992:23-39.
4. 江尻貞一. 骨の形態とそれに影響を及ぼす要因:歯科臨床のための骨の科学. ザ・クインテッセンス, 1999;18(3)170-175.
5. 小沢英治. 骨の微細構造. 歯科臨床のための骨の科学. ザ・クインテッセンス, 1999;18(3):176-185.
6. 榎本紘昭. 欠損歯列とインプラントの役割. The Nippon Dental Review, 2003;63(4):63-78.
7. 榎本紘昭. インプラントの臨床的宿命と歯列内の役割:インプラントは臨床でこう活かす. 東京:The Nippon Dental Review Special Issue, 2003:81-98.
8. Ishigaki S, Nakano T, Yamada S, Nakamura T, Takashima F. Biomechanical stress in bone surrounding an implant under simulated chewing. Clin Oral Implants Res. 2003;14(1):97-102.
9. 井出吉信. 軟骨形態の加齢変化.咬合の生涯維持. 別冊 ザ・クインテッセンス. 東京:クインテッセンス出版, 1992:22-30.
10. 江澤敏光. 現代日本人乾燥頭蓋における歯槽骨の厚さおよび形態について. 日歯周誌. 1984;26(2):243-256.
11. 上條雅彦. 口腔解剖学第1巻骨学(第三版). 東京:アナトーム社, 1997.
12. Carlsson GE, Thilander H, Hedegard B. Histologic changes in the upper alveolar process after extractions with jor without insertion of an immediate full denture. Acta Odontologica, Scandinavia, 1967;25:1-31.
13. Schulte W. The Tübingen Immediate Implant. Quintessenz. 27 the edition, June. 1976:1-7.
14. 石川梧郎 編. 口腔病理カラーアトラス. 東京:医歯薬出版, 1983.

榎本臨床から一言

長期間ポンティック下にあった骨には注意すべし

2章

インプラント外科手技の基本

2章 1

局所麻酔の刺入点

1 インプラントにおける局所麻酔

　インプラント治療では、オッセオインテグレーションの獲得をはじめ、汎用される各種オグメンテーションテクニックにおいて、その結果を左右する重要な要素に、まず手術部位の血液供給が挙げられる。特に、審美的修復に関わる軟組織処置では、血液供給の阻害が術後の裂開や治癒不全を招くだけに、十分な配慮が必要となる。そのため、外科手術前に行われる局所麻酔は、非常に重要な役割を担うことになる。

　日常的に使用される局所麻酔薬には血管収縮剤（エピネフリン）が含有され、術野の血管を収縮させることで麻酔薬の吸収をコントロールし、麻酔の奏功時間を持続させる配慮がなされているが、血管支配の少ない角化歯肉では虚血状態を招く。歯髄処置など歯肉への外科処置を伴わない場合では骨小孔が存在し、浸潤性が良好な歯間乳頭部付近への刺入点の設定が許され、刺入点周囲歯肉の虚血状態はことさら問題視されない。しかし、外科処置を伴うインプラント手術の場合、術野が虚血状態下にあるということは、血液供給が阻害された環境下での施術を意味する。これは生体に過剰な侵襲を加えることになり、縫合をはじめとする処置の治癒に悪影響をもたらすことになる。

2 審美的結果を得るための麻酔

　欠損部顎堤の周囲粘膜は、上皮が厚く角化層が良く発達し、顎骨に対してほとんど可動性のない角化粘膜と可動性粘膜に二分される。前者では血管に富む粘膜下層が乏しいのに対し、後者では細い血管が走行する粘膜下組織が発達しているとされる。つまり、角化粘膜と可動性粘膜では組織の血液支配が異なるということである。このことから角化歯肉への麻酔は、容易に虚血を招くことが理解できよう。創傷の治癒に血液供給が不可欠という

榎本臨床から一言

審美的な結果を得たければ、麻酔の刺入点はMGJを越えた可動粘膜部に設定すべし

2章1 局所麻酔の刺入点

下顎臼歯部への浸潤麻酔の刺入点（図2-1-1a、b）

|図2-1-1a|図2-1-1b|

図2-1-1a、b　下顎臼歯部への浸潤麻酔の刺入点（aは頬側、bは舌側）。頬・舌側共MGJを越えた可動粘膜部に設定することで粘膜の血液供給を阻害しない施術が可能となる。この時、使用インプラントの長さを考慮した位置に刺入点を設定することで、浸潤麻酔でも十分骨内への麻酔効果が得られる。

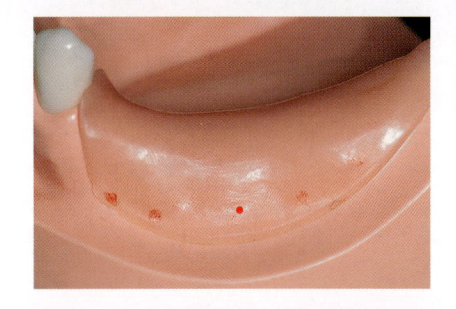

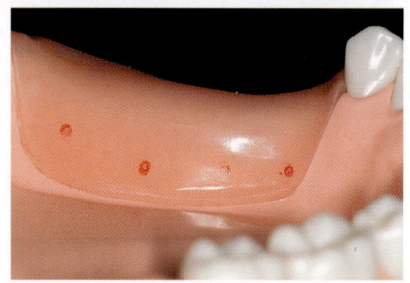

下顎臼歯部の実例（図2-1-2a～e）

|図2-1-2a|図2-1-2b|

図2-1-2a、b　下顎臼歯部の術前（a）と麻酔終了時（b）。粘膜は薄く、歯槽頂部でも角化の傾向は弱い（a）。使用インプラントの長さを考慮した位置の可動粘膜部に、薬液を貯留させる要領でゆっくりと注入することで刺入部組織は、膨隆する（b）。オトガイ孔付近に刺入し、その膨隆部の後方に刺入点を移動させることで無痛的な麻痺が可能となる。

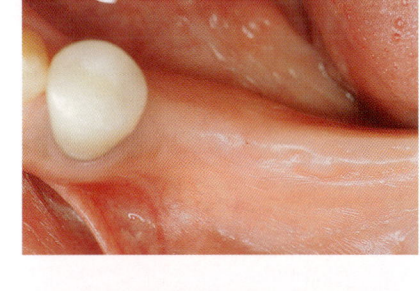

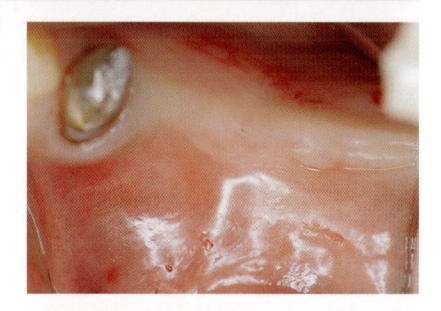

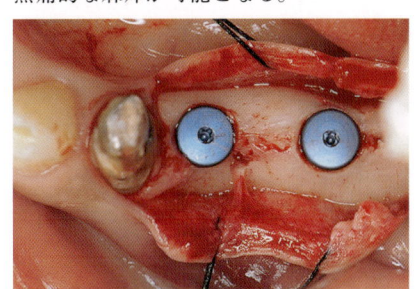

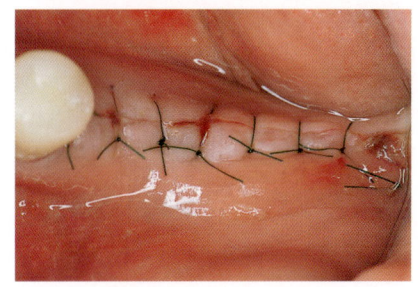

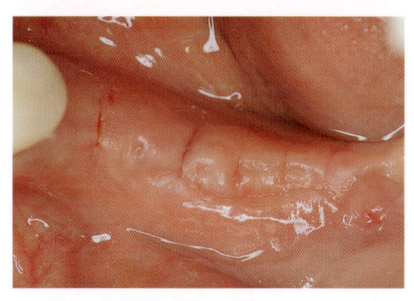

|図2-1-2c|図2-1-2d|図2-1-2e|

図2-1-2c～e　cは麻酔奏効に約5分かけたインプラント埋入後所見。術野は挫滅のない粘膜弁の形成によって明視下におかれ、骨膜を含む頬・舌側弁には虚血は見られない。このことが、縫合後の軟組織の良好な治癒につながる。dは縫合時。eは1週間後の抜糸時。十分な血液供給により、切開部創面の癒合は良好な治癒を約束してくれている。

上顎前歯部の実例（図2-1-3a、b）

|図2-1-3a|図2-1-3b|

図2-1-3a、b　痛点の多い部分であるが、可動粘膜部に刺入点を設定することで、注入圧の減少もはかられる。結果的に疼痛の少ない麻酔が可能となる。

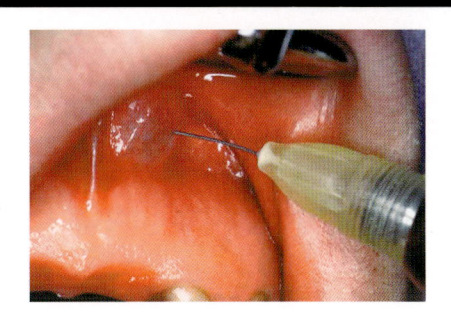

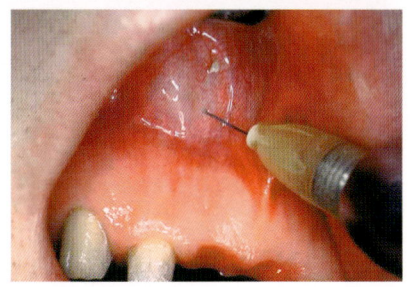

ことを考え合わせると当然ながら角化歯肉への刺入点の設定は避け、そこから距離をもった可動粘膜部に注入圧に注意しながらゆっくり時間をかけ麻酔を行うことが重要となる（図2-1-1～3）。そして、縫合部の治癒を考慮し、予測する切開線上への刺入点の設定を避けるということも重要である。これは上顎、下顎を問わないことは言うまでもない。

51

2-2 インプラント治療における切開・剥離の留意点

1 インプラント治療における切開

　ほとんどのインプラント埋入手術では、歯牙欠損部の顎堤粘膜を切開・剥離する弁の形成が必須となる。弁の形成法では、骨膜を含めた粘膜骨膜弁による全層弁と、骨面に骨膜および骨膜上組織を残す粘膜弁による部分層弁がある。通常、インプラントの埋入を目的とする一次手術では、骨面を露出させて骨形態を確認する必要から、前者の全層弁の形成が主となる。

　骨形態は、当然のことながら症例によって一様ではない。術前の診査でおおよその形態の把握は可能ではあるが、全層弁によって術野を必要かつ十分な広い範囲とすることで、骨形態を明視野で確実に確認することが可能となる。これは、埋入その他の手技を正確に行うことを可能にし、術後の経過を考慮した場合には、狭い術野による不正確な埋入手技が必ずしも生体侵襲が少ないことを意味するものではない。

　また、形成された粘膜骨膜弁には縫合後に術野の裂開を招かないことが要求され、裂開の一因には切開線のデザインの良否が挙げられる。切開部創面は十分な血液供給による一次治癒により、治癒を確実にする。したがって、切開線の設定は各々の部位、手術目的によって異なるものの、埋入手術に際しては部位に関わりなく、明視野の確保とともに唇・頬側と舌側から均等に血液供給が得られる歯槽頂への設定が基本となる（図2-2-1a〜d）。

基本的な歯槽頂切開（図2-2-1a〜d）

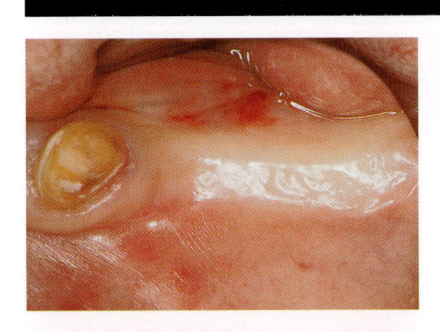

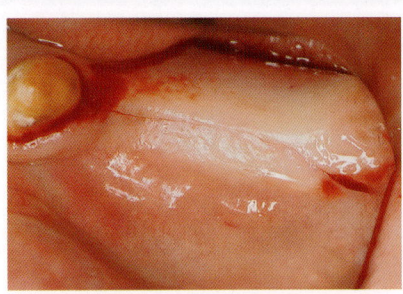

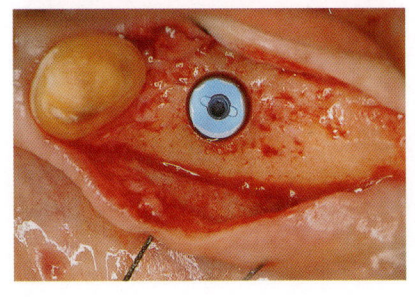

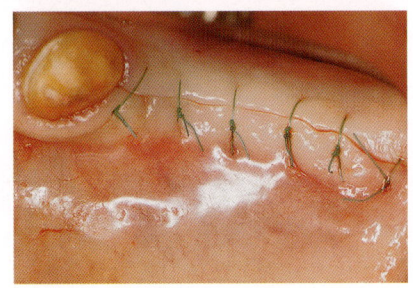

図2-2-1a	図2-2-1b
図2-2-1c	図2-2-1d

図2-2-1a〜d　切開線の設定は広い明視野による骨形態の確認と、弁創面の確実な治癒のため頬側と舌側から均等に血液供給が得られる歯槽頂切開が基本となる。aは麻酔終了時。bは歯槽頂角化粘膜に設置した切開線。cは広い術野での確実なインプラント埋入。クリーンカットによる挫滅のない確実な弁形成により、術野は広い明視下におかれる。dは縫合終了時。

前歯部において汎用される各種切開線のデザイン（図2-2-2a、b）

① 歯間乳頭を温存した場合
② GBR、結合組織移植などの組織の増大を必要とする場合
③ 縦切開を加えることによるリスクを避けたい場合（Envelop-Flap）

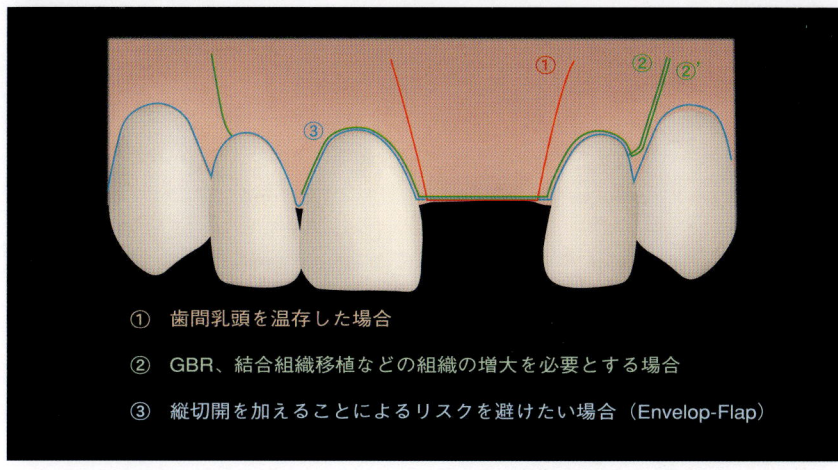

図2-2-2a　前歯部において汎用される各種切開線のデザイン。

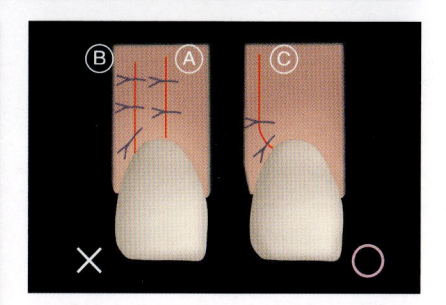

図2-2-2b　歯肉歯頸線と縦切開の位置関係とデザイン。Ⓐは唇側最大豊隆部のため。Ⓑはフラップ先端部が鋭角になるため、縫合後に裂開を招きやすい。Ⓒのように遠心側歯頸線と直交させることで裂開を免がれ術後に醜形を残さない。

①歯間乳頭を温存したデザイン（図2-2-3）

図2-2-3a	図2-2-3b
図2-2-3c	図2-2-3d

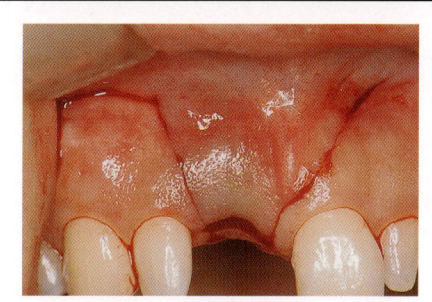

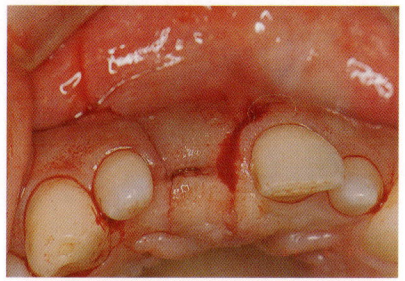

図2-2-3a〜d　歯間乳頭を温存したデザイン。上顎では逆台形にすることで明視野での骨形態の確認と減張切開による弁の伸展が可能となる。aは唇側。bは歯槽頂部を示す。cは骨形態の確認の後施術されたGBR。dは増大した組織を被覆するための骨膜減張切開後の弁の縫合。

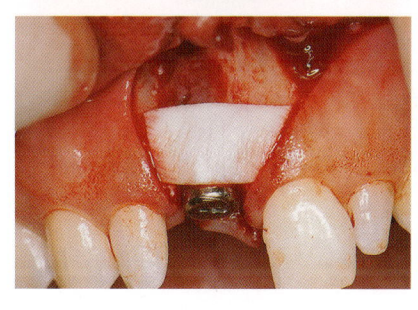

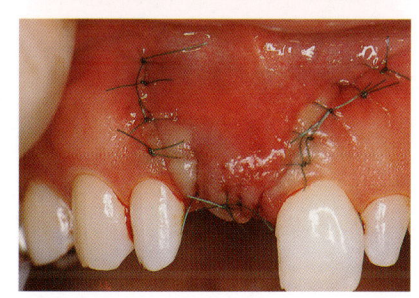

次に、切開線には広い明視野の確保に加えて、GBRなどのオグメンテーションテクニックの応用、減張による粘膜骨膜弁の伸展、審美性の重視など、処置行為に準じて縦切開も加えたデザインも必要である。そして、特に審美性が要求される部位では術後の瘢痕形成による醜形を招かないための縫合操作が可能なデザインを選択することも重要となる。

図2-2-2aは、前歯部において汎用される主な切開線のデザインである。いずれのデザインであっても広い明視野の獲保は必須であり、縦切開では骨膜減張が可能となるようMGJを越えた可動粘膜まで延長させることと、図2-2-2bに示すように天然歯歯頸部とは、比較的審美性に影響が少ない遠心側で直交させることで術後の歯間歯頸線に醜形を招かない配慮が必要となる。図2-2-2aについて下記に示す。

①のデザインは、歯間乳頭を温存したい場合に用いられ、小範囲のGBRの応用に適している。可動粘膜に達する逆台形に設定した縦切開により、術野は明視下におかれ減張切開も可能となる（図2-2-3a〜d）。

②のデザインは、広い範囲のオグメンテーションを必要とする全層弁で、残存天然歯の遠心側歯頸線に直交するデザインの縦切開により広範囲の伸展が可能な減張切

53

②広範囲のオグメンテーションが必要な場合のデザイン(図2-2-4a〜d)

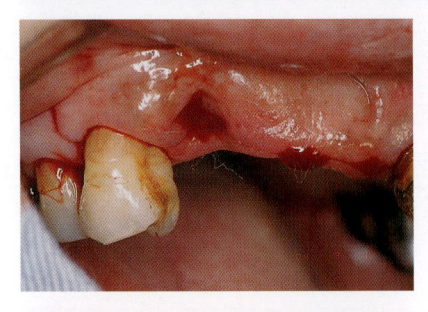

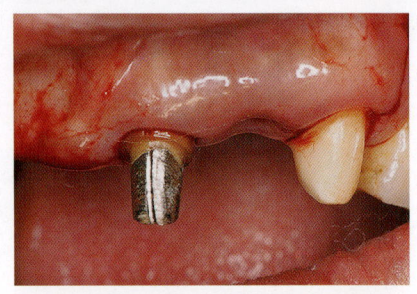

図2-2-4a	図2-2-4b
図2-2-4c	図2-2-4d

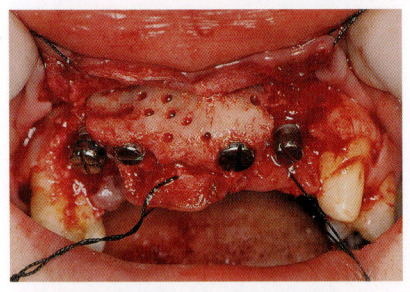

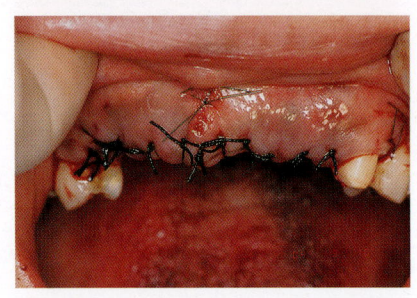

図2-2-4a〜d 広範囲のオグメンテーションが必要な場合のデザイン。両端残存歯の遠心側歯肉歯頸線に直交する縦切開を加えた全層弁となる。aとbは左右側切開線。cは全層弁により広い明視野におかれた術野。dは減張切開により広範囲に伸展された弁の縫合時を示す。

②´遠心側のみに縦切開を加えたTriangular Flap(図2-2-5a〜d)

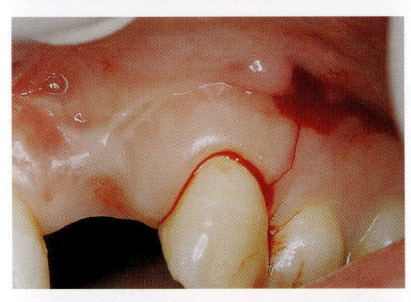

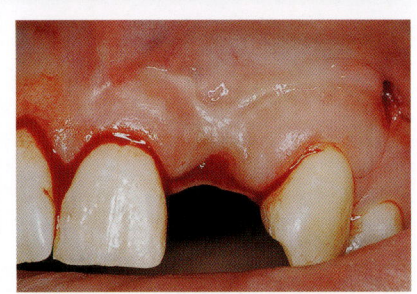

図2-2-5a	図2-2-5b
図2-2-5c	図2-2-5d

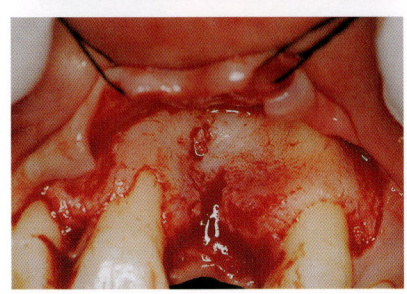

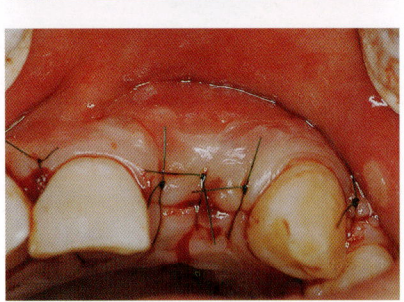

図2-2-5a〜d 遠心側のみに縦切開を加えたTriangular Flap。aは遠心歯肉歯頸線と直交する縦切開。bは縦切開に連続する歯肉溝内切開と歯槽頂切開。cは明視野の広い術野。dはGBR後減張切開により復位された弁。

開(Release Incision)とテンションフリーの縫合(Relaxation Suture)が可能となる(図2-2-4a〜d)。

②のデザインは、縦切開を審美的障害が少ない遠心部の1箇所のみに加え、歯槽頂から歯間溝内切開へのEnvelope Flapと連続させる三角弁(Triangular Flap)で、術野も広く確保でき多用されている(図2-2-5a〜d)。

③のデザインは、縦切開を加えることなく、歯槽頂切開と歯肉溝内切開を連続させることだけで弁形成を行うEnvelope Flapである。剝離範囲を広くすることで、症例によっては減張切開を加えることも可能である(図2-2-6a〜d)。

臼歯部においても弁を歯冠側に移動させる場合と根尖側方向への場合では縦切開のデザインは異なることも理解しておかなくてはならない(図2-2-7)。このように、弁の形成には処置によって種々のデザインが応用されているが、全層弁の形成では使用メスの特徴を理解したうえで(図2-2-8)、骨表面を断つ要領で骨膜まで一線で引くことが、次に続く剝離操作を確実にする。

2章2　インプラント治療における切開・剥離の留意点

縦切開を加えないEnvelope Flap（図2-2-6a〜d）

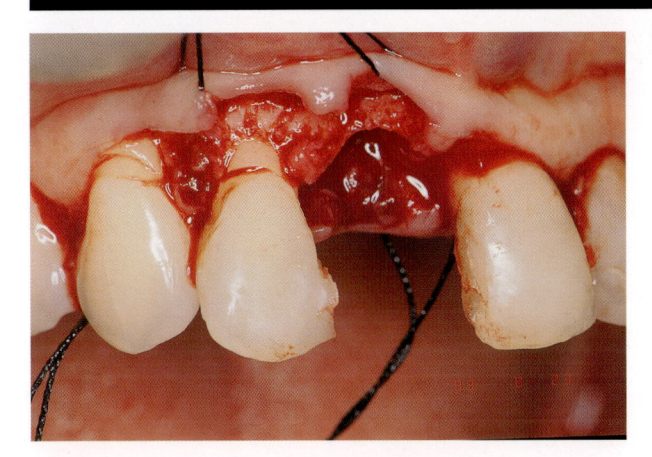

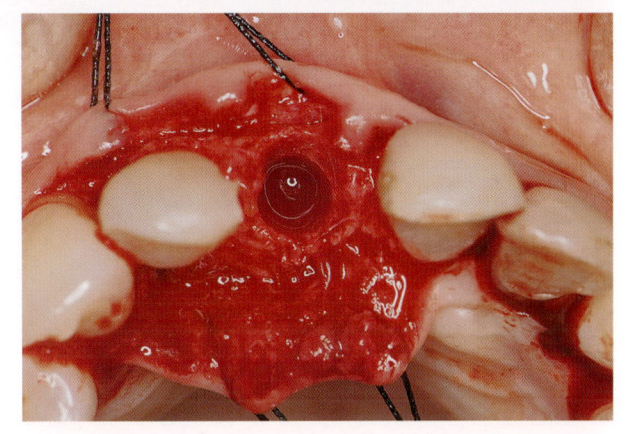

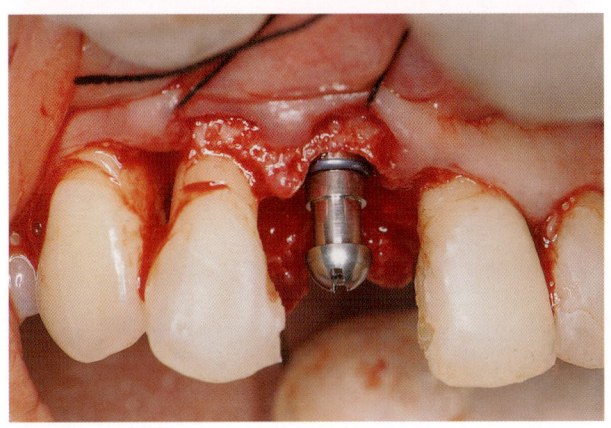

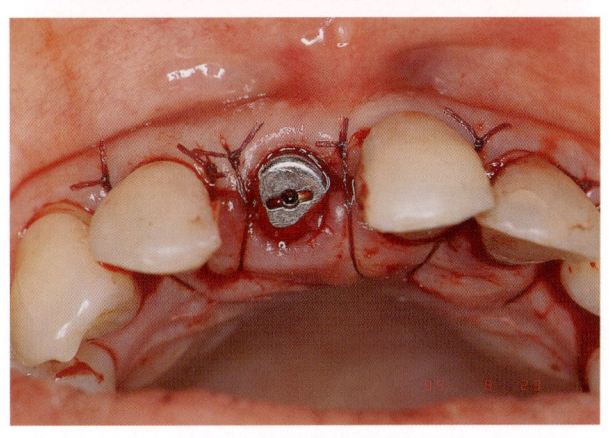

図2-2-6a	図2-2-6b
図2-2-6c	図2-2-6d

図2-2-6a〜d　縦切開を加えないエンベロップフラップ。aは歯肉溝内切開を連続させることで形成された弁。bは埋入窩形成。cはインプラントの埋入を示す。インプラントの埋入位置は明視野にあり正確な位置が獲得されている。dは縫合終了時。ジンジバルフォーマーを埋入と同時に装着してある。

目的に応じた臼歯部の縦切開デザインの基本（図2-2-7、8）

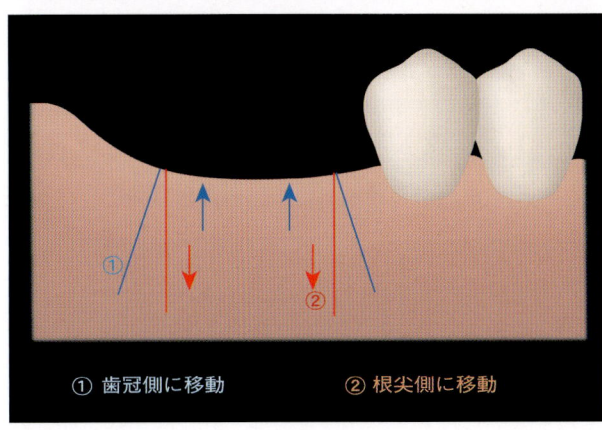

① 歯冠側に移動　　② 根尖側に移動

尖刃・円刃での刃尖の特徴

図2-2-7　目的に応じた臼歯部の縦切開デザインの基本。
①青は、GBRなどのため減張切開による弁の歯冠側方向への伸展を必要とする場合。
②赤は逆に歯槽頂の角化粘膜を根尖側に移動させる場合。いずれにあっても、縫合後に軟組織の裂開を招かないことに配慮すべきである。

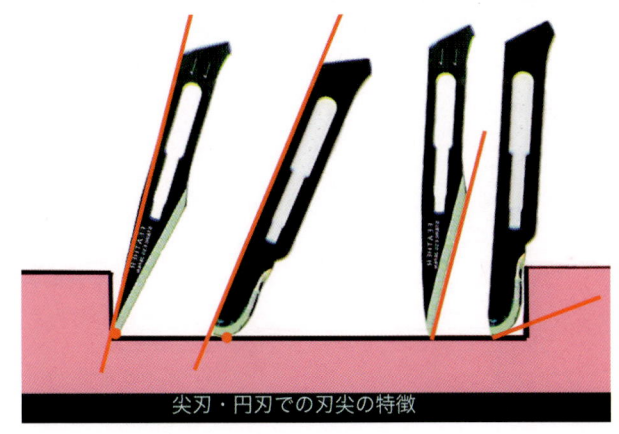

図2-2-8　尖刃、円刃の刃尖の特徴を示す。特に、歯槽頂切開で天然歯歯頸部に接する切開は術後の醜形にも影響するため、特徴を理解しておくかなければならない。尖刃の刃尖は隅部にも効果的に使えるが、円刃では隅部組織を残しやすい。

不規則な骨形態の粘膜骨膜弁剥離の起始点と方向（図2-2-9、10）

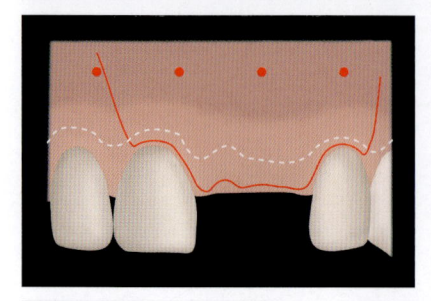

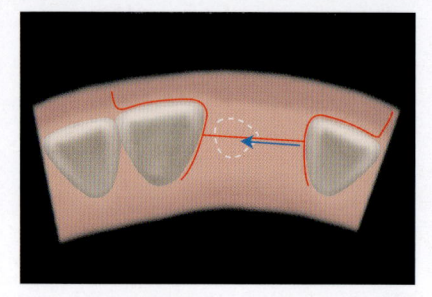

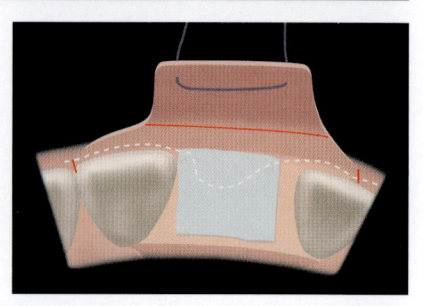

図2-2-9a | 図2-2-9b | 図2-2-9c　図2-2-9a〜c　不規則な骨形態の前歯部の粘膜骨膜弁剥離の起始点と方向。aは弁の虚血を招かない可動粘膜への麻酔刺入点と不規則な骨および軟組織形態を示すシェーマ図。bは平滑な骨面形態からの起始点と、そこから不規則な形態へと進める剥離の方向。cはMGJを越えた可動粘膜の骨膜への減張切開部位を示す。

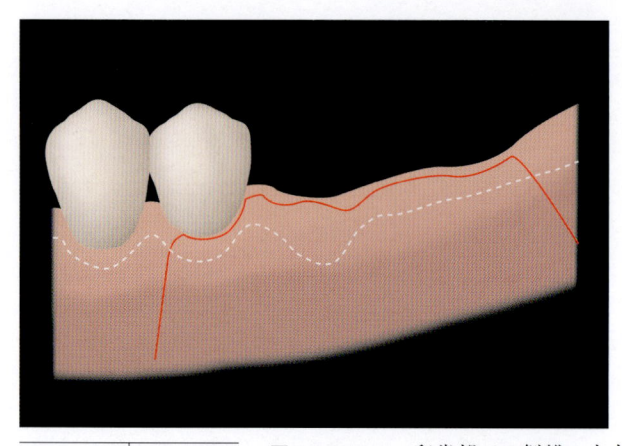

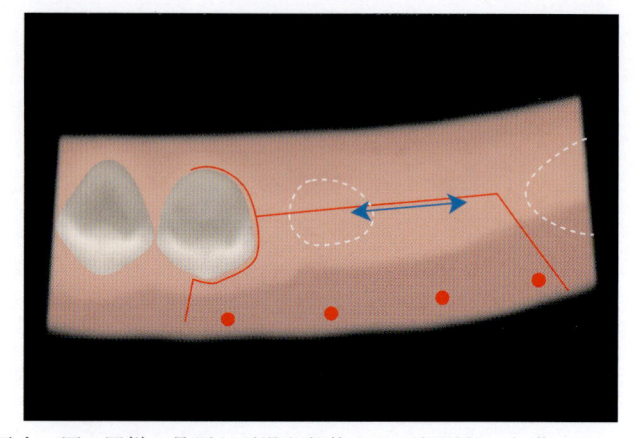

図2-2-10a | 図2-2-10b　図2-2-10a〜b　臼歯部での剥離の方向を示す。図9同様に骨面が平滑な部位から不規則部へと進めることで挫滅のない弁形成が可能となる。骨膜弁剥離の原則である。

2　インプラント治療における剥離

　埋入時の弁は先端が鋭い骨膜剥離子で、骨表面から骨膜を付けた粘膜を挫滅させないように剥離、翻転して形成される。その際、剥離子は滑脱しないように骨表面にしっかりと当てることで、骨膜および骨膜上組織の挫滅が防がれる。

　骨面形態は、図2-2-1で示したような平滑な症例ばかりでなく、抜歯窩が残存していたり、治癒不全などで骨面形態が不規則な例に遭遇することも多い。その場合、不規則な部位を剥離操作の起始点とせず、剥離しやすい平滑な部位を起始点として不規則な部位に進めることで剥離を容易にし、組織の挫滅と過剰な出血を防ぐことができる（図2-2-9〜11）。

　術中における過剰な出血のほとんどは、剥離操作の不手際による組織の挫滅に起因するもので、術後の腫脹も招きやすいだけに正確な手技の習得はきわめて重要といえる。

　不規則な骨面形態は、X線診査や場合によっては触診によっても容易に確認できる。ほとんどの場合、重度の慢性歯周炎や歯根破折の放置など長期にわたる炎症に起因するといわれるが、感染性肉芽が残留した結果による抜歯窩治癒不全によっても惹起される。

　このような場合、骨の治癒および術後の代謝も劣ることが指摘されているため、感染性肉芽の徹底的除去と骨面の徹底的搔爬により新鮮骨面を露出させて血液供給を

2章2　インプラント治療における切開・剥離の留意点

上顎の抜歯窩が残る不規則な骨形態の剥離例（図2-2-11a〜f）

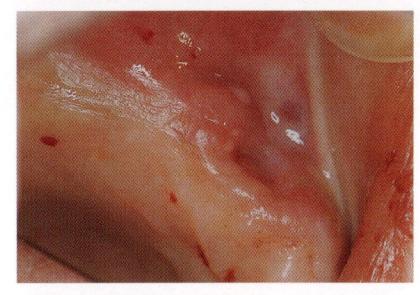

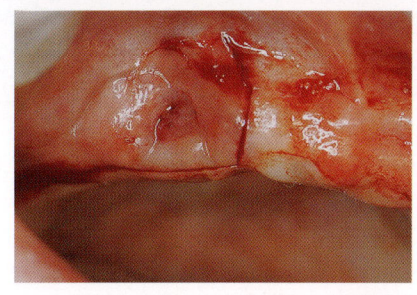

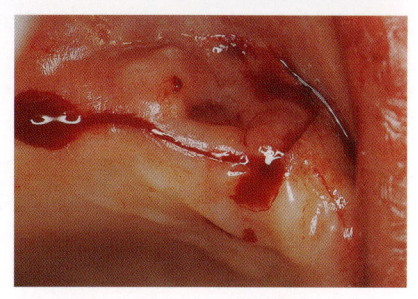

| 図2-2-11a | 図2-2-11b | 図2-2-11c |

図2-2-11a〜c　犬歯部の抜歯窩が明瞭で、抜歯窩上粘膜は幼若である（a）。切開線のデザインは歯槽頂切開と抜歯窩を避けた部位への縦切開を加えたTriangular Flapとした（b、c）。

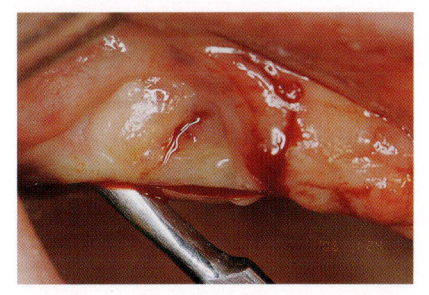

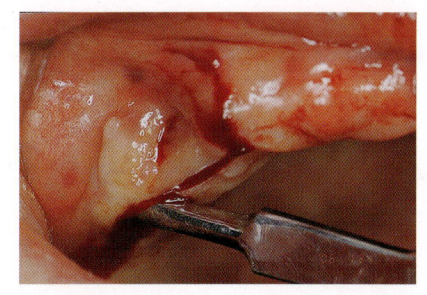

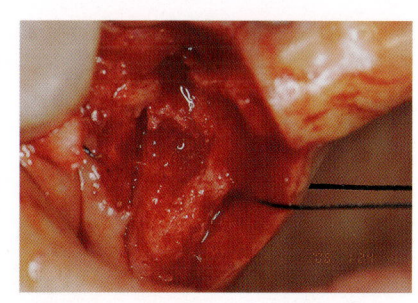

| 図2-2-11d | 図2-2-11e | 図2-2-11f |

図2-2-11d〜f　剥離の起始点は、剥離条件の良い平滑な骨面部とし、骨膜の完全剥離確認後に抜歯窩に向けて骨面を滑らすように剥離子を操作する（d、e）。組織の挫滅もなく容易に剥離することが可能となる。剥離の易しい部位から難しい部位に向って進めることが鉄則である。

下顎の抜歯窩残存例（図2-2-12a〜f）

| 図2-2-12a | 図2-2-12b |

図2-2-12a、b　術前。抜歯時の歯根の残存と遠心根抜歯窩の周囲骨には骨硬化像が認められる。遠心側の平滑な骨面部を起始点として近心側の不規則部へと剥離を進める（↓）。

| 図2-2-12c | 図2-2-12d |

図2-2-12c、d　残根を除去後、遠心抜歯窩内の肉芽の除去と骨面への徹底的掻爬ののち、抜歯窩内へのデコルチケーション（Decortication）により出血を促し（c）、埋入と同時にGBRを行った（d）。

| 図2-2-12e | 図2-2-12f |

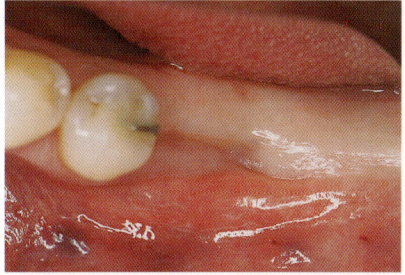

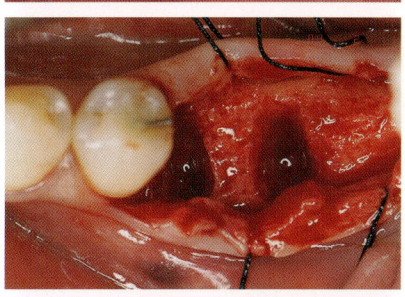

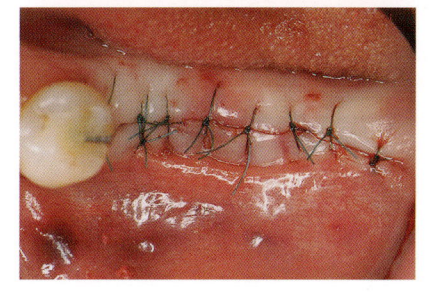

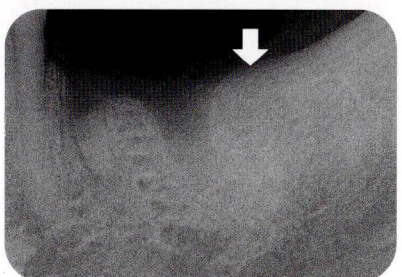

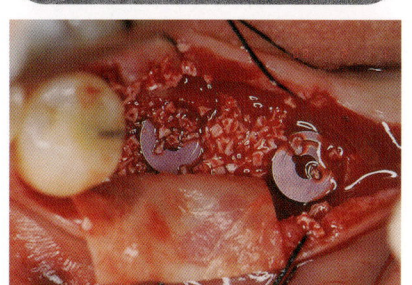

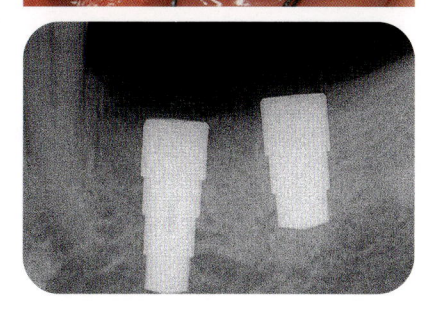

図2-2-12e、f　骨膜減張を加えた弁の縫合時（e）とX線像（f）。

57

2章　インプラント外科手技の基本

長期的な炎症による骨硬化により抜歯窩の治癒に遅延を来たしたと思われる症例（図2-2-13a〜f）

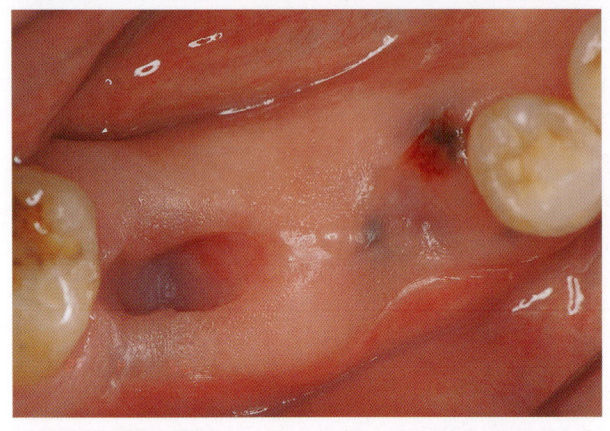

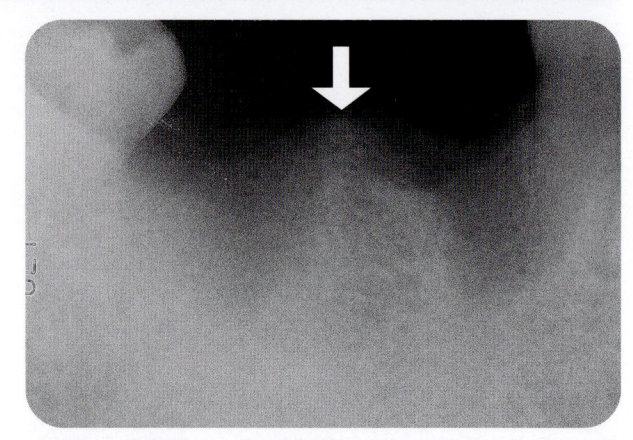

図2-2-13a｜図2-2-13b　図2-2-13a、b　長期的な炎症によって骨硬化を招き、軟組織にも治癒の遅延が認められる。どのような場合でも、剝離の起始点は剝離条件の良い部分に設定する（↓）

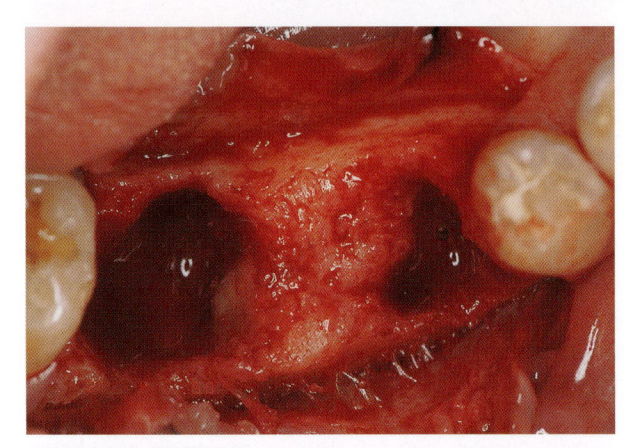

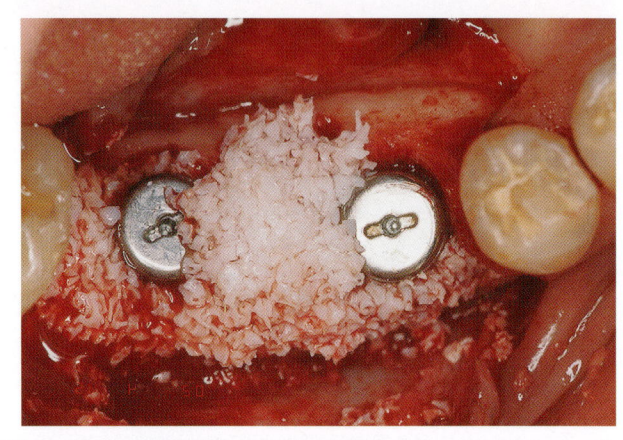

図2-2-13c｜図2-2-13d　図2-2-13c、d　術野を明視下におき、抜歯窩内の肉芽の徹底的除去と骨面の搔爬を行ったのち（c）、抜歯窩内を含む周囲骨へのデコルチケーションによって出血を促し、硬組織の増大を行った（d）。

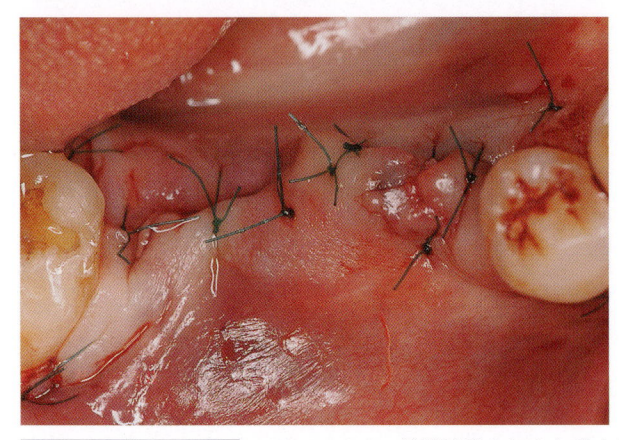

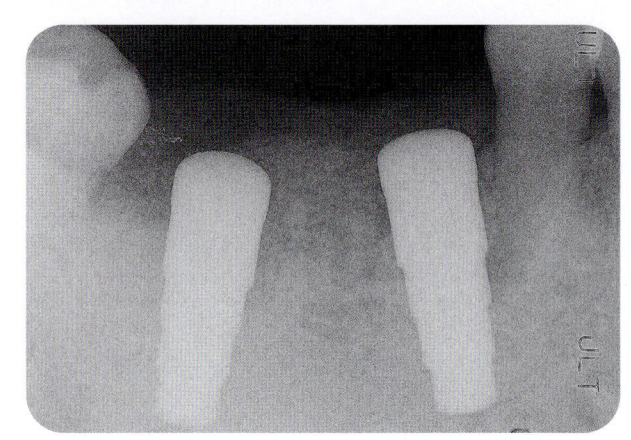

図2-2-13e｜図2-2-13f　図2-2-13e、f　骨膜減張を加えた縫合時（e）とX線像（f）。

促すことで、軟組織を含めた治癒を促進させることが重要である（図2-2-12、13）。

謝辞

本章に関しましては、倉嶋敏明氏より多大なるご協力をいただきました。心より感謝申し上げます。

参考文献
1. 河奈裕正，朝波惣一郎，行木英生，インプラント治療に役立つ外科基本手技，東京：クインテッセンス出版，2000．
2. Silverstein LH（上村恭弘訳），Principles of Dental Suturing．東京：クインテッセンス出版，2001．

榎本臨床から一言

切開はいずれのデザインであっても、骨表面を断つように骨膜まで一線で引き、剥離は易しい部位から行うべし

2章 3 減張切開の留意点

1 減張切開

　インプラント埋入位置の決定は、骨幅などの骨形態がインプラントの埋入条件に適した部位が優先されてきた。しかしながら、現在では、術前の補綴設計に従った部位を設定することで、より機能的で審美的な歯列を回復しようとする方向にある。この埋入位置の設定は、補綴主導型として広く支持されており、審美性の獲得では根幹をなす設定基準となる。

　しかし、実際の臨床ではこの設定に基づく埋入位置は、歯槽骨の萎縮や不規則な形態が認められ、必ずしも埋入に適した形態であるとはいい難い。その場合にはスプリットクレストやGBRなどの骨増生の手法が応用されることになるが、いずれの手技であっても骨増生部を粘膜で確実に被覆、閉鎖することが必要となる。その場合、狭小化した顎骨とともに在る軟組織では増大させた術創を完全に被覆することには自ずと困難を伴うことは明らかである。仮に、無理に既存の弁を縫合しても、過剰な緊張と術後腫脹によって閉鎖しないか、裂開が生じる危険性は否定できない。このような場合に、粘膜骨膜弁を伸展させることにより、術創を確実に被覆する方法が減張切開の応用である。粘膜骨膜弁による確実な閉鎖が、骨増生の成否を決定づけるだけでなく、インプラント治療以外にも審美性が重視される組織の増生など日常的に応用範囲が広く、是非修得しておくべき手法といえる。

2 減張切開の種類

　皮膚領域においても、皮膚の伸展のために真皮下の結合組織をアンダーマインドすることで減張をはかる方法がとられるが、歯科領域では主に以下の方法が行われる。
（1）MGJを超える長い縦切開を加えることで伸展をはかる方法(図2-3-1a～c)。この場合、伸展量は少ないため、応用範囲は限定される。
（2）粘膜弁をカットバックすることで伸展をはかる方法(図2-3-2)。剥離した弁の基底部に縦切開とは方向を変えた切開を加える方法で、骨膜減張と併用することでもっとも広い範囲での伸展が得られる。
（3）骨膜減張切開(図2-3-3a～f)全層弁を形成後、伸展性のない骨膜に切開を入れることで弁の伸展を可能にする方法でもっとも汎用され、かつ確実性が高い。
（4）部分層弁を形成することで伸展をはかる方法(図2-3-4a～h)。伸展性のない骨膜を骨面上に残し、部分層弁を形成することで上皮および上皮下結合組織による弁は伸展する。GBRなど骨へのアプローチが必要の場合には適用されないが、根面被覆での結合織移植など歯周形成外科で多用されている[1～3]。

　これらの方法のうち、骨膜減張切開はインプラントに関連する手法として応用範囲が広く、簡便かつ確実性が高く、縦切開を必要としないエンベロップフラップに対しても有効であることからもっとも汎用されている。

2章 3 減張切開の留意点

長い縦切開による減張（2-3-1a〜c）

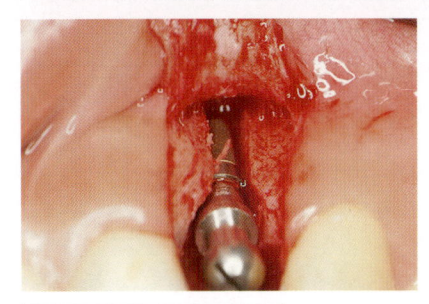

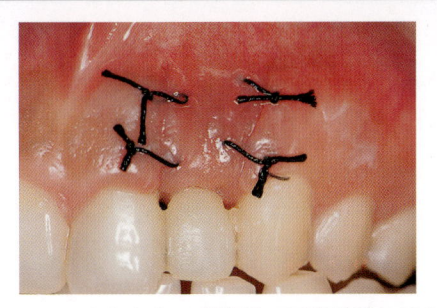

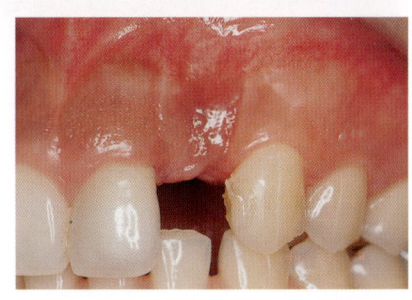

図2-3-1a 図2-3-1b 図2-3-1c　図2-3-1a〜c　MGJよりさらに根尖側の可動粘膜に達する長い縦切開を加えることで骨膜切開を加えずに剥離した弁の減張および減張縫合は可能となるが、伸展幅はわずかにとどまり適応も限定される。aはほぼ平行な長い縦切開を示し、bはGBR後1週の縫合部を示す。口蓋側に切開線を設定したため、良好な治癒が確認できる。一般的に上顎では歯冠方向への伸展には平行か、やや逆台形のデザインが用いられ、台形では術後瘢痕による醜形をきたす。下顎ではその逆となる。cは術後約3ヵ月。

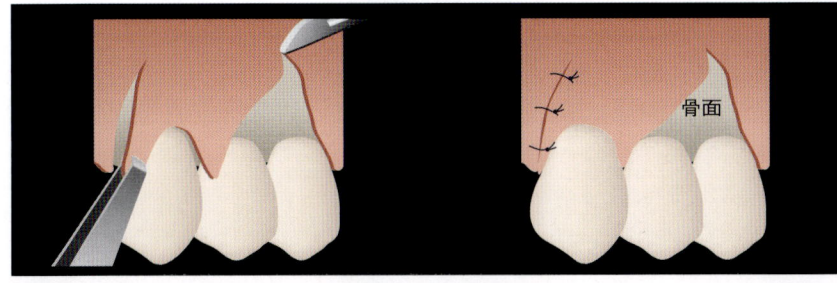

図2-3-2a　弁基底部の切開方向を変えること（カットバック）によって弁は伸展し、移動させやすくなる。（文献3より引用・改変）

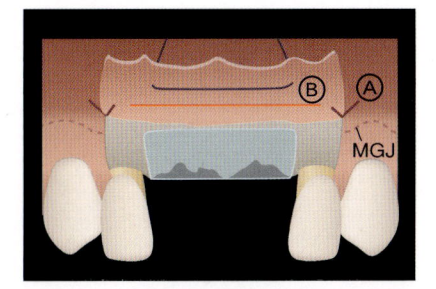

図2-3-2b　Aはカットバック部位。Bは骨膜切開部位。AとBはMGJを超えた可動粘膜部に設定する。

GBRと骨膜減張（2-3-3a〜f）

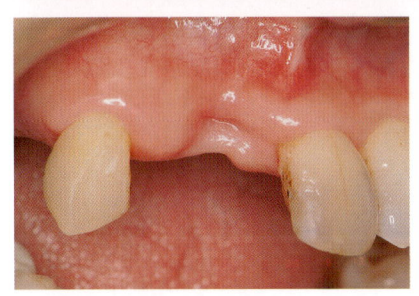

図2-3-3a　進行した歯周炎により抜歯した2̲1部の術前所見。唇側には組織の陥凹が見られる。

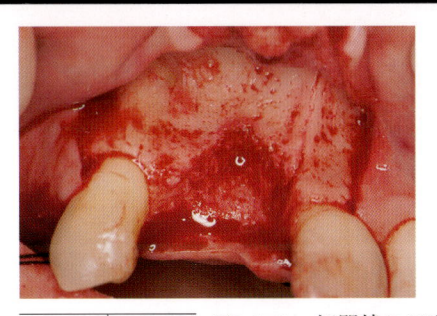

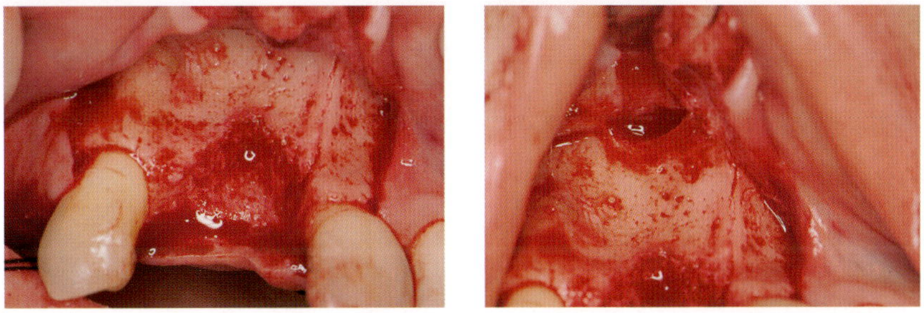

図2-3-3b 図2-3-3c　図2-3-3b　切開線のデザインは欠損部両隣接歯歯頸線と直交する縦切開とし、術野を広くした。bは全層弁で剥離し、欠損部を明視下にした所見であるが、骨膜を挫滅しない確実な剥離による弁の形成が重要となる。cは梨状口下縁を示す。

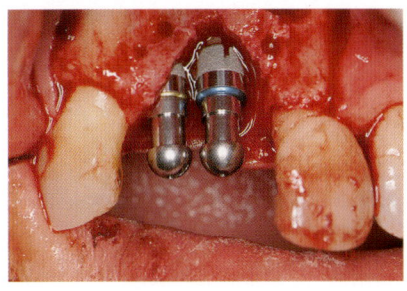

図2-3-3d 図2-3-3e 図2-3-3f　図2-3-3d〜f　dはインプラントの埋入で1本はスリーピング。eはGBR、fは縫合を示す。MGJを越えた可動粘膜下の骨膜への減張切開による減張縫合が可能となり術野の完全被覆ができた。

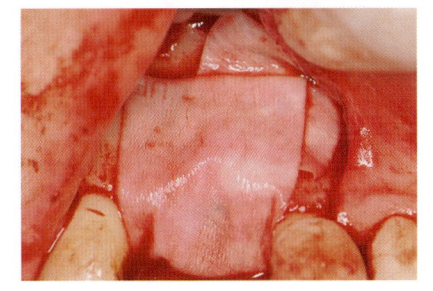

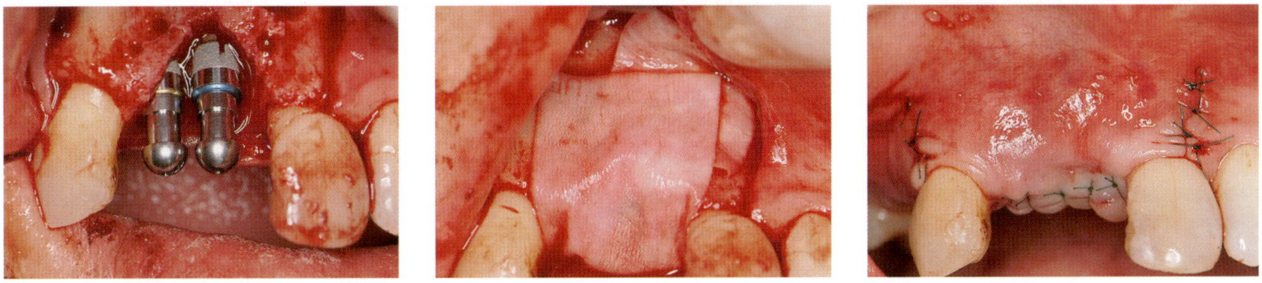

61

部分層弁による減張切開（2-3-4a〜h）

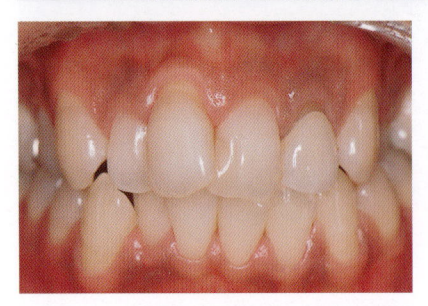

図2-3-4a　中切歯の審美性の改善が主訴、矯正治療は好まず、補綴処置での改善を希望していた。

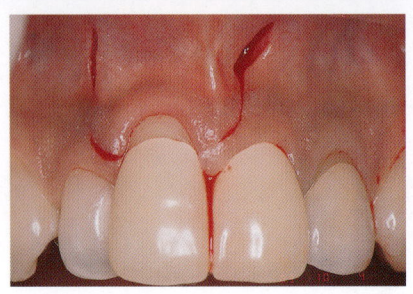

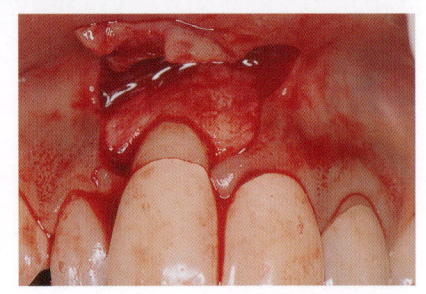

図2-3-4b｜図2-3-4c　図2-3-4b、c　歯頸線に直交し、MGJよりさらに根尖側の可動粘膜に達する長い縦切開を入れる。この時メスの刃先はシャープに骨膜まで捕えていることが重要である（b）。歯頸部と直交する厚い角化歯間部を越始点とし、骨膜上結合織を一層残しながら穿孔しないように部分層弁を形成する。弁の伸展に抵抗のある骨膜を骨面上に残すことで十分な伸展が得られる。決して難しい手技ではない（c）。

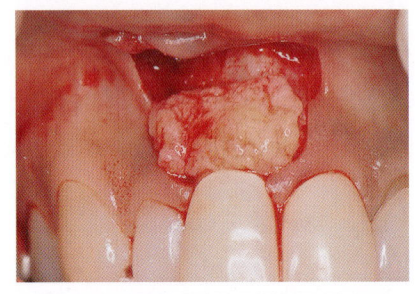

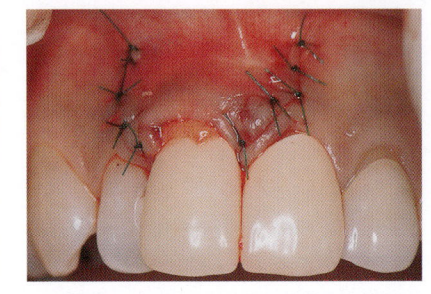

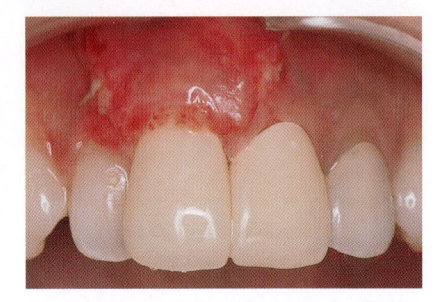

図2-3-4d｜図2-3-4e｜図2-3-4f　図2-3-4d〜f　口蓋より採取した結合組織の形態を試適し、下部および側方組織と縫合固定する（d）。この症例では、脂肪組織が含まれているため、やや大きめとした。部分層弁によって伸展した弁で、結合組織を被覆し、非剝離の固定側と縫合した（e）。fは1週間後。移植した組織とともに弁も生着していることが確認できる。

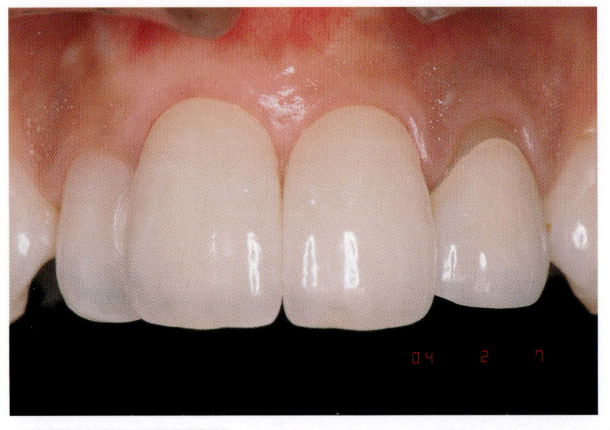

図2-3-4g｜図2-3-4h　図2-3-4g、h　gは術後。hは約1年半後を示す。

参考文献

1. 倉嶋敏明. 減張切開の基本的事項の整理と臨床での適切な用い方1. the Quintessence 2006;25(1):135-142.
2. 倉嶋敏明. 減張切開の基本的事項の整理と臨床での適切な用い方2. the Quintessence 2006;25(2):143-151.
3. 佐藤直志. 歯周外科の臨床とテクニック. 東京：クインテッセンス出版, 1997.

榎本臨床から一言

インプラント治療を始めようと思ったら、必ず骨膜減張切開を習得すべし

2章 4
インプラント治療における縫合の原則と粘膜弁の圧迫

1 縫合の原則と縫合法

　一般的に手術における縫合の基本目的は、切開または離開した組織を復位、被覆することで治癒を促進させることにあり、それはインプラント治療でも同様である。

　インプラントの一次手術では、粘膜弁の形成と剥離翻転は必須であり、埋入後の粘膜弁の確実な復位と正確な創面の接合によって一次治癒が導かれる。その治癒の結果は、その後に必要とされる軟組織処置にも影響を及ぼすだけに裂開や醜形を示す瘢痕は避けなければならない。そのためには以下のことが重要となる。

（1）粘膜弁の確実な復位のため、切開線のデザインに位置づけを確認できる目安箇所を設定する（図2-4-1、2a〜c、3a〜d）。
（2）切開、剥離操作で組織に挫滅のないクリーンカットの創面が形成されていること。
切開時の数次にわたる"タメライ傷"は厳禁である（図2-4-2d、e、3e、f、4a〜c）。
（3）縫合針の刺入は剥離した弁に対して骨膜まで直交する角度で正確に行い、固定側においても確実に骨膜を拾い直交する方向で組織を貫通させるEverting Sutureが原則となる。直角に刺入し、直角に抜くことはいかなる縫合法でも原則となる（図2-4-5）。組織に直交した刺入では、刺入点の変更による弁の断裂は回避できる。換言すれば、弁の断裂の原因は直交していない刺入にあるといえる。また、直角に刺入するということから、粘膜の厚さに応じたサイズの縫合針の選択も重要である。
（4）遊離弁と非剥離の固定側を設定した場合の刺入は遊離弁から固定側に進行させ、縫合結節は切開線上を避け、固定側に設置する（図2-4-6）。特に、絹糸使用ではプラークの付着により一次治癒を阻害しないため鉄則となる（図2-4-7）。
（5）過剰に組織を緊張させた縫合は避け、Tention Freeの縫合を心掛ける。
（6）粘膜弁の確実な復位と治癒の促進のため、縫合後の圧迫は不可欠である。

図2-4-1　下顎では臼後隆起（Retromolar Pad）を避けた縦切開と歯槽頂切開を連続させることで縫合時の目安箇所は設定できる。臼後隆起への切開は肥厚した組織で確実な創面の接合は難しいため原則として回避すべきである。また、臼後隆起前方の縦切開は縫合操作を容易にするため、近心に向けた斜切開とすることもポイントになる。

2章4 インプラント治療における縫合の原則と粘膜弁の圧迫

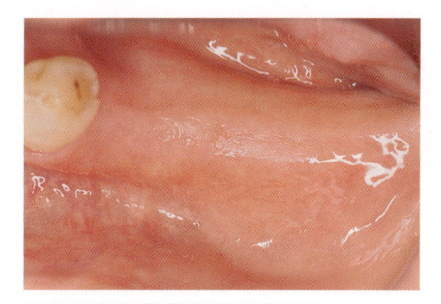

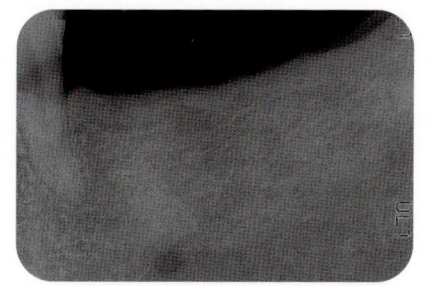

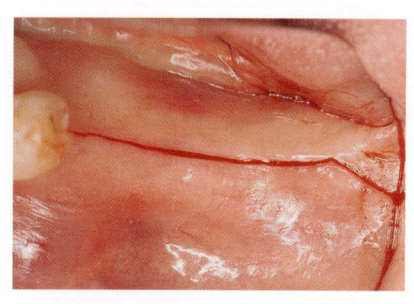

| 図2-4-2a | 図2-4-2b | 図2-4-2c |

図2-4-2a～c　骨表面が比較的平滑な症例（a、b）。cは臼後隆起を避けた斜め切開と歯槽頂切開による目安箇所の設定を示す。メスの刃先を骨面に当て骨を切るように一線で引くことで骨膜を含む粘膜のクリーンカットが可能となる。骨膜まで確実に切れていない場合やタメライ傷は次のステップの剥離操作で組織の挫滅を招き、結果としてその後の操作すべてを難しくする。

| 図2-4-2d | 図2-4-2e |

図2-4-2d、e　クリーンカットで剥離翻転した粘膜骨膜弁と骨面を示す。損傷のない骨膜が確認できる（d）。組織の挫滅のない確実な剥離操作により、術野は出血のない明視下におかれ、埋入窩の形成を含むその後の作業が容易となる（e）。

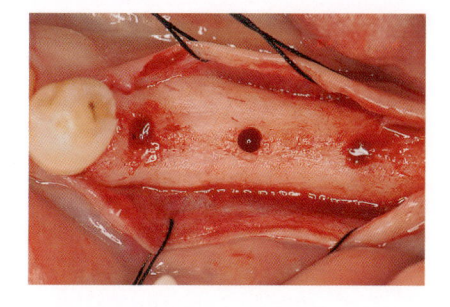

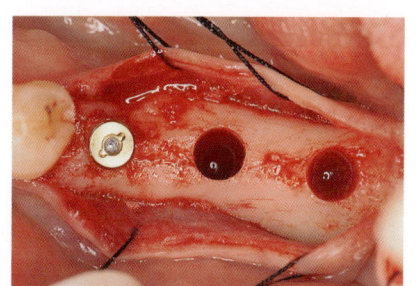

| 図2-4-3a | 図2-4-3b |
| 図2-4-3c | 図2-4-3d |

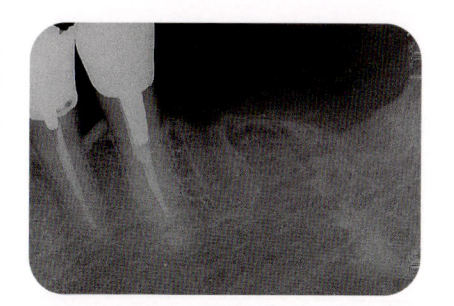

図2-4-3a～d　骨表面が不規則な形態の症例。a、bは術前所見。術前には粘膜の厚さや骨形態を予測する診査はいかなる症例であっても欠かせない。cは模型上に印記した切開線のデザインを示す。症例によってはデザインが変わることもあるが、インプラントのサイズの選択や埋入位置の決定にも大切な模型であり、省略できないステップである。dは術前の設計に従った切開線を示す。粗糙な骨面では、ことさらメスの刃先は一線でしっかりと骨を捉えることで組織の挫滅のない剥離操作が可能となる。

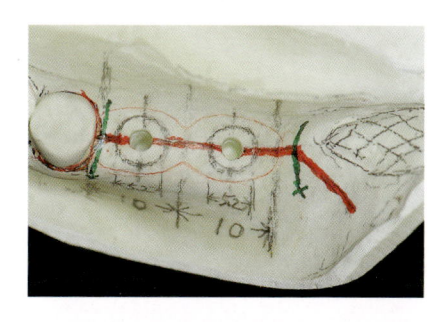

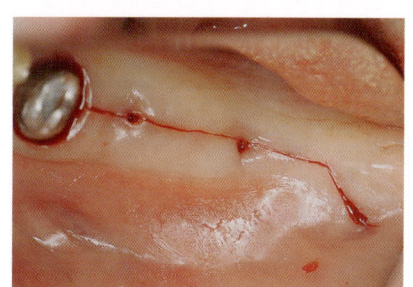

| 図2-4-3e | 図2-4-3f |

図2-4-3e、f　eは剥離翻転された粘膜弁と骨面を示す。比較的平滑な骨面部を起始点として剥離を進めることで挫滅のない弁の形成が容易となり、術野は明視下におかれ、正確な埋入窩の形成が可能となる（f）。

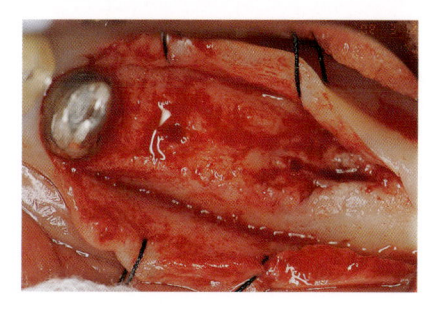

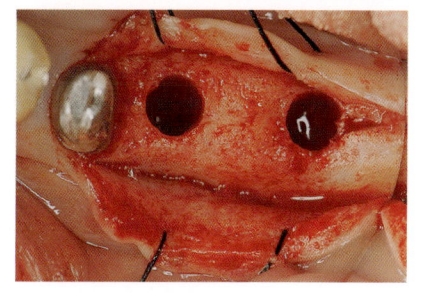

65

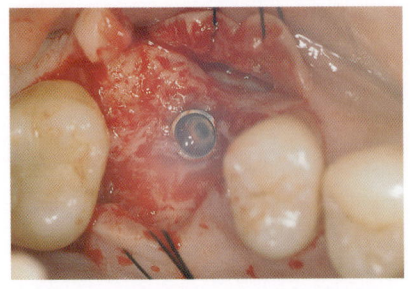

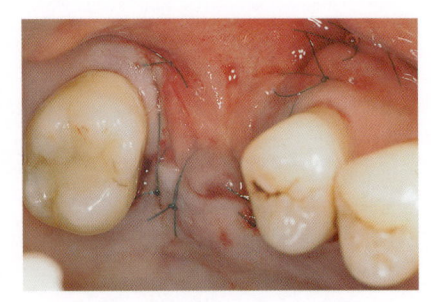

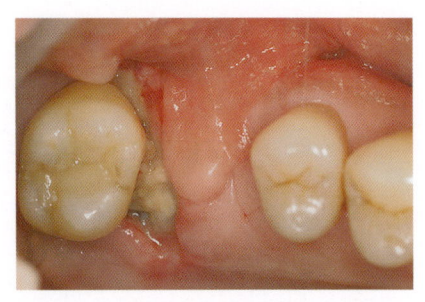

2章　インプラント外科手技の基本

図2-4-4a｜図2-4-4b｜図2-4-4c　図2-4-4a～c　ビギナーのドクターの不良例。aでは挫滅された骨膜上組織が骨面上に残り、弁にも裂開がみられる。bは縫合時、cは組織が壊死した術後を示す。確実な組織癒合による治癒の達成には、縫合以前のこととして麻酔の刺入点の適正な設定と、クリーンカットによる挫滅のない弁の剥離が重要であることを教えている。

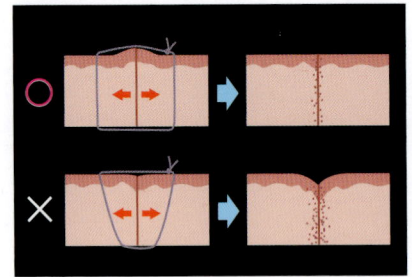

図2-4-5　Everting Suture（上）では創縁が外反し盛り上がるので、後の瘢痕収縮によって縫合創は平坦になり審美的である。Inverting Suture（下）では創縁が陥凹し、縫合創が醜い。

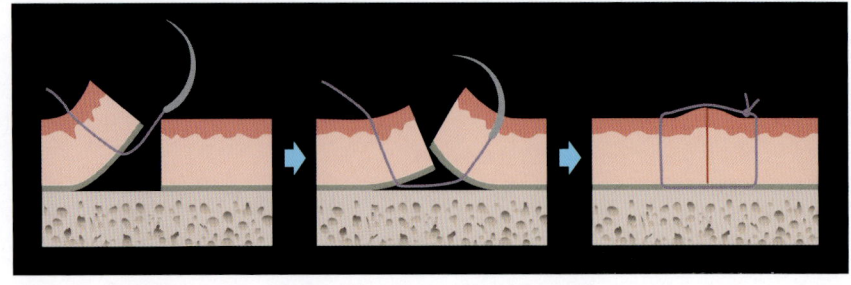

図2-4-6　固定側のフラップ剥離により組織に可動性を持たせるだけでなく、フラップを1つずつ運針することで、縫合針による組織損傷を防止し、Everting Sutureの基本である縫合針の直角刺入も容易になる。（文献1より引用・改変）

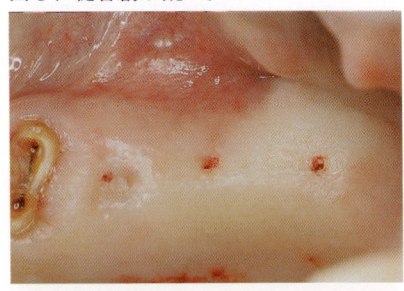

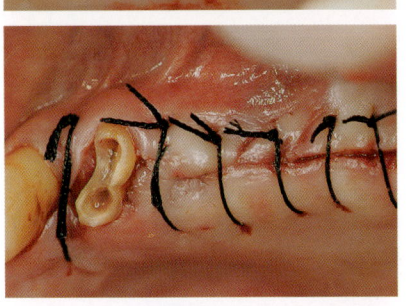

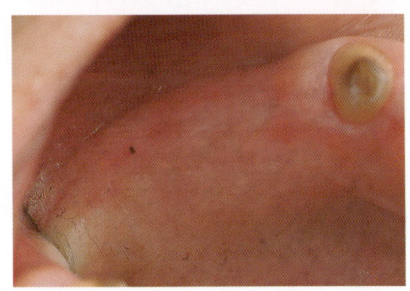

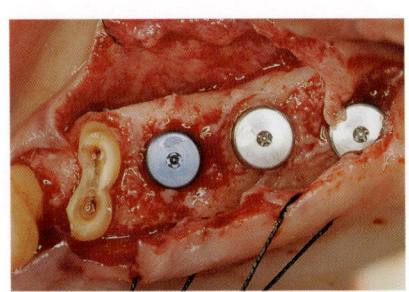

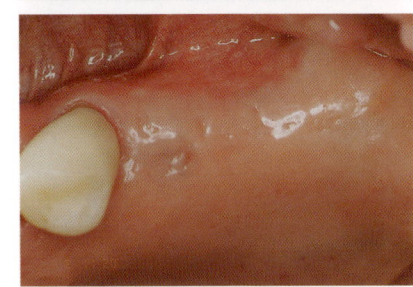

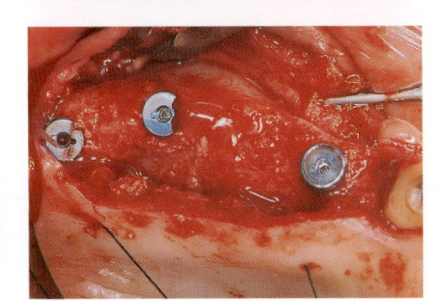

図2-4-7a｜図2-4-7b
図2-4-7c｜図2-4-7d

図2-4-7a～d　切開線上の結節の設定は避けることを原則とするが、特に絹糸使用の場合にはプラークの付着量が多いため、避けなければならない。aは術前。bは明視野でのインプラントの埋入。cは絹糸による縫合。切開線上の結節の設定は避けなければならない。dは術後を示す。

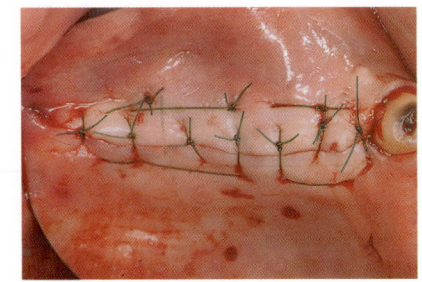

図2-4-8a｜図2-4-8b｜図2-4-8c　図2-4-8a～c　水平マットレスと単独結節縫合を複合した縫合。aは術前。bはインプラントの埋入終了時。cは縫合終了時を示す。水平マットレスにより粘膜弁を寄せ、さらに単独結節縫合を加えることでEverting Sutureを確実にしている。

2章4　インプラント治療における縫合の原則と粘膜弁の圧迫

|図2-4-9a|図2-4-9b|
|図2-4-9c|図2-4-9d|

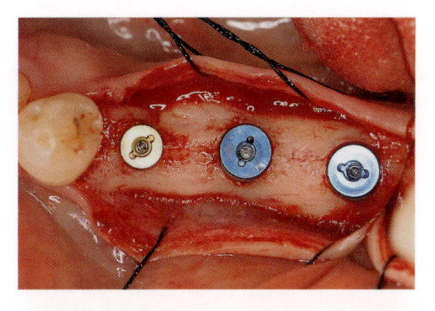

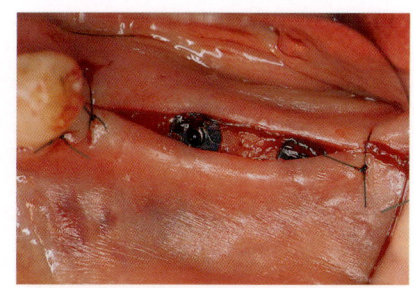

図2-4-9a〜d　図2-4-2の症例。a は明視下で設計に忠実な位置に埋入されたインプラントを示す。弁の正確な復位のため、設定した目安箇所および前方天然歯歯頸部の両端をまず結紮する。こうすることで、弁の位置ずれは免がれる（b）。次に、中央部を結紮し、順次それぞれの中央部に進み縫合を終了する（c）。縫合後の剝離弁の圧迫は治癒促進のため不可欠である。d は治癒所見。

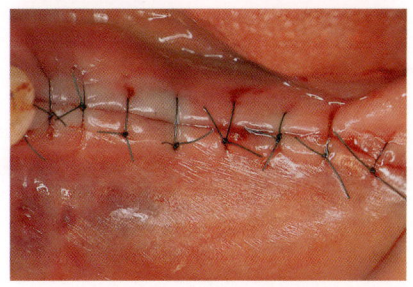

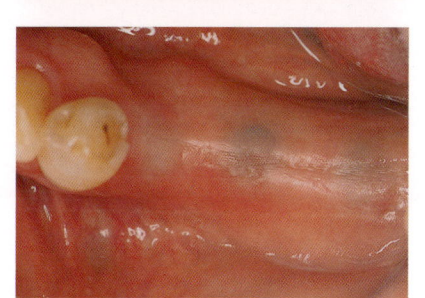

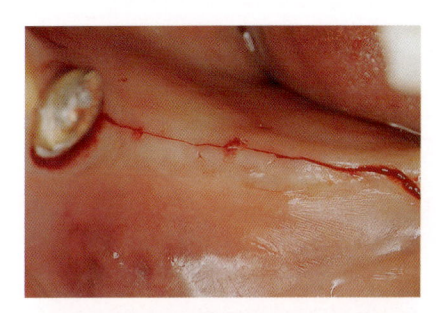

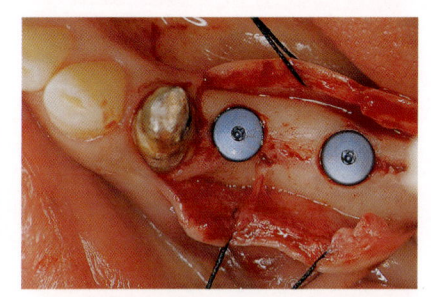

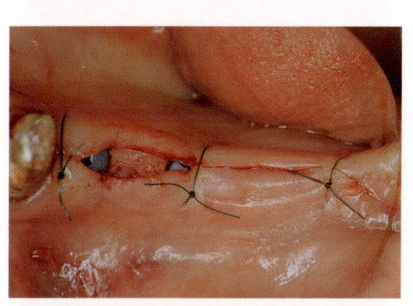

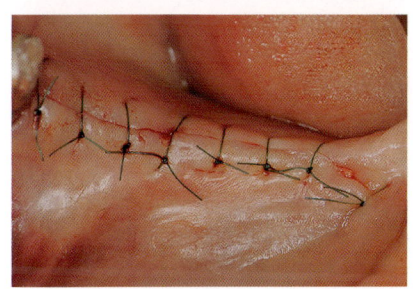

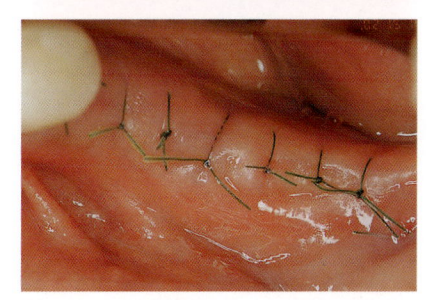

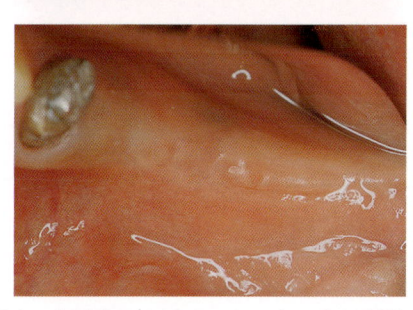

|図2-4-10a|図2-4-10b|図2-4-10c|
|図2-4-10d|図2-4-10e|図2-4-10f|

図2-4-10a〜f　図9と同様な症例。a は切開線のデザインを示す。クリーンカットの弁の剝離による明視野での埋入手術を終了し縫合に移行する（b）。縫合は目安箇所、近心歯頸部の両端を結紮し、次にその中央部へと進める。（c）。さらに、それぞれの中間部を等間隔で結紮し縫合を終了する（d）。e は抜糸直前を示す。埋入手術翌日から軟毛ブラシを使用し、プラークの付着を防いでいる。抜糸時には結紮が緩んだようになることもあるが、手術時の弁の腫脹が軽減したためで裂開のない創面の治癒が確認できれば問題はない。f は治癒所見を示す。

以上のことからインプラントにおいては、
①単独結節縫合（単純縫合）
②水平マットレス縫合
③垂直マットレス縫合
が多用され、中でも正確な単独結節縫合がもっとも確実で頻度が高い。そして、上記の縫合法を複合した手法も行われるが（図2-4-8）、いずれの方法であってもEverting Sutureと男結び（駒結び）による結紮が原則となる。

2 縫合の順序

縫合の目的は、剝離翻転した粘膜弁を術前の位置、あるいは目的とする位置に正確に復位、設置させ、安静化のもとで確実な治癒を促すことにある。したがって、位置ずれや確実な創面の接合を損なわないため、縫合の順序も決して無視はできない。そのためには、
（1）切開線のデザイン設定の段階で確実な弁の位置づけ

67

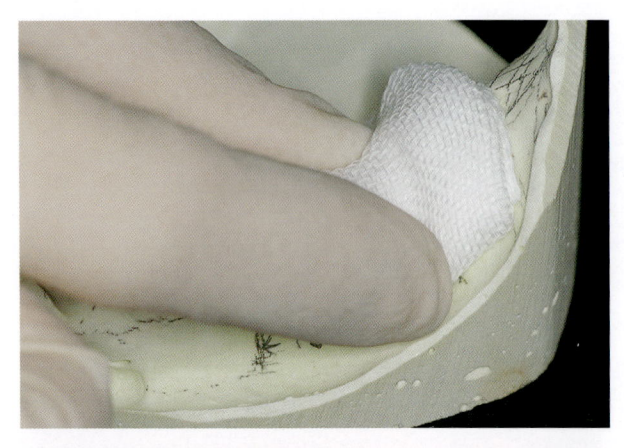

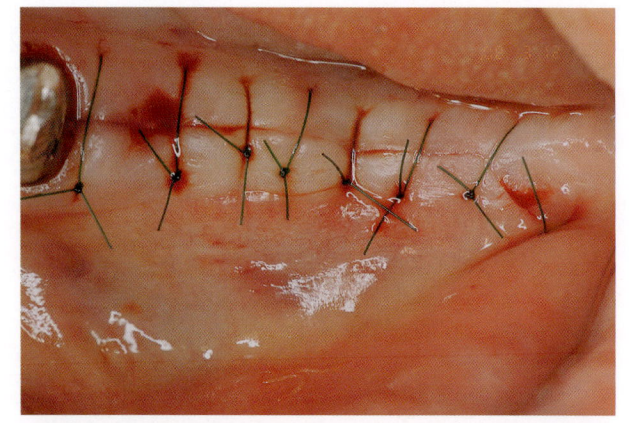

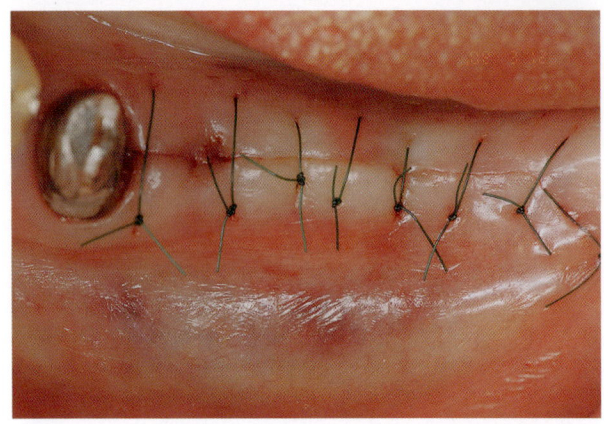

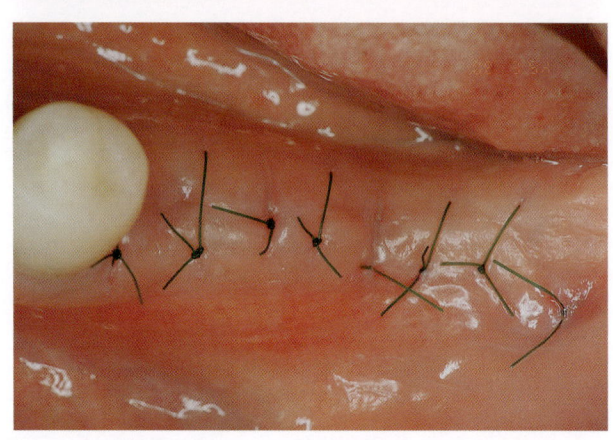

2章 インプラント外科手技の基本

| 図2-4-11a | 図2-4-11b |
| 図2-4-11c | 図2-4-11d |

図2-4-11a～d　縫合後の圧迫。生理食塩水で湿らせた厚みのあるガーゼを介在させ、手指で剝離した粘膜弁全域を5分間以上骨面に圧接する（a）。この圧迫により治癒が促進される重要なステップである。bは圧迫前。cは圧迫後を示す。圧迫後にはガーゼの織目の圧痕と、切開創面の確実な接合が確認できる。dは抜糸直前。

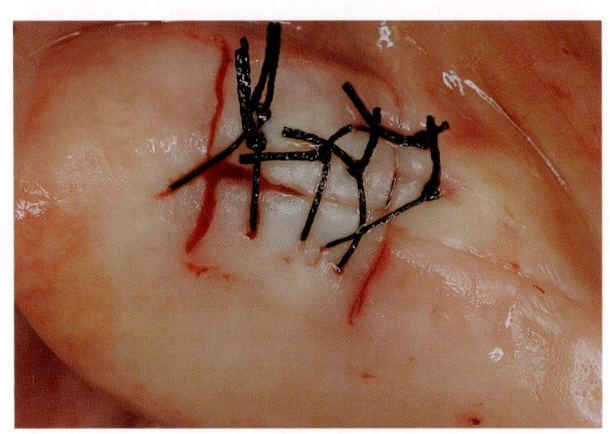

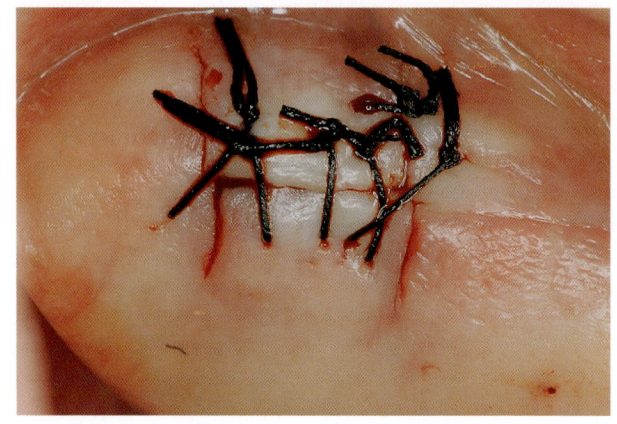

| 図2-4-12a | 図2-4-12b |

図2-4-12a、b　上顎の比較的肥厚した部位。aは圧迫前。bは圧迫後。ガーゼの圧迫痕が確認できる。

が確認できる目安箇所を組み込む（図2-4-1、2c、3d）。
（2）組織の伸展による不確実な弁の接合を避けるため、近心あるいは遠心方向に向けて一方向から順次に縫合を進めるのではなく、デザイン設定した目安箇所を含む両端をまず縫合する。

次に、その中央部を縫合し、順次それぞれの中央部を縫合し終了する（図2-4-9a～d、10a～f）。
（3）広範囲にわたる場合には仮縫合（しつけ糸）による正確な位置づけも必要となる。

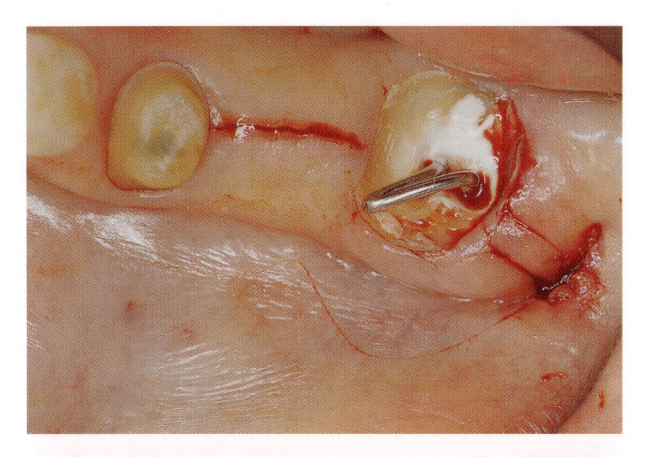

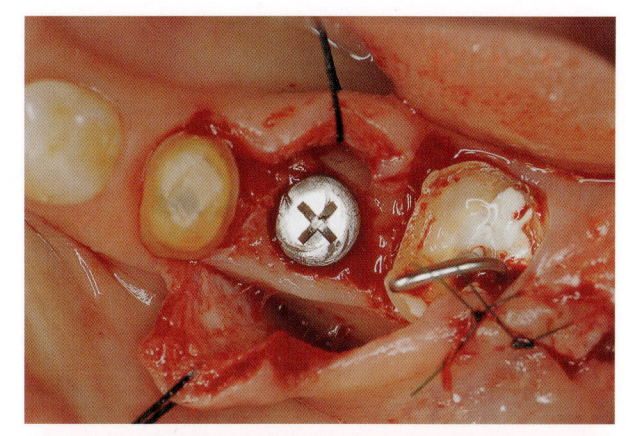

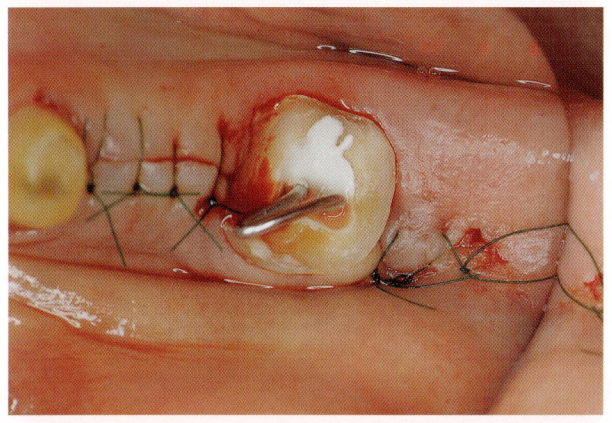

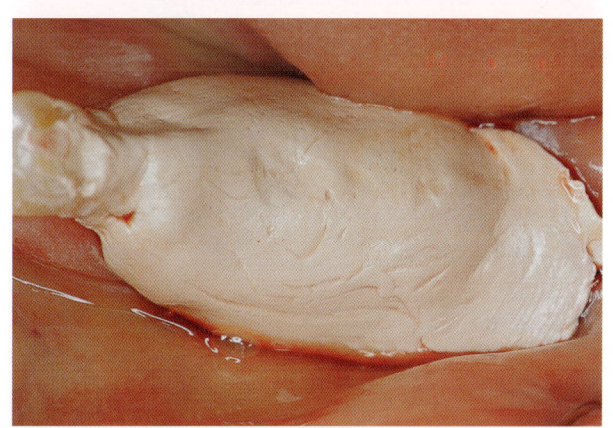

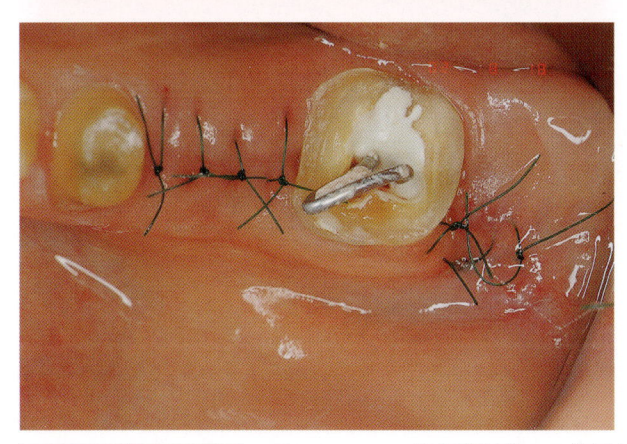

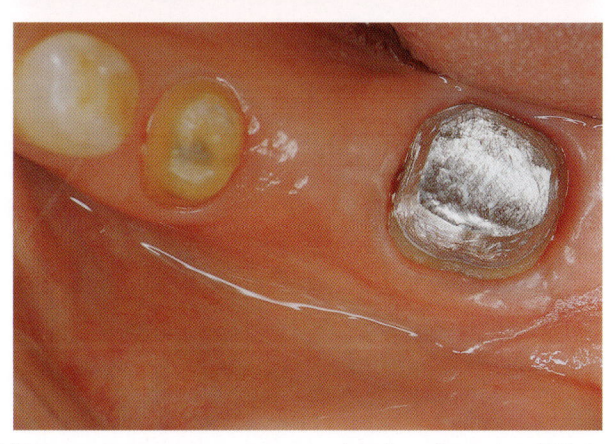

2章4　インプラント治療における縫合の原則と粘膜弁の圧迫

図2-4-13a	図2-4-13b
図2-4-13c	図2-4-13d
図2-4-13e	図2-4-13f

図2-4-13a～f　後方残存歯への歯冠長延長術(Crown Lengthning Procedure)とインプラントの埋入を同時に行った症例への歯周パックの使用例。a は|7歯冠長延長のため遠心に設定したDistal Wedge Operationとインプラント埋入のため歯槽頂切開のデザインを示す。|7周囲の骨切除と臼後隆起(pad)基底部軟組織の切除を行い、インプラントも同時に埋入した。Wedge Operation部では仮縫合がされている（b）。c は縫合後のガーゼによる圧迫後を示す。特に|7遠心部ではガーゼの圧痕が認められる。d は創面の保護と圧迫の継続のため使用された歯周パックを示す。頰側MGJまでとすることで歯周パックの安定が得られる。e は歯周パック除去時。切開部創面の癒合が明確に確認できる。f は治癒像を示す。

3　縫合後の粘膜弁の圧迫

　剝離翻転された粘膜弁を所定の位置に設置して縫合操作を完了するが、縫合のみでは粘膜弁と骨面の密着は緩く、血腫の形成や治癒の遅延を招く。このため、縫合後に剝離された粘膜弁を圧迫し、骨面に確実に圧接する操作が不可欠となる。これはインプラント手術に限らず、歯周外科分野であっても同様に重要なステップであり、抜歯後に汎用される止血のための圧迫とは自ずと目的は異なる。手順としては、

69

（1）生理食塩水で湿らせた厚みのあるガーゼを用意する。
（2）そのガーゼを創面に置き、剥離した組織全面を骨面に密着させるよう5〜10分間手指で圧迫する（図2-4-11a）。この結果、ガーゼの織目が粘膜上に圧痕として残る（図2-4-11b、c、12a、b）。
（3）創面の保護ということから、この圧迫操作の後、歯周パックの使用が必要なこともある（図2-4-13a〜f）。

　以外と疎かになりがちなステップではあるが、治癒の促進と術後の醜形を回避する点からも重要なステップである。

Q 抜糸時に縫合糸に緩みがあるのはなぜなのだろうか？

A：このことに不安や疑問を抱いたことのある術者もあると思う。手術部位、特に剥離翻転した組織では外科的侵襲による反応性炎症として毛細管の拡張と充血を伴う腫脹が手術終了時にはすでに発現している。術後縫合は腫脹した組織を対象とした縫合であるのに対し、抜糸時は腫脹が軽減した時期に相当するため結紮は緩むことになる。その場合でも創面の癒合が確認されなければならないのは言うまでもない。したがって、インプラントの埋入手術では連続縫合は糸の緩みがおきやすく、確実な弁の接合という点で応用し難い縫合法といえる。

参考文献
1．河奈裕正，朝波惣一郎，行木英生，インプラント治療に役立つ外科基本手技，東京：クインテッセンス出版，2000.
2．Silverstein LH（上村恭弘 訳），Principles of Dental Suturing. 東京：クインテッセンス出版，2001.

榎本臨床から一言

縫合針の刺入は直角に入れて直角に抜くべし

3章

インプラント周囲のティッシュマネージメント

インプラント審美のためのGBR

1 GBRの歴史

　近年のインプラント臨床では、範囲を問わず、半ば日常的に何らかの手法による骨増大術(Bone Augmentation)が行われるようになってきている。それらの手法の1つであるGBRは、歯周組織の再生に観点をおいたGuided Tissue Regeneration(GTR)から骨単独の再生Guided Bone Regeneration(GBR)へと発展したものである[1～4]。

　GBRにおける最初の研究は、歯冠切除したサルの歯根の上にバリア膜を設置し、歯肉弁で被覆したGottlow[5]の研究で、歯根とのスペースが確保された場合には多くの新生骨が認められたというものである。以降、現在までに多くの研究がなされているが[6]、Gottlowに続く主な報告では、ラットに骨欠損を起こした研究があり、膜を設置したものでは完全な骨治癒が起こったのに対し、設置しなかったものでは軟組織の侵入が見られたとしている。

　また、ウサギの頭骨にインプラントのネジ山を露出させた実験では、膜の設置部位では新生骨が見られたが、対照側では結合組織が認められたという報告[7]、抜歯後即時インプラント埋入に関してサルを用いた実験では、膜を用いた場合ではインプラント頂部にまで新生骨が見られたが、膜が露出した場合や対照側では歯冠側への骨の新生は見られなかったという報告がある[8]。

　GBRの治癒に関してのイヌを用いた実験では、初期の血餅の形成によって血管網が構築され、それに伴って線維性骨が形成されるのに続いて、線維性骨は層板骨によって補強され外側では皮質骨が形成され、最終的な骨のリモデリング過程は小さな骨欠損でも最低4ヵ月かかることが示されている[9]。

　また、6ヵ月の治癒期間を設けた研究では、完全な皮質骨と海綿骨の再生が見られ、インプラントの初期固定が得られたという報告があり[10]、ヒトにおける臨床研究でも6ヵ月以上膜の露出などの偶発症のない患者では、十分な量の骨再生が認められていることが報告されており[11]、これらの研究が現在のGBR臨床の背景となっている。

2 GBRの臨床

　GBRのバリア膜は、現在は、吸収性膜と非吸収性膜の2種類が応用されている。それぞれに特徴を持ち、吸収性膜(図3-1-5～9)では、膜の除去というステップは省かれるものの賦形効果は劣るとされている。後者の非吸収性膜はチタン製フレームを組み込んだものや、チタン製薄膜に小孔をを設けたもの(図3-1-10～16)など、賦形効果を与えることで増生する骨量を確実にする一方、膜の除去というステップが加わることは必須となる。これらの特徴は、骨増生の目的によって使い分けられているのが現状であろう。

　いずれの手法においても膜の設置に際しては、感染防止のため膜の裂開を招かない、確実で緊密な縫合が不可欠となる。

3章1 インプラント審美のためのGBR

図3-1-1a｜図3-1-1b

図3-1-1a、b　上顎への対応症例（図3-1-1〜4）a術前所見。重度の歯周炎で抜歯後、大きな骨欠損が残った。

図3-1-2a｜図3-1-2b
図3-1-2c｜図3-1-2d

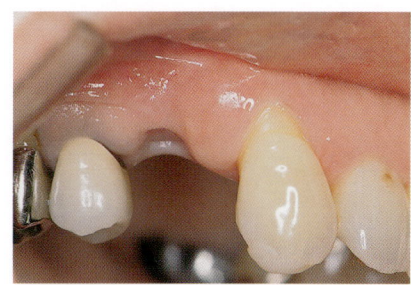

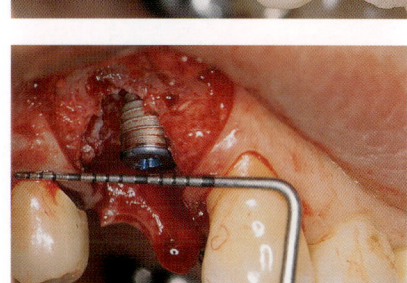

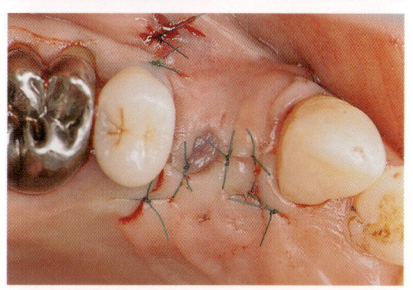

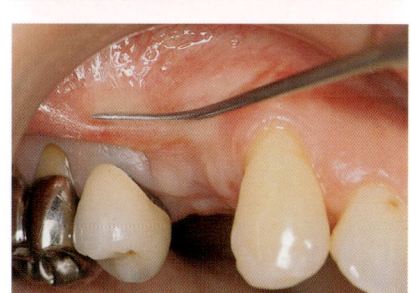

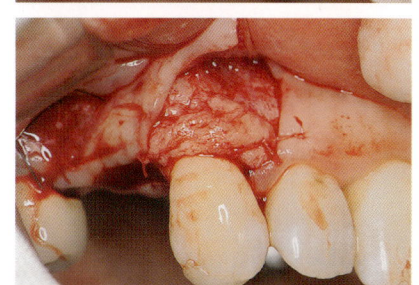

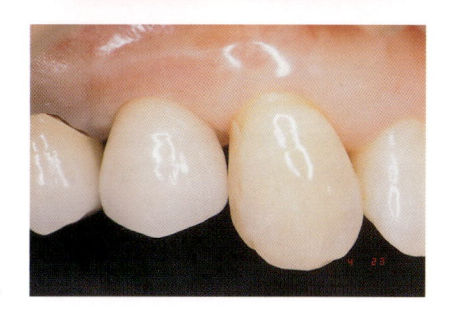

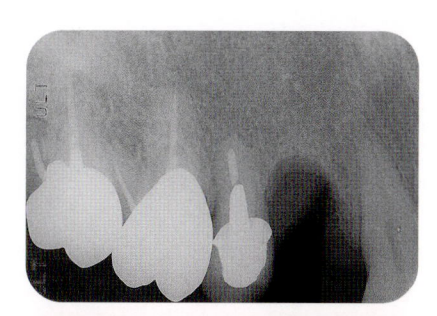

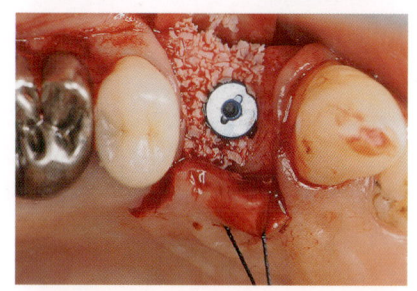

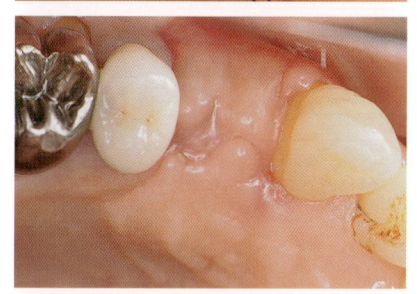

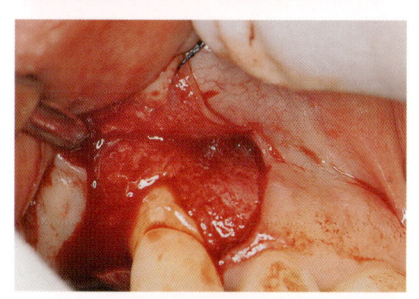

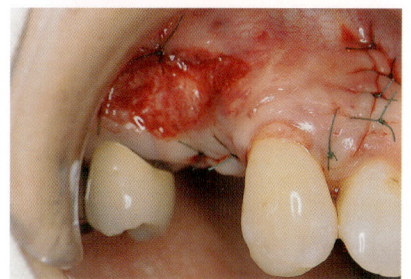

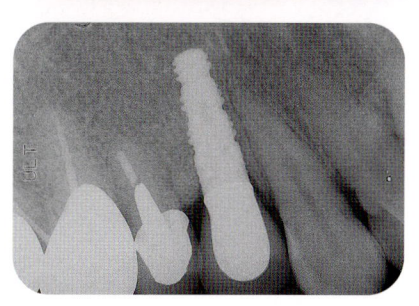

図3-1-2a〜d　抜歯窩内の肉芽組織を除去したのち、血液供給を促すため周囲骨に小孔を設定してインプラントを埋入する（a）。インプラント周囲骨欠損部には骨補填材料を填塞し（b）、吸収性バリアメンブレンで被覆したのち、裂開のないように縫合し治癒を待つ（c、d）。この時、骨膜減張切開の手技は不可欠である。

図3-1-3a｜図3-1-3b
図3-1-3c｜図3-1-3d

図3-1-3a〜d　骨膜減張切開により、MGJが歯冠側に移動したため（a）、前方歯の歯根露出部への根面被覆とインプラント部の可動粘膜の根尖側移動を同時に行った。結合組織移植のための部分層弁を形成し（b）、根面処理後口蓋から採取した結合組織を縫合にて固定する（c）。その上に剥離した弁を複位させ、裂開のないよう縫合する。

図3-1-4a｜図3-1-4b

図3-1-4a、b　術後所見。インプラント部と前方歯の歯肉形態の調和が得られた。

73

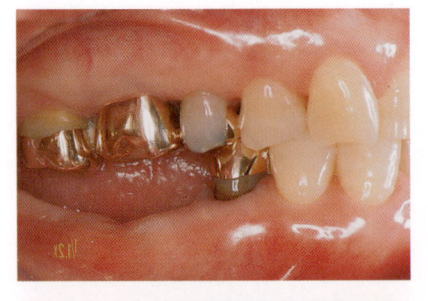

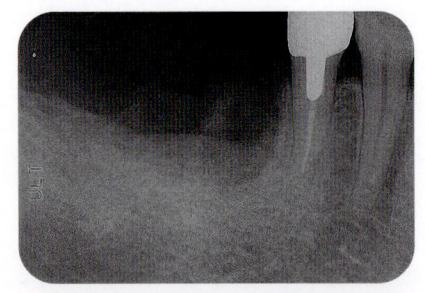

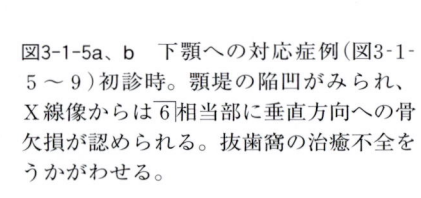

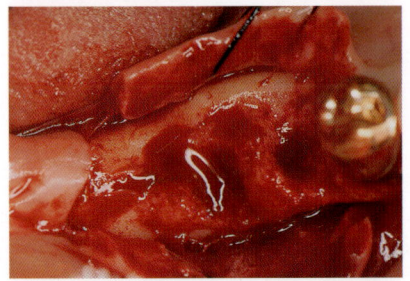

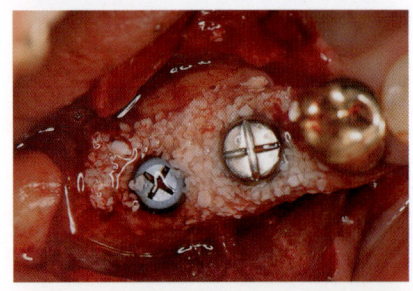

3章　インプラント周囲のティッシュマネージメント

| 図3-1-5a | 図3-1-5b |

図3-1-5a、b　下顎への対応症例（図3-1-5〜9）初診時。顎堤の陥凹がみられ、X線像からは6̲相当部に垂直方向への骨欠損が認められる。抜歯窩の治癒不全をうかがわせる。

| 図3-1-6a | 図3-1-6b |
| 図3-1-6c | 図3-1-6d |

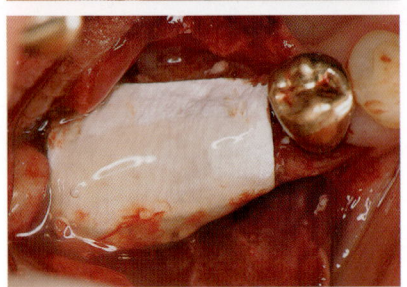

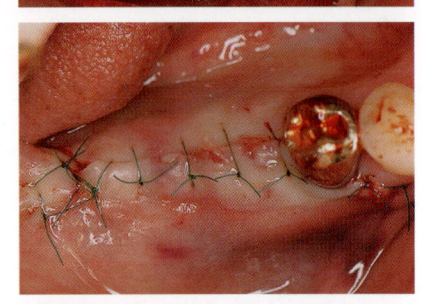

図3-1-6a〜d　骨膜減張の必要から歯槽頂への切開と連続する遠心側および5̲近心歯頸線への縦切開を加え粘膜骨膜弁の剥離翻転と残存抜歯窩内の徹底掻爬を行った（a）。インプラントの垂直的埋入位置はやや高めとし、膜の支柱としてジンジバルフォーマーを即時に組み込んで骨欠損部には骨補填材料を填入した（b）。吸収性膜にて被覆した後（c）、頬舌粘膜弁への骨膜減張切開の後裂開のないように縫合する（d）。高さと幅の増大を必要とするため、骨膜減張切開は不可欠となる。

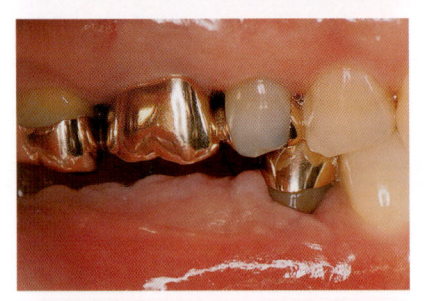

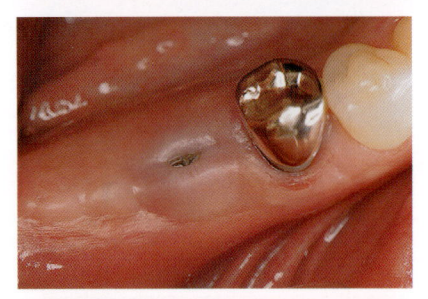

| 図3-1-7a | 図3-1-7b |

図3-1-7a、b　aは術後2週、bは約3カ月後を示す。2週ではまだ腫脹が残るものの、必要とした高さは確保できている。しかし、挺出している対合歯列の処置を怠ったため、食塊（本症例ではリンゴ）の直撃を受け、わずかではあるが、軟組織の裂開を招いた。大きな反省点である。

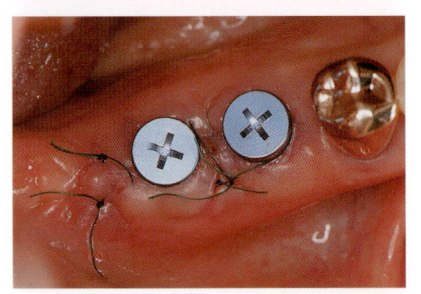

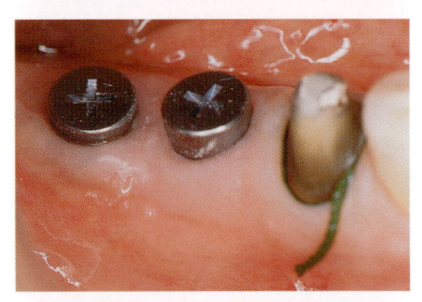

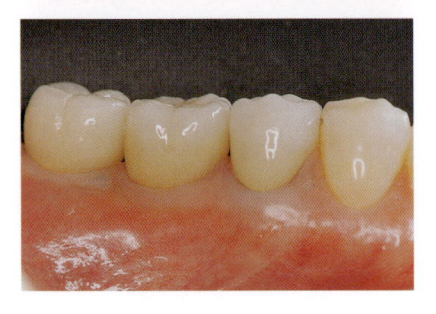

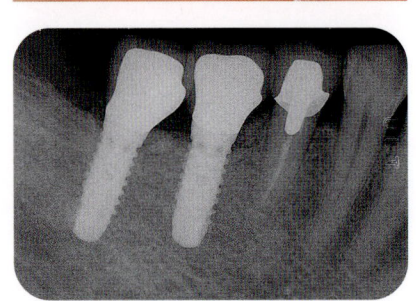

| 図3-1-8a | 図3-1-8b |

図3-1-8a、b　aは二次手術から10日後、bはプロビジョナルクラウンの印象直前を示す。歯槽頂部の角化粘膜を頬側に移動させてあるが、良好な経過をみせている。

| 図3-1-9a | 図3-1-9b |

図3-1-9a、b　術後約1年半の所見。歯頸線、歯間乳頭の調和も得られ、X線所見でも垂直方向への増大が認められ、目的は達成されている。

3章1　インプラント審美のためのGBR

図3-1-10a｜図3-1-10b

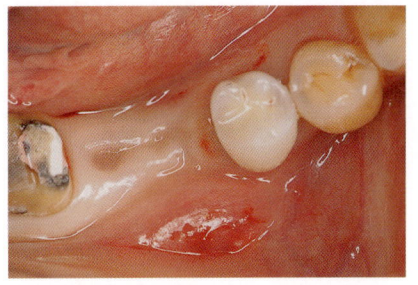

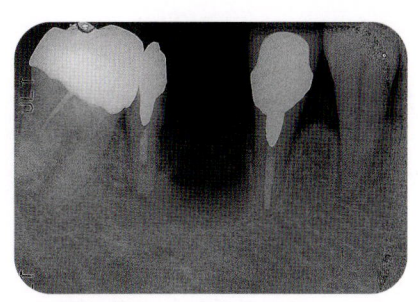

図3-1-10a、b　チタン製メッシュプレートの応用症例の術前を示す。根破折した6┘近心根を抜根し、遠心根を保存して┌5とのブリッジによる補綴を模索したが、予後を考慮して6┘抜根の後GBRを併用したインプラント修復とした。垂直的な骨欠損は著明である（b）。垂直的骨増生のため、賦形性に優れていると思われるチタン製メッシュプレート（FRIOS Bone Shield）を使用した。麻酔の刺入点は角化粘膜を避け、可動粘膜部に設定することが重要である。

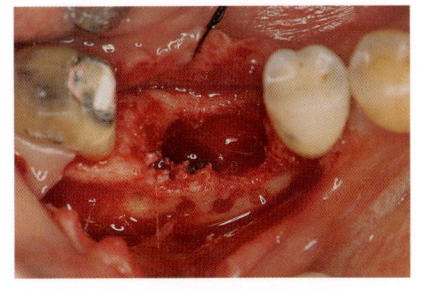

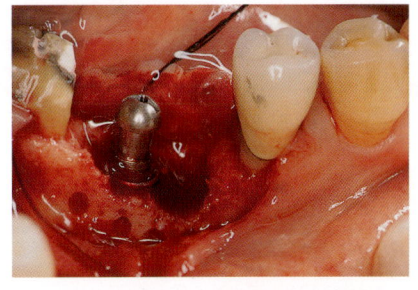

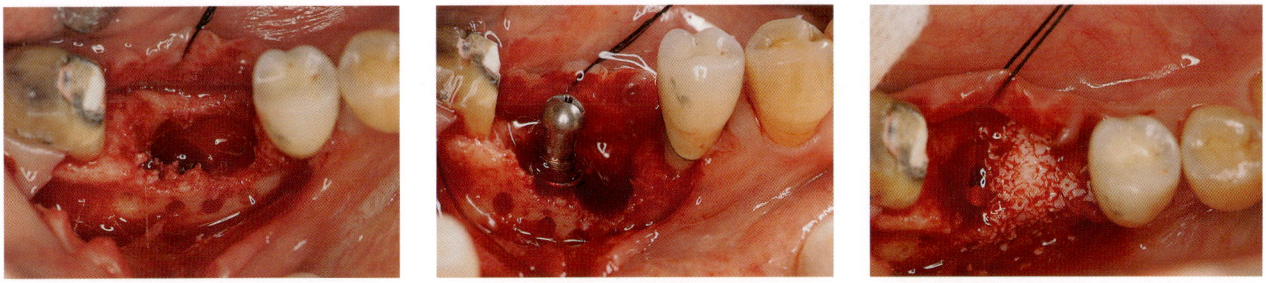

図3-1-11a｜図3-1-11b｜図3-1-11c

図3-1-11a〜c　抜歯窩内の感染性肉芽組織の除去と骨面を徹底的に掻把し、骨増生部周囲骨に血液供給のための小孔を設け、（デコルチケーション）（a）、予定した位置にインプラントを埋入し（b）、欠損部には骨補塡材料を塡入した（c）。

図3-1-12a｜図3-1-12b
図3-1-12c｜図3-1-12d

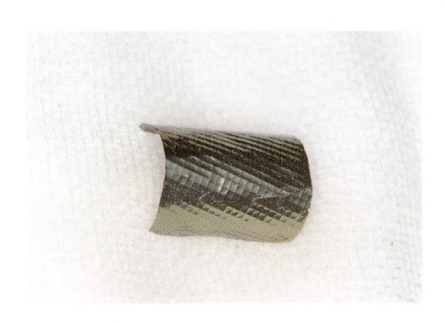

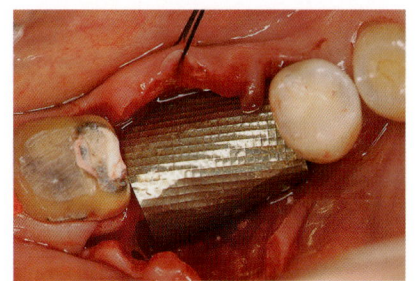

図3-1-12a〜d　メッシュプレートを予測形態に賦形し（a）、┌7 5の欠損側骨頂に適合させて設置した（b、c）。減張切開を施し、裂開のないように縫合する（d）。重要なことは、麻酔の刺入点の設定を歯槽頂部の角化粘膜に求めないことと（10a）確実な縫合である。

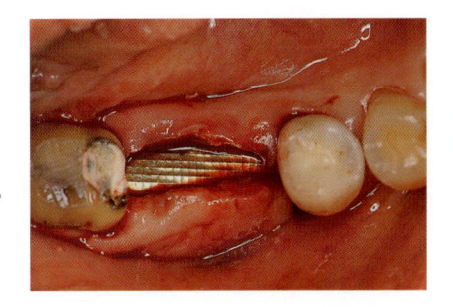

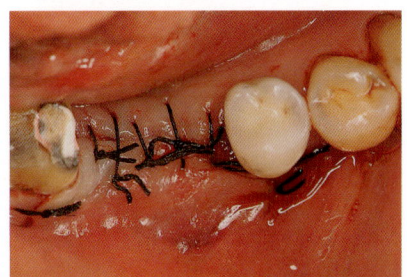

図3-1-13a｜図3-1-13b

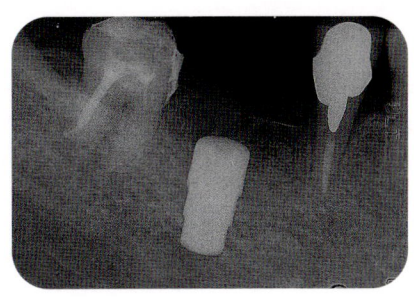

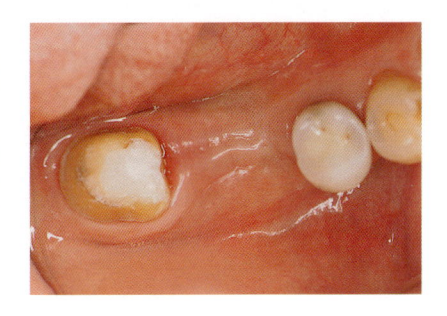

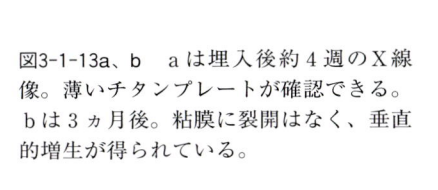

図3-1-13a、b　aは埋入後約4週のX線像。薄いチタンプレートが確認できる。bは3ヵ月後。粘膜に裂開はなく、垂直的増生が得られている。

75

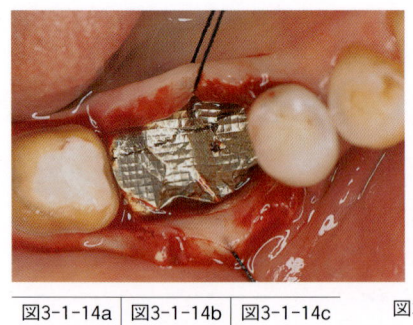

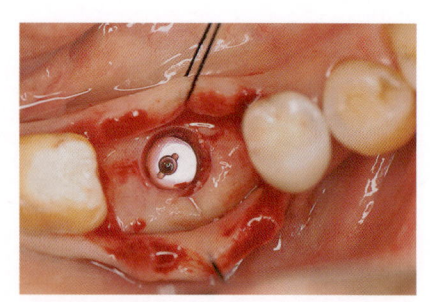

3章　インプラント周囲のティッシュマネージメント

|図3-1-14a|図3-1-14b|図3-1-14c|　図3-1-14a〜c　3ヵ月後。膜の除去を行った（a）。膜下部にはやや厚い結合組織が認められ（b）、インプラント頂部をティッシュパンチにて切除する（c）。

|図3-1-15a|図3-1-15b|　図3-1-15a、b　結合組織は除去せず、ジンジバルフォーマーを組み込み（a）、縫合を行ったのち治癒を待つ（b）。

|図3-1-16a|図3-1-16b|
|図3-1-16c|図3-1-16d|　図3-1-16a〜d　a、bは装着時の所見とX線像。c、dは術後5年の所見とX線像を示す。GBR部では変化が見られるが、臨床的問題はない。

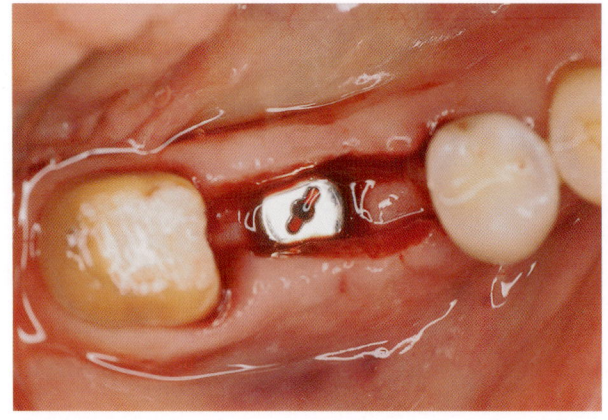

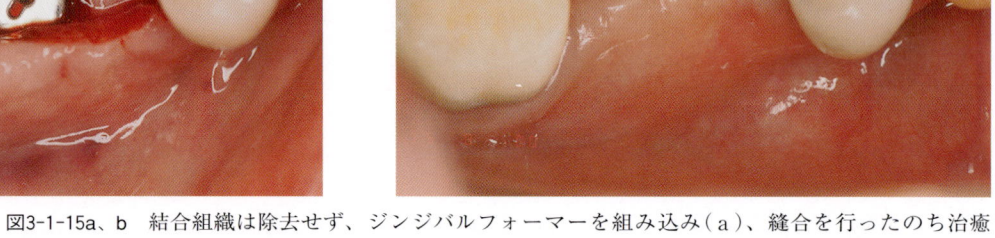

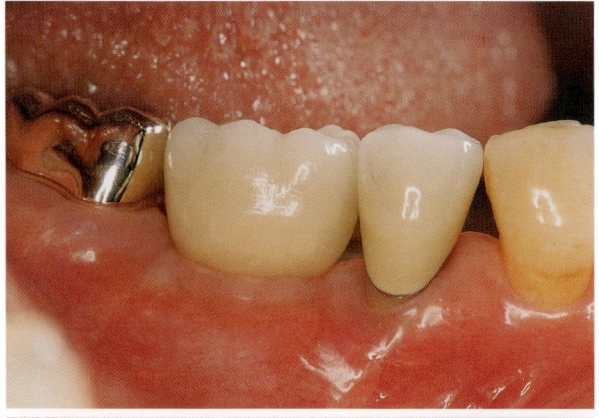

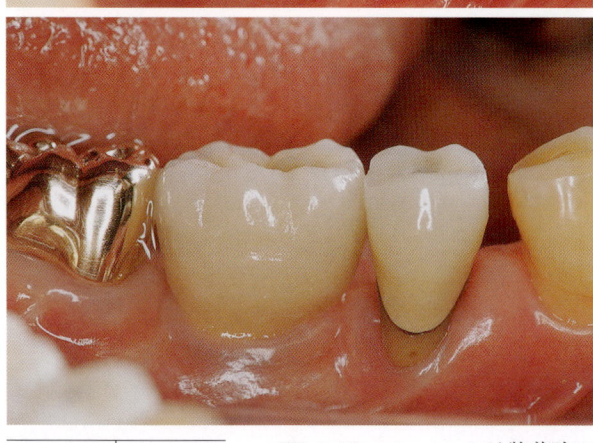

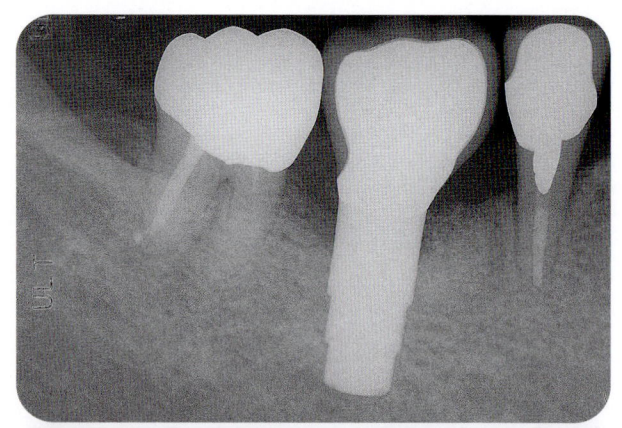

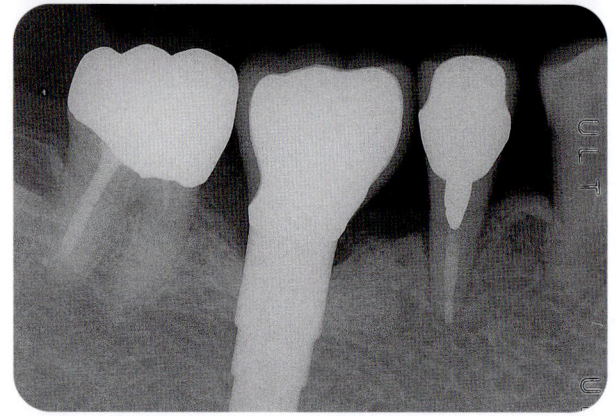

参考文献

1. Melcher AH. On the repair potential of periodontal tissues. J Periodontol. 1976 ; 47(5) : 256-260.
2. Karring T, Nyman S, Lindhe J. Healing following implantation of periodontitis affected roots into bone tissue. J Clin Periodontol. 1980 ; 7(2) : 96-105.
3. Nyman S, Karring T, Lindhe J, Planten S. Healing following implantation of periodontitis-affected roots into gingival connective tissue. J Clin Periodontol. 1980 Oct ; 7(5) : 394-401.
4. Isidor F, Karring T, Nyman S, Lindhe J. New attachment formation on citric acid treated roots. J Periodontal Res. 1985 ; 20(4) : 421-430.
5. Gottlow J, Nyman S, Karring T, Lindhe J. New attachment formation as the result of controlled tissue regeneration. J Clin Periodontol. 1984 ; 11(8) : 494-503.
6. Dahlin C, Linde A, Gottlow J, Nyman S. Healing of bone defects by guided tissue regeneration. Plast Reconstr Surg. 1988 ; 81(5) : 672-676.
7. Dahlin C, Sennerby L, Lekholm U, Linde A, Nyman S. Generation of new bone around titanium implants using a membrane technique : an experimental study in rabbits. Int J Oral Maxillofac Implants. 1989 ; 4(1) : 19-25.
8. Warrer L, Gotfredsen K, Hjorting-Hansen E, Karring T. Guided tissue regeneration ensures osseointegration of dental implants placed into extraction sockets. An experimental study in monkeys. Clin Oral Implants Res. 1991 ; 2(4) : 166-171.
9. Schenk RK. Bone regeneration : Biologic basis. In : Buser D, Dahlin C, Schenk RK, eds. Guided Bone Regeneration in Implant Dentistry. Berin : Quintessence, 1994 : 49-100.
10. Schenk RK, Buser D, Hardwick WR, Dahlin C. Healing pattern of bone regeneration in membrane-protected defects : a histologic study in the canine mandible. Int J Oral Maxillofac Implants. 1994 ; 9(1) : 13-29.
11. Lang NP, Bragger U, Hammerle CH, Sutter F. Immediate transmucosal implants using the principle of guided tissue regeneration. I. Rationale, clinical procedures and 30-month results. Clin Oral Implants Res. 1994 ; 5(3) : 154-163.

榎本臨床から一言

GBRは、いずれの手法においても膜の設置に際しては、骨膜減張を併用し、裂開を招かない緊密な縫合を行うべし

3章 2

インプラント審美のためのスプリットクレスト

1 スプリットクレスト

　スプリットクレスト（Split Crest）は歯槽骨頂幅が狭い場合に、その部位を拡幅（Ridge Expansion）する目的で応用される。その手法は、目的部位の骨頂から骨内に向け垂直方向に、目的に応じた一定の深さと長さのチャンネル（Channel）を形成し、唇・頬舌的に二分されたそれぞれの骨板を意図的に唇・頬舌方向に若木骨折させることで骨幅を広げることを目的としており、上下顎いずれにおいても、応用可能な手法である。

　本法では、埋入されるインプラントの唇・頬側および舌側に位置する骨が既存骨であることを特徴としており、インプラント外側に新生骨を増生するGBR法とは決定的に異なるが、拡大されたチャンネル内に埋入することになるため、若木骨折に際しては完全骨折による骨板の離脱を招かないよう慎重な操作が要求される。

　この手法を応用する場合の弁の形成法には、全層弁による方法と部分層弁による方法が行われているが、両者とも長・短所を抱えている。前者の全層弁による方法では、骨形態が明視できることで確実な施術が可能となるが、慎重さを欠く拡幅によって骨板を完全に遊離させてしまう危険がある。これに対して、部分層弁による場合、骨形態の確実な把握は難しくなるものの、仮に骨板を顎骨より遊離させたとしても骨膜を含む軟組織との付着に守られ、一応の復位は可能となる。これは長所とされる点でもあるが、インプラントと骨板との正確な位置的関係を確認できないという不安も併せ持つ。

　イヌを用いた部分層弁による同法の実験結果として、Scipioniらの報告がある[1]。それによると、抜歯後3ヵ月のビーグル犬の狭い無歯顎顎骨に同法を試み（Edentulous Ridge Expansion）、5mm以上の間隔をもって骨頂に一致させて埋入したテスト側と、同じく骨頂と一致させた通常埋入のコントロール側の4ヵ月の比較では、（1）テスト側、コントロール側のインプラントと骨の接触率はほぼ同じで、インプラント周囲の接合上皮、結合組織の状態も同程度であった。
（2）テスト側では頬側部位にやや骨吸収があり、層板骨の割合はやや少なかったとしている。
これらのことから、全層弁剥離による明視野で確実な骨形態を把握したうえで、骨板を離断させない適正な施術のもとで位置を確認することが上・下顎いずれにおいても好結果を招くと考えている。

2 上顎へのスプリットクレスト応用

　意図的な若木骨折を利用する手法ということで、一般的には骨質が比較的軟かく皮質骨が薄いとされている上顎骨への応用が多用されている。しかし、厚い皮質骨をもつ口蓋側の影響で、2分された骨板が均等に拡幅されることは少なく、唇側あるいは頬側の一方向への拡大が大きくなる傾向がある。したがって、設定した埋入位置の獲得のため、両方向への拡大が必要な場合には、舌側にも垂直方向へのスリットを加えることで舌側への拡大を可能にするなど、デザイン面での工夫が必要となる。

　図3-2-1～5は両側への同法の応用例であるが、左側では適正な埋入位置を獲得するため、頬・舌側の近心部

3章2　インプラント審美のためのスプリットクレスト

上顎へのスプリットクレスト応用症例1（図3-2-1〜5）

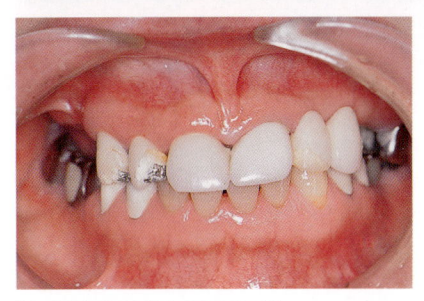

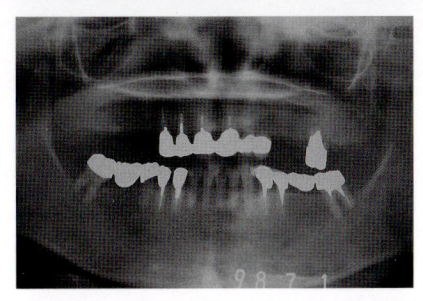

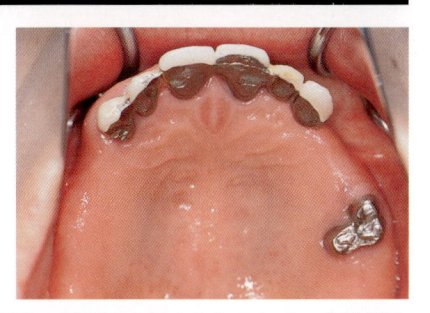

| 図3-2-1a | 図3-2-1b | 図3-2-1c |

図3-2-1a〜c　術前（1998年7月）。咬合は低位で咬合平面の不調和が認められる（a）。上顎洞までの距離は十分にあるが、顎堤の幅は狭い（b、c）。2|3 はポンテックで、3|6 は抜歯となった。

| 図3-2-2a | 図3-2-2b |

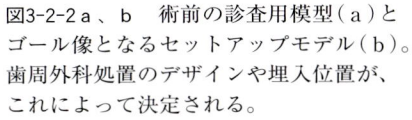

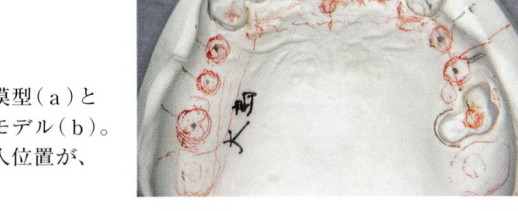

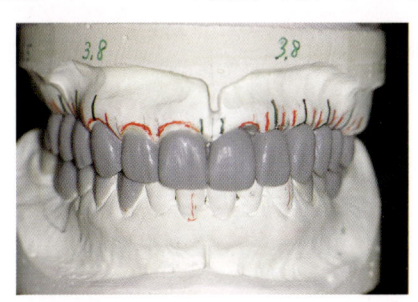

図3-2-2a、b　術前の診査用模型（a）とゴール像となるセットアップモデル（b）。歯周外科処置のデザインや埋入位置が、これによって決定される。

| 図3-2-3a | 図3-2-3b |

図3-2-3a、b　スプリットクレストによるインプラント埋入時を示す。aは右側。bは左側。3| は抜歯即時埋入とした。左側では頬舌側近心に縦方向のスリットを加えることで両方向への拡大を可能とした。拡大された骨スペースには何も塡入せず自然治癒による骨再生を期待した。

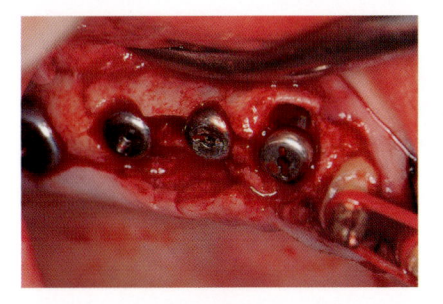

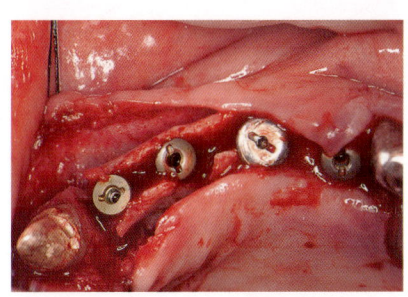

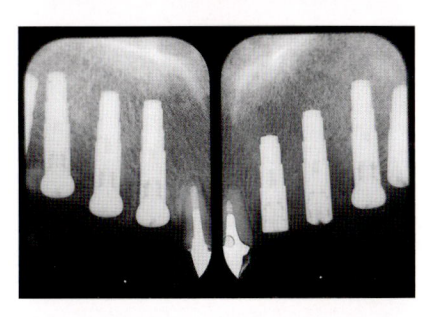

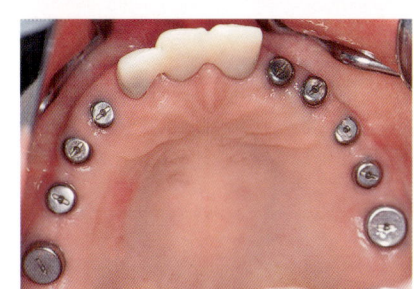

| 図3-2-4a | 図3-2-4b |

図3-2-4a、b　aはインプラント埋入後のX線像。bは二次手術後。埋入以降のトラブルは皆無であった。

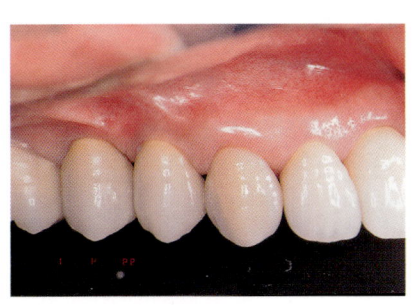

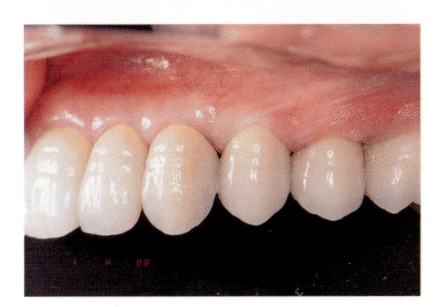

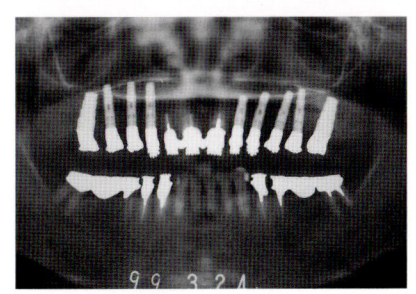

| 図3-2-5a | 図3-2-5b | 図3-2-5c |

図3-2-5a〜c　装着時の左右側方面観（a、b）。咬合平面は是正され歯冠・歯肉形態の調和が得られている（1999年4月）。cはX線像。スプリットクレスト部での骨変化は特別に確認されない。

3章　インプラント周囲のティッシュマネージメント

上顎へのスプリットクレスト応用症例2（図3-2-6～11）

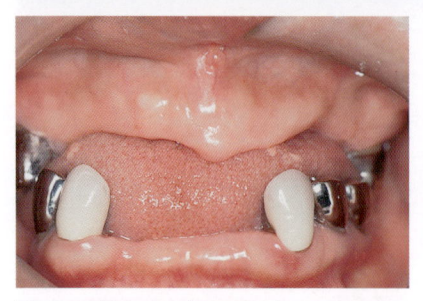

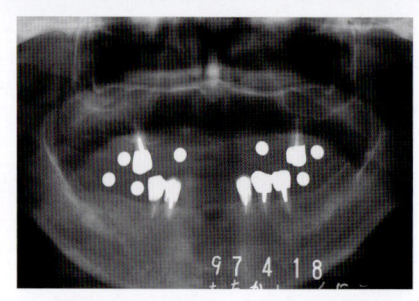

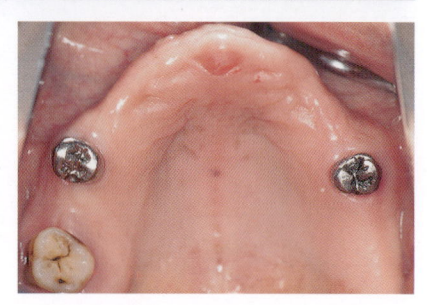

図3-2-6a｜図3-2-6b｜図3-2-6c　図3-2-6a〜c　術前（1997年4月）。下顎残存歯に対合する上顎に垂直的な陥凹が認められる（a）。bはX線像。cは咬合面観を示す。上顎の顎堤は狭い。

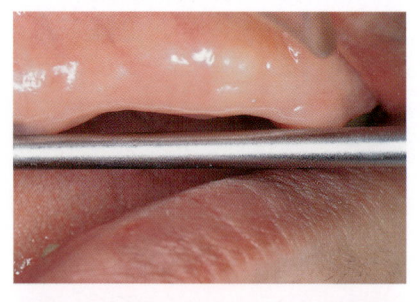

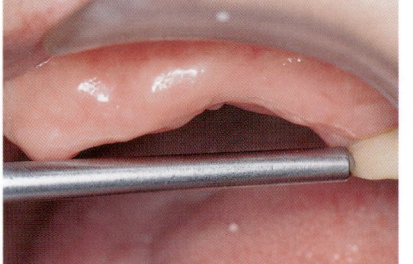

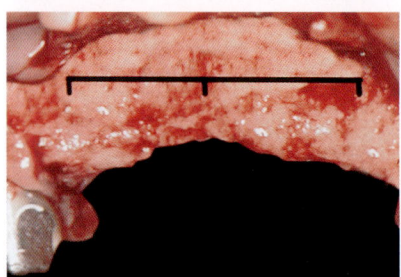

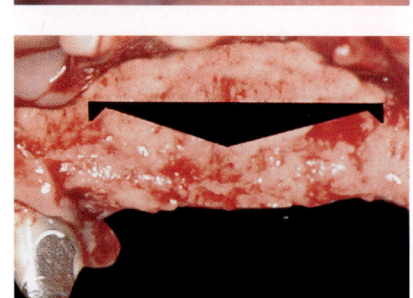

図3-2-7a｜図3-2-7b

図3-2-7a、b　上顎の陥凹部を示す。右側（a）に比較し左側（b）のほうがやや大きい。この形態からは受診者が望む歯列形態の付与は不可能である。

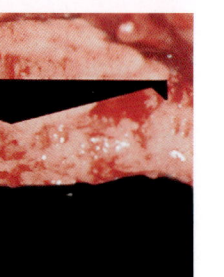

図3-2-8a｜図3-2-8b

図3-2-8a、b　垂直的ボーンスプリットの術式のシェーマ図。水平方向に頬側から舌側に貫通するチャンネルを形成し、その両端と中央部にわずかなスリットを設けることで無理なく垂直方向に移動させることが可能となる。スペースには自家骨等を塡入し、後戻りを防ぐ。当然、上顎洞が近接している症例では適用できない。

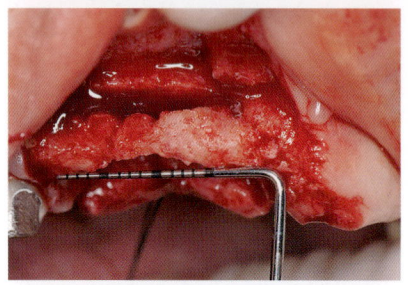

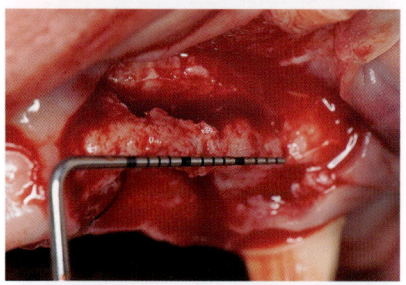

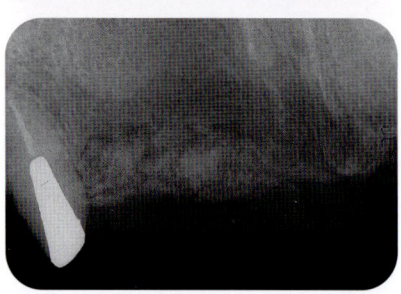

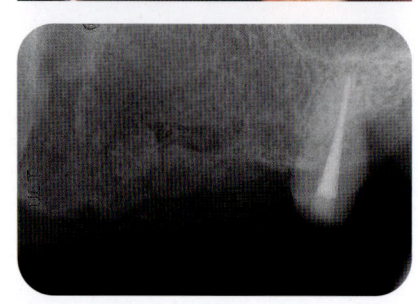

図3-2-9a｜図3-2-9b

図3-2-9a、b　aは右側。bは左側の手術所見。できたスペースには自家骨および若干の骨補塡材を塡入し、移動させた骨の後戻りを防ぐとともに骨の再生を促す。

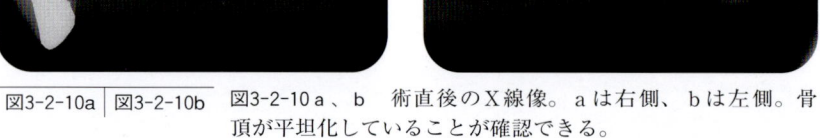

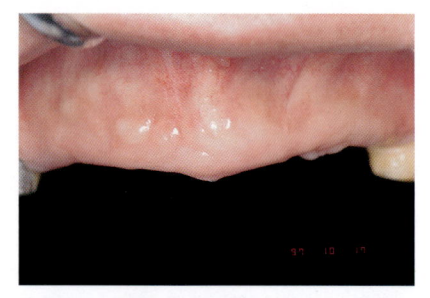

図3-2-10a｜図3-2-10b　図3-2-10a、b　術直後のX線像。aは右側、bは左側。骨頂が平坦化していることが確認できる。

図3-2-11　術後約5ヵ月（1997年10月）。歯槽頂の平坦化が確認される（a）。

80

3章2　インプラント審美のためのスプリットクレスト

に縦方向のスリットを形成し、頬・舌側の両方向への拡大を可能にしている[2]。

本法により、分割された骨スペースには自家骨や骨補填材料を填入することが一般的となっているが、本症例では何も填入していない。スペース幅が狭い範囲の場合には、自然治癒での骨再生が可能であることを示している症例でもある。また、上顎に限定された手技ではあるが、垂直的に陥凹した骨頂部を水平的なスリットを加えることで垂直方向に拡大し、骨頂を高くすることも可能である[3]。

3 下顎へのスプリットクレスト応用

下顎は、上顎に比べて皮質骨が厚く、若木骨折には不

下顎へのスプリットクレスト応用症例1（図3-2-12～19）

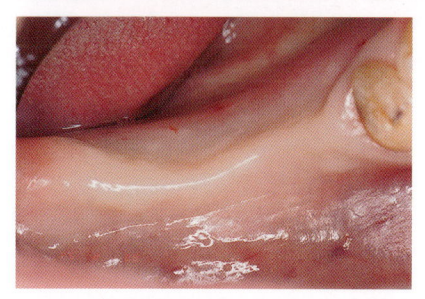

図3-2-12　下顎の術前。このような形態はまれではない。

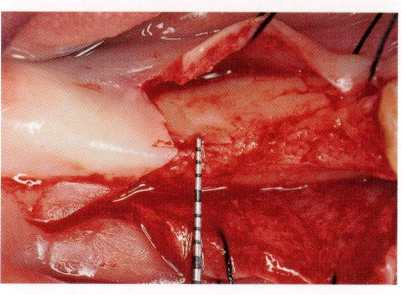

図3-2-13　骨形態を示す。骨頂部は約3mmと狭い。

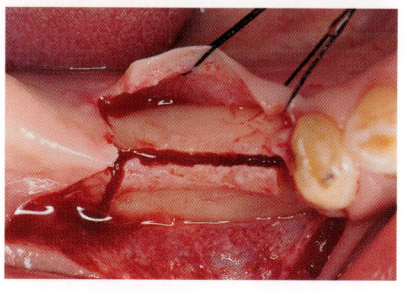

図3-2-14　骨頂部に深さ8mmで形成されたチャンネルと、その近遠心の両端のチャンネルに達するスリット。縦スリット下端を結ぶ横スリットを形成することで若木骨折と同様に頬側への拡大が可能。

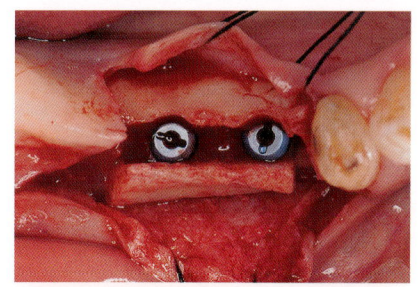

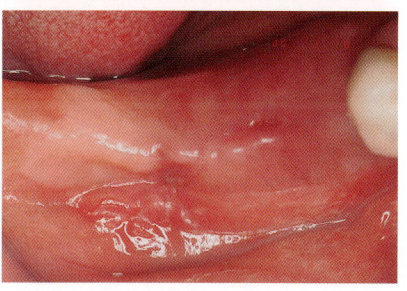

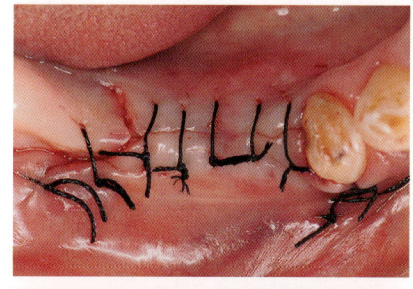

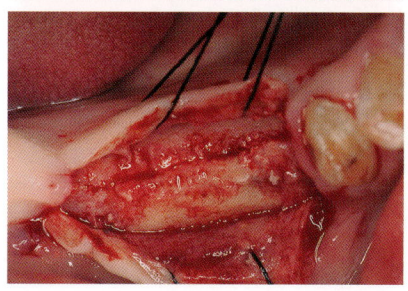

図3-2-15｜図3-2-16

図3-2-15　拡大されたチャンネル内に埋入されたインプラント。通常のドリリング埋入で初期固定は得られる。スペースには自家骨または骨補填材を填入する。

図3-2-16　頬側弁下方に骨膜減張切開を加え、完全に被覆し縫合する。

図3-2-17a｜図3-2-17b　図3-2-17a、b　術後約8週の顎堤と骨形態。チャンネル内は新生骨で満たされ目的どおりの拡大が達成されている。

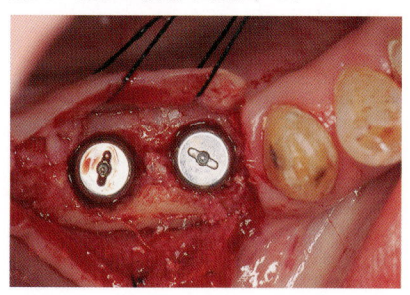

図3-2-18　カバースクリューを露出させ、二次手術に移行する。このテクニックの利点はインプラントの頬舌側の骨は既存の皮質骨であるという点である。

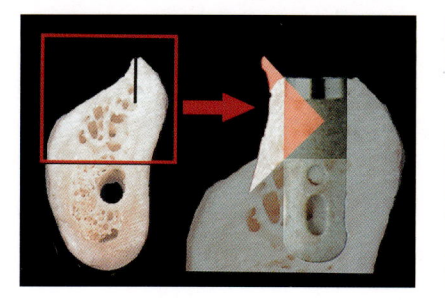

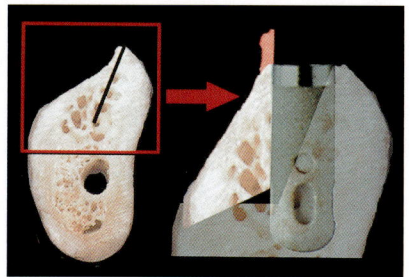

図3-2-19a｜図3-2-19b

図3-2-19a、b　骨頂から形成されるチャンネルの方向。aは埋入窩形成時に頬側の骨壁を削除しなければならず、骨壁の遊離と初期固定の不安定を招く。bのようにやや舌側に傾斜させることで骨壁の遊離を防ぎ、確実な初期固定が得られる。

下顎へのスプリットクレスト応用症例2（図3-2-20～23）

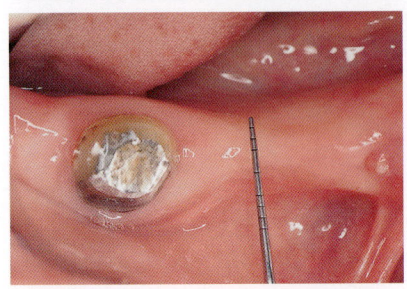

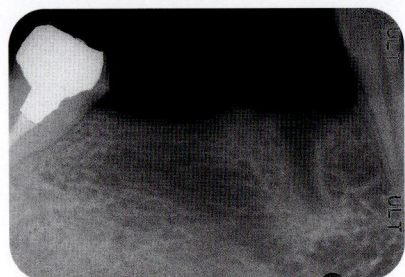

図3-2-20a｜図3-2-20b

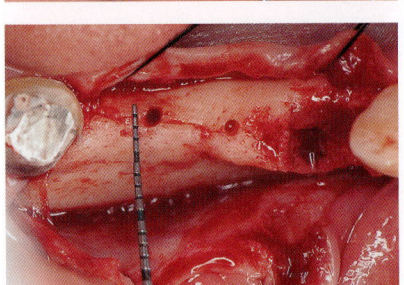

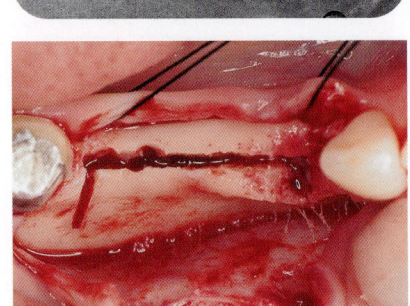

図3-2-20a、b　術前の顎堤とX線所見。4⏌に抜歯窩が認められ、欠損部の顎堤は狭い。

図3-2-21a｜図3-2-21b
図3-2-21c｜図3-2-21d

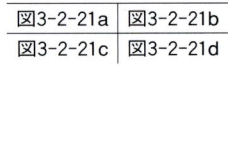

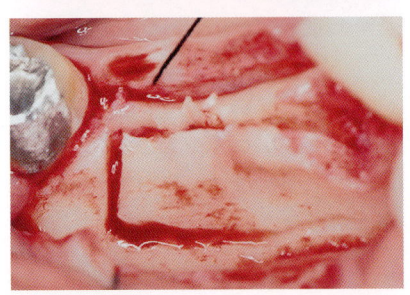

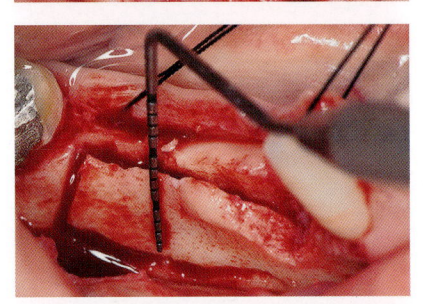

図3-2-21a～d　術中の骨切開のデザインを示す。骨頂の幅は約3mmである（a）。骨頂部にやや舌側傾斜した約8mmの深さのチャンネルを形成し、最遠心にチャンネルに達する縦スリットを形成する（b）。この症例では近心に抜歯窩が残り、その部の頬側骨板は薄いため、スリット形成は不要である。皮質骨の厚い遠心のスリット下端から近心方向に水平的なスリットを形成する。近心では皮質骨が薄くなるため、その厚みに準じた形成が重要となる（c）。このデザインにより、若木骨折と同様な拡大が得られる（d）。

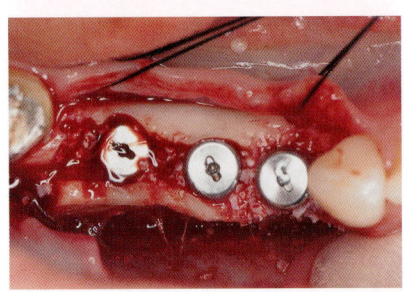

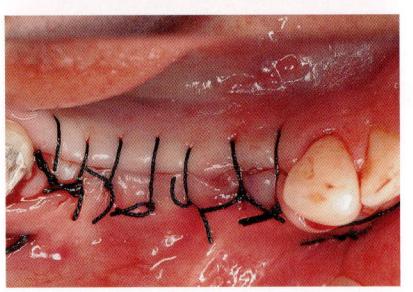

図3-2-22a｜図3-2-22b｜図3-2-22c　図3-2-22a～c　拡大後、通常の埋入窩の形成を行い、初期固定の得られた埋入を行う。やや舌側傾斜させたチャンネル形成により、頬側に拡大された骨壁の頂部は舌側の骨頂より高くなるため、その部を切除して、そこから得られた骨片をチャンネル内スペースに塡入し、不足分は骨補塡材で補う（a）。拡幅された術野は、骨膜減張切開による伸展した弁で完全閉鎖を行う（b）。cは術後の拡幅した顎堤を示す。減張切開によって頬側可動粘膜が歯槽頂近くに移動し、小帯も同様に移動している。やや深めの埋入を試みたため（埋入時に）ジンジバルフォーマーを装着した。露出しているのはそのジンジバルフォーマーである。

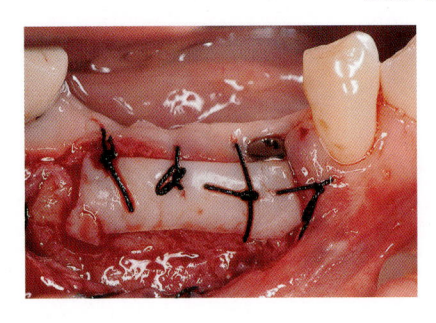

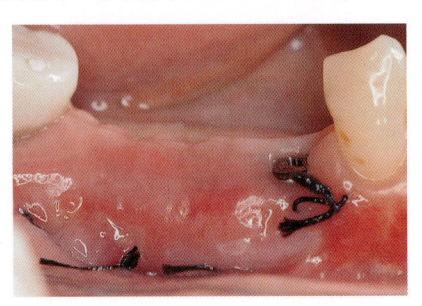

図3-2-23a｜図3-2-23b

図3-2-23a、b　角化粘膜の獲得のための遊離歯肉移植の直後（a）と1週後（b）。

適ということで適応外と考えられていたが、骨切開のデザインを工夫することで可能となり、むしろ血液供給が豊富なことから、上顎に比較して治癒も早い。骨切開のデザインとしては、骨頂部よりも埋入部位の両端にわたるチャンネル形成を行い、その両端にチャンネルに達する縦方向のスリットを加え、さらに骨頂から約8mmの位置の皮質骨の表層を近遠心方向に一線となるように浅いスリットを形成する。これにより、頰側板は若木骨折と同様に、遊離することなく拡大し、埋入窩の形成が可能となる（図3-2-12〜19）[4]。骨幅が拡大することで、術野を完全に被覆するための粘膜の減張切開による伸展は不可欠となる。その際、頰側の可動粘膜が歯槽頂近くに移動するため、その後の歯肉移植が必要となる（図3-2-20〜23）。

参考文献

1. Scipioni A, Bruschi GB, Giargia M, Berglundh T, Lindhe J. Healing at implants with and without primary bone contact. An experimental study in dogs. Clin Oral Implants Res. 1997；8（1）：39-47.
2. 榎本紘昭, 野澤 健, 杉山貴彦, 鶴巻春三. インプラント修復における審美性と周囲組織との調和. QDT 1999；24（6）：26-40.
3. 榎本紘昭. 欠損歯列の抱える機能的形態的問題を解決する手法とは. the Quintessence 2005；24（8）：161-170.
4. 榎本紘昭, 野澤 健, 杉山貴彦, 鶴巻春三. インプラント修復における審美性と清掃性の共存をめざして. QDT 1998；23（6）：26-40.

榎本臨床から一言

骨切りのデザインは念入りに考えるべし

3章 3

インプラント審美のための遊離歯肉移植

1 硬・軟組織のマネージメント

　インプラントを用いて理想的な歯冠・歯肉形態および歯列弓を再構成するためには、抜歯後に起こる組織の吸収変化に対する硬組織、軟組織の種々再生療法が必要になる。骨の再生療法には、従来から行われてきた骨移植に加え、骨欠損上に設置された膜によってスペースを作り、軟組織を遮断して新生骨を造成するGBR[1]や、皮質骨を分割することによって骨幅を拡幅するSplit Crest（スプリットクレスト）[2]が報告されている。

　さらに近年では、仮骨延長術による垂直的な骨の増大の報告も見られる。このように、さまざまな方法によって骨の増大が可能になったが、そのためには再生療法の足場の確保、新鮮骨面の露出、粘膜による確実な移植片および膜の被覆、そして初期の創傷治癒の安定性が重要となる。また、矯正による歯の挺出は、移植に依存せずに、歯槽骨のみならず角化歯肉をも増大させる方法であり、インプラントの抜歯後即時埋入法にも応用されている。

2 遊離歯肉移植

　審美性に重要な角化歯肉に幅については、天然歯では各部位によって異なり、歯肉歯槽粘膜境（MGJ）の位置は遺伝によって決定されているとする意見がある[3]。一方、インプラント修復の場合、角化粘膜の存在意義に関しては必要とする意見[4]と、なくても健康は保たれるとする意見[5]とがあり、インプラントに関しても両者は互いの意見を主張している。しかし、歯冠と歯肉形態の調和が重視される審美的修復では、前歯、臼歯の区別なく角化粘膜の存在は不可欠となる。顎骨は、歯牙喪失によって狭小化の傾向をたどるが、同時に角化粘膜の幅も減少する。特に、顎骨の増大、拡幅を必要とする症例では、その傾向は著明である。そして、硬組織の増大に伴う粘膜骨膜弁の減張切開により、角化粘膜は相対的に歯槽頂から舌側に移動することになる。したがって、硬組織の増大後は、必然的にアバットメント周囲に非可動性の角化粘膜の獲得が要求されることになる。角化粘膜の増大では、古くから用いられている遊離歯肉移植術が安定した成績を収めている[6]。

　通常の方法では、下顎大臼歯部においては頬筋が存在するため、移植片の形態はその影響を受けやすい。Full Thickness Flapによる遊離歯肉移植術は、移植片の下に新たな骨膜が形成されるため、術後の収縮が少ないと考えられる。しかしこの方法では、歯槽骨頂の吸収が起こりやすいため、上部ではPartial Thickness Flapを行い、下部ではFull Thickness Flapを形成することにより、組織の安定を図ることが重要である。

インプラント審美のための遊離歯肉移植症例（図3-3-1〜6）

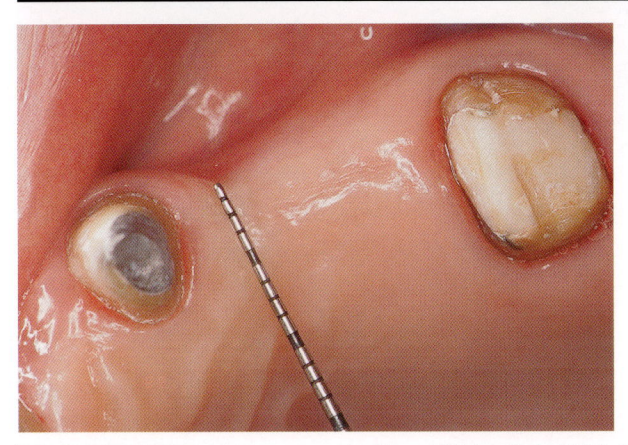

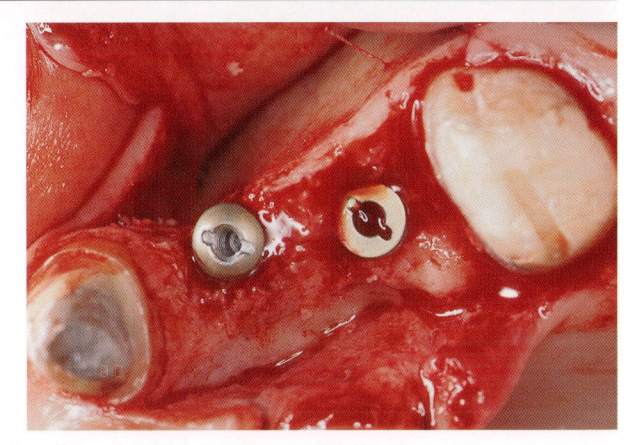

図3-3-1a、b　|4部では顎堤の狭小が見られ、インプラントの埋入と同時にGBRを行った。

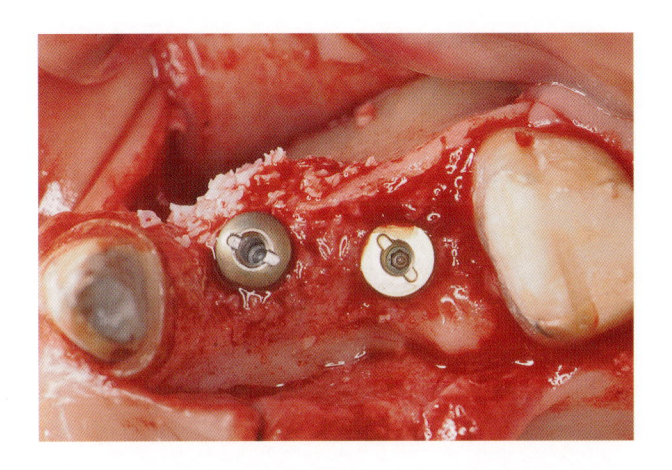

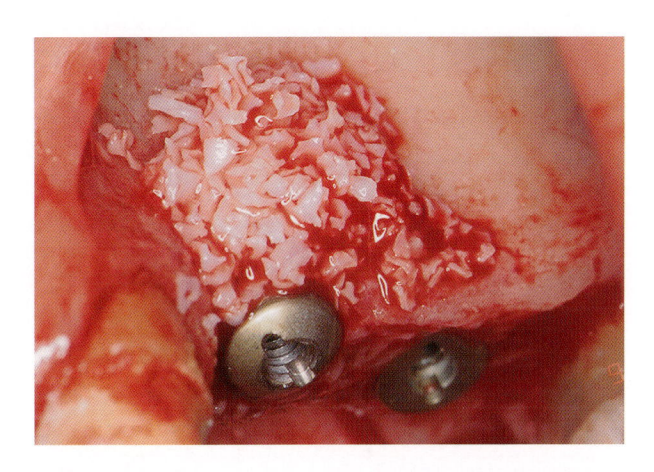

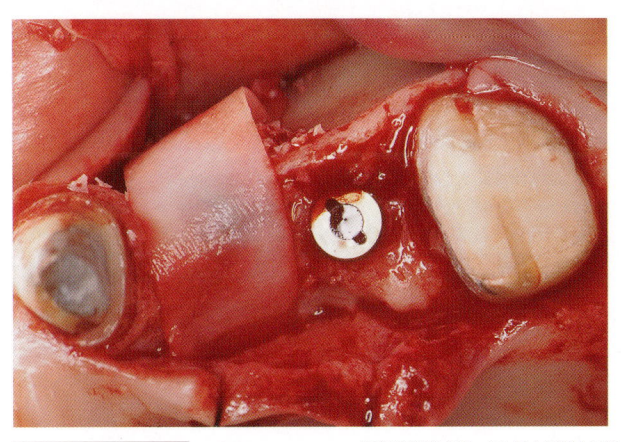

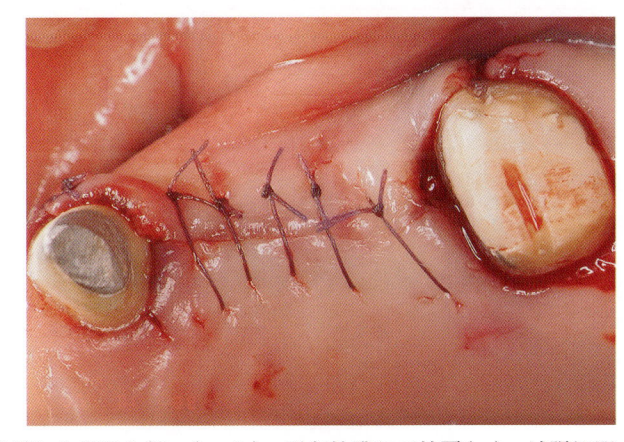

図3-3-2a〜d　頬側裂開部には骨補塡材料を応用したGBRを行い（a、b）、吸収性膜にて被覆（c）、減張切開を加えて縫合した（d）。

85

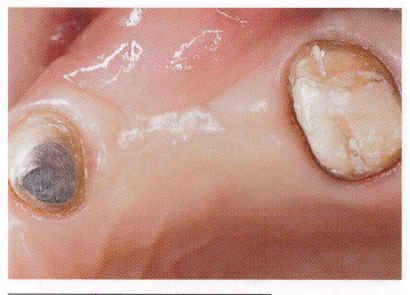

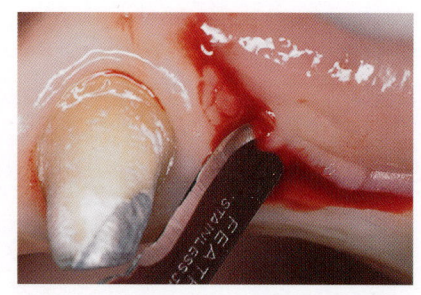

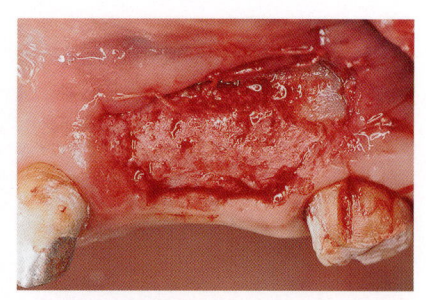

3章 インプラント周囲のティッシュマネージメント

図3-3-3a｜図3-3-3b｜図3-3-3c 　図3-3-3a～c　骨膜減張切開を加え軟組織を伸展させたことで頬粘膜が歯槽頂に近接するようになる（a）。減張切開を加えた場合、多くの症例ではその後の角化粘膜獲得のための処置が必要となる。角化粘膜の一部からベベル状に切開を入れ（b）、部分層にて弁を形成し、MGJ付近で骨膜切開を入れ、全層弁とする（c）。露出した骨面上にも移植片が設置されることになるが、移植後の"後戻り"は回避できている。不要となる弁は切除し、全層とした骨膜弁と縫合する。

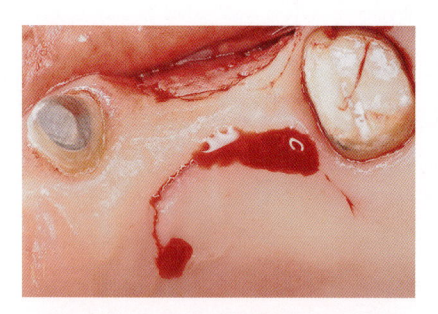

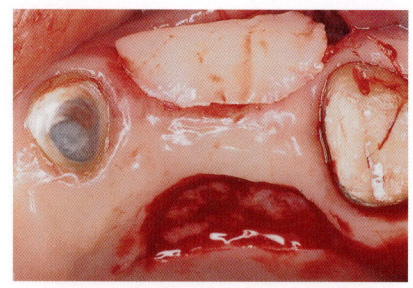

図3-3-4a｜図3-3-4b
図3-3-4c｜図3-3-4d

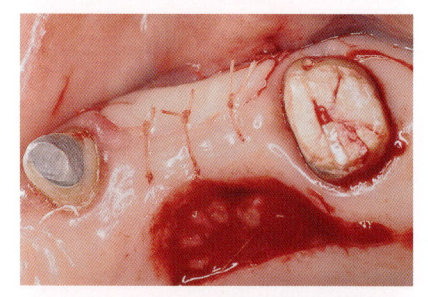

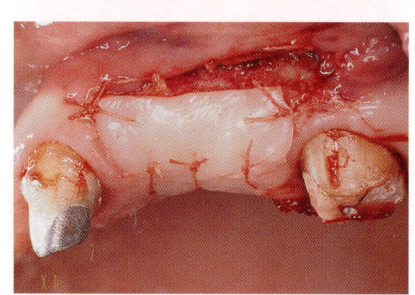

図3-3-4a～d　移植部位の形態を計測し、同側の口蓋より移植片を採取した。この時、ベベルを付与した形態で切開を加える（a）。試適の後（b）、移植部位に設置し、縫合固定する（c、d）。受容側のベベルと適合させることでスリップジョイントの形態となり、グラフトアイランドの醜形を避けることができる。

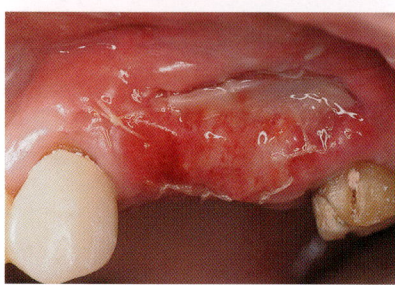

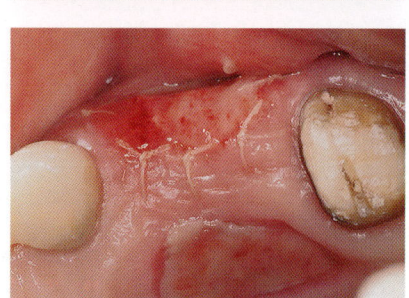

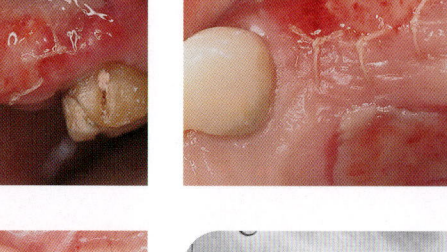

図3-3-5a｜図3-3-5b

図3-3-5a、b　術後1週。歯周パックを除去した所見。血管の走行が確認できる。

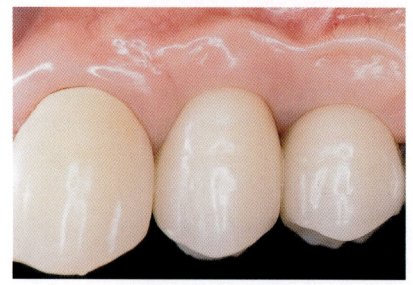

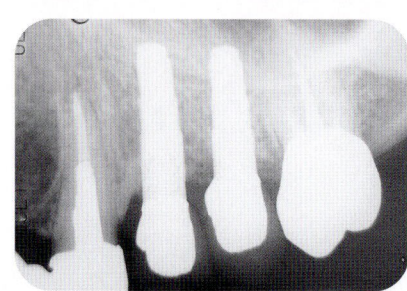

図3-3-6a｜図3-3-6b｜図3-3-6c 　図3-3-6a～c　術後所見。インプラント歯冠部周囲歯肉は移行的な形態で調和し、健康観を呈している（a）。bは術後のX線像。cは約3年後であるが、安定した形態を維持している。

86

参考文献

1. Buser D, Martin W, Belser UC. Optimizing esthetics for implant restorations in the anterior maxilla: anatomic and surgical considerations. Int J Oral Maxillofac Implants. 2004;19 Suppl:43-61.
2. 榎本紘昭, 野澤 健, 古川達也, 鶴巻春三, 高野正志. インプラント上部構造における審美性と清掃性の共存をめざして―下顎臼歯部のクラウン・カントゥアと歯間乳頭の形態付与の考え方と手技―. QDT 1998;23(6):26-40.
3. Ainamo A, Bergenholtz A, Hugoson A, Ainamo J. Location of the mucogingival junction 18 years after apically repositioned flap surgery. J Clin Periodontol. 1992;19(1):49-52.
4. Warrer K, Buser D, Lang NP, Karring T. Plaque-induced peri-implantitis in the presence or absence of keratinized mucosa. An experimental study in monkeys. Clin Oral Implants Res. 1995;6(3):131-138.
5. Wennstrom JL, Bengazi F, Lekholm U. The influence of the masticatory mucosa on the peri-implant soft tissuecondition. Clin Oral Implants Res. 1994;5(1):1-8.
6. 佐藤直志. 歯周外科の臨床とテクニック. 東京：クインテッセンス出版, 1997.

榎本臨床から一言

遊離歯肉移植を成功させるには、虚血のない受容床を形成すべし

インプラント審美のための歯肉弁根尖側移動

1 インプラント治療における歯肉弁根尖側移動術

歯肉弁根尖側移動術は、主に二次手術時のアバットメント装着時に行われるもっとも簡便な角化粘膜獲得法であり、1回法インプラントにおいても広く応用されている。

全層弁による方法と、部分層弁による方法が行われているが、元来、インプラントの埋入は、全層弁での埋入が一般的であることと、インプラントでは天然歯に見られる軟組織の付着構造が認められないこと、などから部分層弁による軟組織増大術の併用以外は全層弁によることが一般的となっている。

手法としては、施術部位の近遠心の頬側あるいは唇側に可動粘膜に達する縦切開を設定したのち、歯槽頂直上の角化粘膜を頬舌的に二分し、アバットメントの頬舌側にそれぞれを移動させ、固定・生着させることで角化粘膜を獲得する。つまり、アバットメント部では、その直径と同量、移動させることになる。

しかしながら、この手法では、アバットメントの頬舌側には角化粘膜が獲得されるが、近遠心側では術直後には存在しない。これは、マットレス縫合であっても、単純縫合であっても同様である。したがって、この手法のみでは歯間乳頭の回復は不完全となる。

2 M-Shape Flap

M-Shape Flapの方法で形成を行うと、根尖側に移動させる全層弁フラップのデザインを工夫することでアバットメント全周に角化粘膜を獲得することが可能となる。

インプラントの直上の角化粘膜に必要とする幅をもって半月状の弧状切開を入れ、その近遠心の両端に頬側に向けMGJを越える可動粘膜に達する縦切開を加えることでM字型のフラップが形成される。

歯槽頂舌側に残された一方の角化粘膜は、中央部にスリットを入れ、二分することによってそれぞれをジンジバルフォーマーを囲むように近遠心に移動させることが可能となる。

頬側のM-Shape Flapは、ジンジバルフォーマー頬側に移動させることでジンジバルフォーマー頬側半周を取り囲み、舌側2枚の小さい三角弁は舌側半周に適合する。それぞれを非剥離部位を固定源として縫合することで、ジンジバルフォーマー全周で既存の角化粘膜が獲得できる。この手法は、単独歯インプラントで歯間乳頭を温存したい場合に、一次手術時、二次手術時にかかわらず有効である。複数歯欠損ではやや複雑になるが、歯間乳頭を再現しようとする場合には効果的なデザインである（図3-4-1～6）。

ただし、移動粘膜弁への血液供給は絶対的な成功要因であるだけに、麻酔刺入点の角化粘膜への設定は絶対に避けなければならない。

3章4 インプラント審美のための歯肉弁根尖側移動

M-Shape Flapの方法を応用した歯肉形成（図3-4-1〜6）

図3-4-1 歯槽頂の角化粘膜はある程度幅があるが、大臼歯形態を再現するためには不足である。軟組織の外科処置を行う場合、術中・術後の血液供給が結果を左右するため、麻酔刺入点は可動粘膜部とし絶対に術野である角化粘膜を避ける。

図3-4-2 想定した埋入部位の近遠心側にMGJを超える平行な縦切開を加える。獲得したい幅を頰側に残し、舌側寄りに半円形の弧状切開を入れ、縦切開につなげることでM字状の弁が形成される。

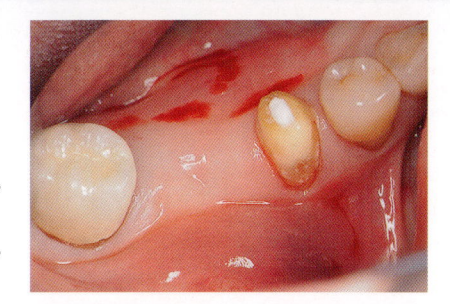

図3-4-1 ｜ 図3-4-2

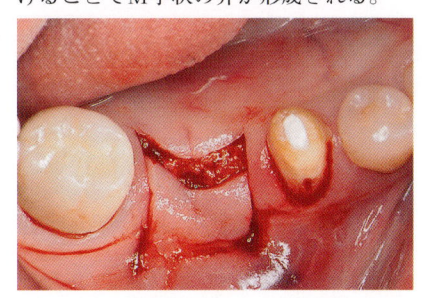

図3-4-3a 全層弁で剥離されたM字状の弁は容易に頰側に移動させることができる。

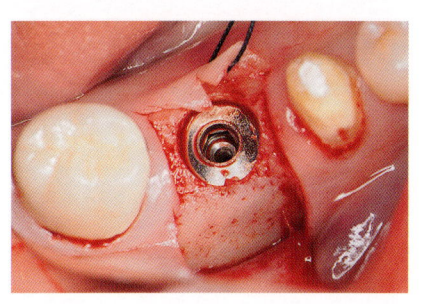

図3-4-3b 舌側弁中央にスリットを入れることで2枚の小さい三角弁が形成され、それぞれがインプラントの近遠心側に固定される。

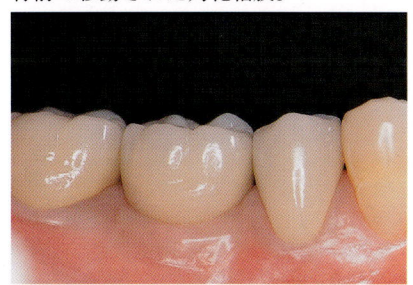

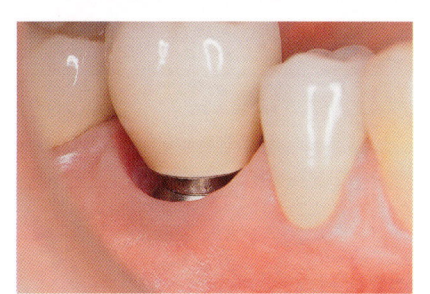

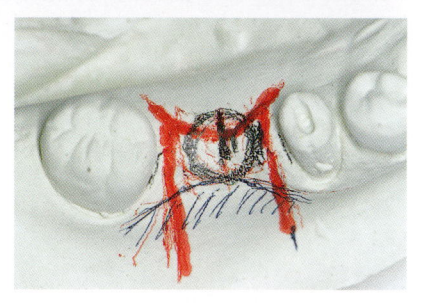

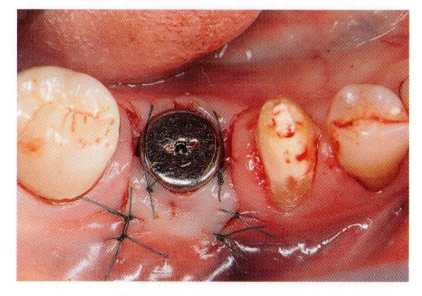

図3-4-3c 頰側のM字状フラップは装着されたジンジバルフォーマー頰側に位置させ、それぞれ縫合により固定する。

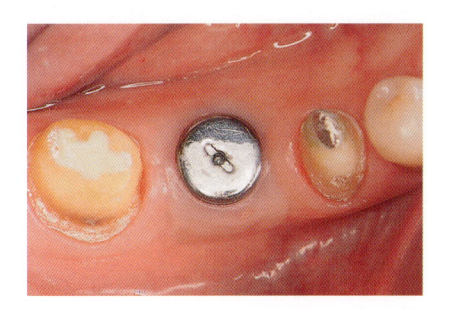

図3-4-4a 約3ヵ月後。頰側には角化粘膜が獲得されている。

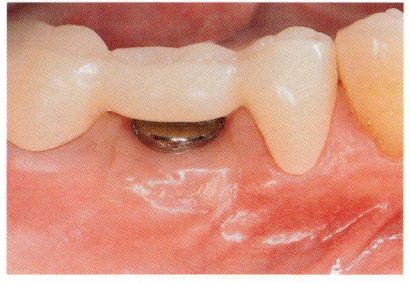

図3-4-4b プロビジョナルクラウンへ移行前の移動された角化粘膜。

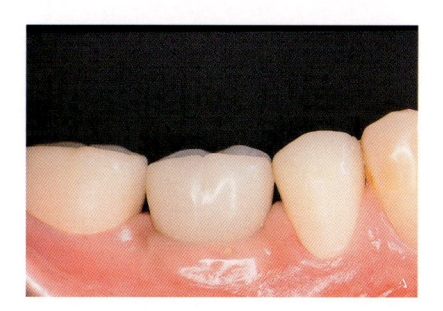

図3-4-4c プロビジョナルクラウン装着時。

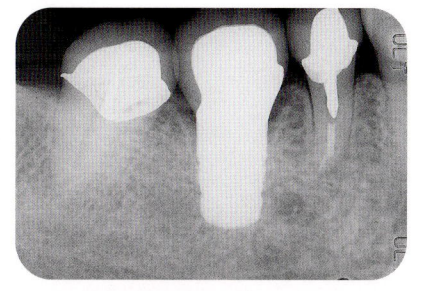

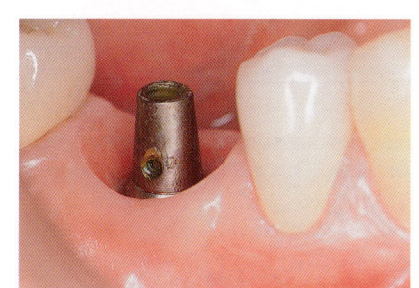

図3-4-5a ｜ 図3-4-5b

図3-4-5a、b 最終補綴物装着時(5a)とX線像(5b)。歯間乳頭、歯肉歯頸線も調和し、ゴールとした歯冠形態も獲得できた。

図3-4-6a ｜ 図3-4-6b

図3-4-6a、b 歯肉縁下部の歯冠形態と歯肉形態を示す。インプラント頂から歯肉縁までは約2mmである。

89

榎本臨床から一言

移動した歯肉弁の生着には血液供給が必要不可欠なため、麻酔の刺入点は可動粘膜に設定すべし

4章

審美的インプラント修復の実際

4章1 抜歯後即時インプラント埋入

1 抜歯後即時インプラント埋入

1）抜歯後即時インプラント埋入法の背景と臨床的対応

　歯槽骨は、歯を失うことで廃用性萎縮による狭少化の傾向をみせ、これに伴い歯肉形態も抜歯前の形態から変化する。図4-1-1a、bは、歯根破折による抜歯後約2年の前歯部所見である。残存天然歯部では一部抜歯側に歯肉の喪失が見られるものの、大きな形態的変化は認められないのに対し、抜歯部位では骨の萎縮に伴う明らかに狭小化した顎堤が確認できる。抜歯によって歯を失うことは、歯だけでなく歯を支持している歯槽骨および歯肉をも失うことになり、この形態的変化は日常的に観察されるところである。特に、前歯部で顕著なこの変化は、江澤[1]の報告にあるように前歯の根唇側歯槽骨の厚さはすべての部位で1mm以下と薄いことに起因しており、したがって抜歯後の骨幅、高径の減少は免れない。

　Carlsson[2]は薄い唇側骨板の抜歯後の形態変化について、上顎中切歯では7～9日目で吸収が始まり、3～5週でほとんど吸収してその形態をとどめないとしている。

　これらの報告からは、歯冠・歯肉形態の調和が重視される審美修復の達成には、抜歯後の形態変化が進行しない環境下での埋入、すなわち抜歯後即時か早期の埋入が有利であることが示唆される。

　Schlte[3]は、1976年にアルミナセラミックスを素材としたTubingen Implantによる抜歯後即時埋入法を報告しており、インプラント埋入部では抜歯窩周囲組織が温存されたのに対し、非埋入部では組織の萎縮が認められ、図1の天然歯の所見と同様の形態的差異がみられた。しかし、インプラントと周囲組織との付着の構造は、天然歯での構造とまったく異なり、歯周組織と同様ではないことから、この形態が恒常的に維持されるとは考えられず、経年的に退縮傾向を示すことは念頭におくべきであろう。図4-1-2a～dは、1980年に行ったアルミナセラミックスインプラントを使用した抜歯後即時埋入症例である。根破折による抜歯窩頬側骨欠損は比較的広範囲であったが、当時でも苛酷な可撤性義歯の支台として応用されていたにもかかわらず、11年後には骨組織で修復されていた。審美性を考慮した症例ではなく、抜歯窩径より明らかに細いインプラント形態で、GBRその他の現在では日常的になっている手法は一切応用していないが、インプラント周囲には骨添加による治癒が認められる（図4-1-3a、b）。この結果は、感染性肉芽の徹底的除去と抜歯窩骨面への徹底した掻爬が抜歯窩の早期治癒転帰をもたらし、インプラントの埋入位置も治癒を阻害しない舌側に位置していたことにあったと考えている。

　以上のように、抜歯後即時埋入には有用性は認められるものの、留意すべき点はある。具体的には、以下に要約されるが、即時を避け、抜歯後に起こる骨の萎縮が進行しない早期に埋入することで対応できる症例も多い。

①埋入時の抜歯窩周囲粘膜の初期閉鎖
②感染性病変を含む抜歯窩および周囲軟組織の感染性組織への対応
③周囲組織は温存され、有効性は評価できるものの、天然歯と歯周組織間にみられる付着の構造とは異なるため、恒常性のある形態維持は過信できないこと

4章1　抜歯後即時インプラント埋入

|図4-1-1a|図4-1-1b|

図4-1-1a、b　歯根破折によって抜歯した部位の2年後の形態変化を示す。両隣接歯とは明らかに異なる萎縮した形態となっている。このように組織が萎縮する前にインプラントを埋入しようということが抜歯後即時埋入法の基本的考えである。

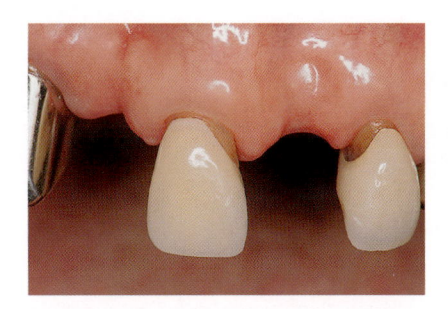

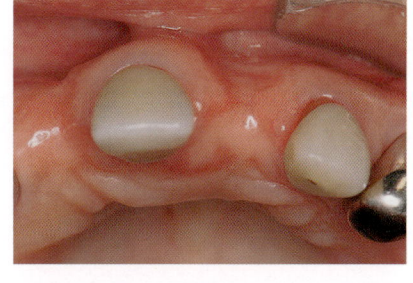

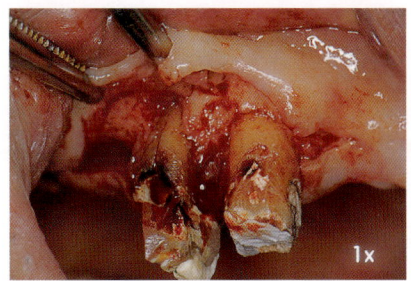

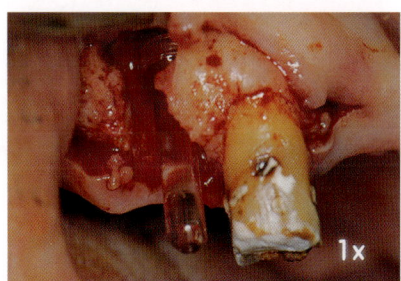

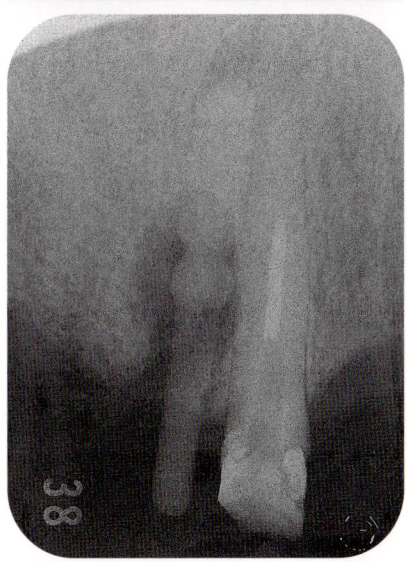

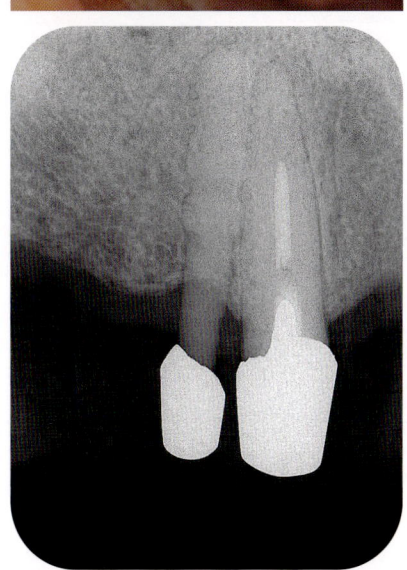

|図4-1-2a|図4-1-2b|
|図4-1-2c|図4-1-2d|

図4-2-2a～d　1980年に行った4⏌への抜歯後即時埋入症例。歯根破折により（a）、抜歯した抜歯窩にアルミナセラミックスインプラントを即時に埋入した（b）。感染性肉芽の徹底的な除去と抜歯窩骨面への徹底した掻爬は不可欠である。cは埋入直後。dは1987年のX線所見。広範囲の骨欠損であるが、インプラント周囲は骨組織で修復されている。

|図4-1-3a|図4-1-3b|

図4-1-3a、b　隣接歯の歯根破折のため（a）、抜歯の際に確認したインプラント部頬側骨（b）。可撤性義歯の支台という苛酷な条件下ではあったが、骨欠損部は修復されている（1991）。

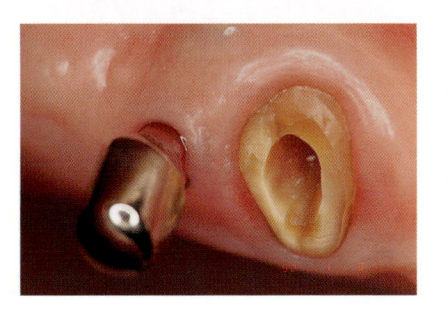

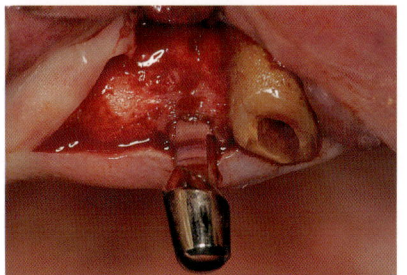

2　抜歯後即時埋入法の適応症

　抜歯後即時埋入法は、抜歯と同時か抜歯後短時間内（抜歯後約24時間以内）にインプラントを埋入する手法で、抜歯後早期埋入法はそれ以降の早期（抜歯後2週前後）を埋入期とする手法である[4]。

　両法は、埋入時期が若干異なるものの、意図する目的に相違はない。その目的は前項で述べたように、抜歯後に起こる宿命ともいえる骨および歯肉の形態変化に対し、組織の萎縮が進行しない早期にインプラントを埋入する

ことで骨および軟組織形態を温存しようとすることにある。当然のことながら、この考えは前歯部に限らず、他部位においても適応される。

抜歯にいたるには、何らかの病因、あるいは理由がある。日常臨床での抜歯の適応としては、進行した歯周炎、根尖性病変、歯冠・歯根破折、外傷、歯列矯正治療や補綴処置のための戦略的抜歯などが挙げられるが、それらのうち、比較的非感染歯の抜歯が想定されるのは、戦略的抜歯である。しかしながら、これは非感染であっても、抜歯の意図から、同一抜歯部へのインプラントは考えられず、ほとんどは明らかな感染性疾患か感染を伴うことが疑われる抜歯となる。

したがって、感染を絶対的禁忌とする埋入手術では、非感染抜歯窩への抜歯後即時インプラント埋入法の適応症はきわめて限定される。

他方、明らかな感染を伴うか、感染が疑われる症例では、抜歯時の抜歯窩内における感染性組織の徹底的除去と、抜歯窩骨面への徹底的搔爬は不可欠で、その後に抜歯窩周囲組織が治癒に向けた転帰をたどってからの埋入となる。この手法が抜歯後早期インプラント埋入法である。

そして、抜歯前に感染性肉芽を含む感染が確認できず、抜歯後即時インプラント埋入を計画していたとしても、抜歯時に感染性組織を確認した場合には、迷わず早期埋入法に移行すべきことは言うまでもない。抜歯後即時埋入か早期埋入かの選択基準は、抜歯窩周囲組織の感染の有無によって決定されることから、確実な診断が要求されることになる。

1）抜歯後即時埋入の適応症

インプラントの埋入では、感染は絶対的禁忌となる。したがって、本法の適応症は抜歯窩内および周囲組織に明らかな感染もしくは疑いがない症例に限定され、日常的には以下のような症例が該当する。

①根尖性病変のない歯牙の水平的な根破折症例。
歯根長軸方向の縦破折の症例では、埋入前の対合歯列との咬合診査、インプラント体の選択、埋入位置の決定、など診査・準備期間内に破折部からの感染が拡大するため、ほとんどの症例で抜歯を優先させる抜歯後早期埋入の症例となる。

②進行した歯周炎により、重度の骨吸収を呈している歯牙であるが、炎症のコントロールが適切になされている症例。

2）フラップレスによる埋入の適応

抜歯後即時インプラント埋入法に限って応用される手法に、埋入手術時の歯肉骨膜弁の形成を回避し、無切開・無剝離による埋入を可能としようとするフラップレスの手法がある。切開、剝離による瘢痕を残さず、歯肉形態も損ねないということに利点を求めている手法であるが、即時埋入の適応も限定されているうえに、それを可能とする条件を満たす症例はさらに限られる。

抜歯にいたるには、それぞれの理由があるが、抜歯理由が歯牙支持骨の形態に反映されていることは多い。仮に、即時埋入が可能であるとしても、抜歯窩周囲骨の形態はインプラントの埋入位置や方向の設定基準ともなるだけに、明視下での正確な形態確認はもっとも重要なステップとなる。また、抜歯後に確認される裂開（Dehiscence）、開窓（Fenestration）の存在も日常的に経験する。

そのようなことから、本法の適応としては、抜歯部位に感染の疑いがないことを絶対的条件として、抜歯窩周囲骨に裂開、開窓などの骨欠損はもちろん、辺縁骨形態にも不規則な吸収が確認されない症例に制約される。

図4-1-4a〜yは、フラップレスでの症例である。術前の診査に基づき、抜歯窩内の感染性肉芽および骨欠損の有無を確認し、同時に抜歯窩全周にわたり辺縁骨形態を精査したのち、適用可能と判断した症例であるが、術後の経過観察からも適法であったと評価している。

即時埋入法は、感染の危険性がないと診断した場合に許される手法であるが、そのことと抜歯窩周囲の骨形態とは直接的な関わりをもたない。

感染が確認されなくても、ほとんどの症例では骨吸収が認められ、適正な埋入位置を獲得するための骨形態の確認が必要であることや、明視野での埋入手術が原則となる、などの理由から、歯肉骨膜弁の形成は不可避となる。この場合、症例に準じたデザインを設定することになるが、減張切開の必要性も考慮に入れたデザインとす

4章1　抜歯後即時インプラント埋入

フラップレスの症例（図4-1-4a～y）

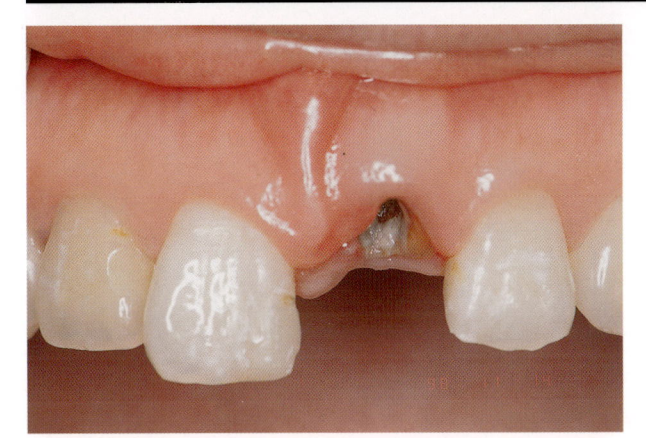

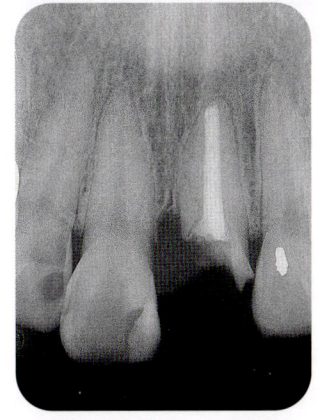

図4-1-4a｜図4-1-4b

図4-1-4a、b　術前。歯根破折が主訴。唇舌歯質の破折のため抜歯後即時埋入によるインプラント修復を計画した（a）。X線像からは歯根周囲に病変は認められない（b）。

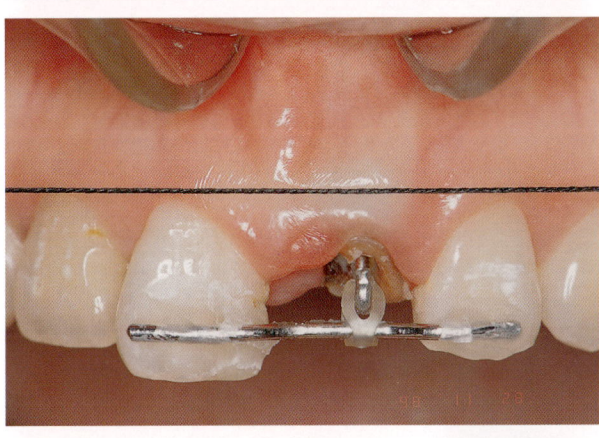

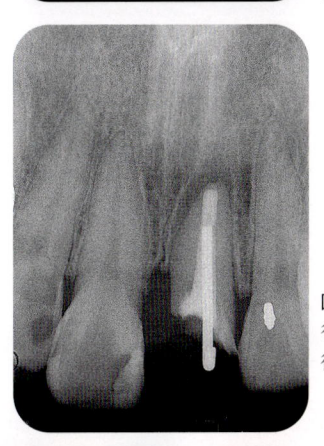

図4-1-4c｜図4-1-4d

図4-1-4c、d　矯正的挺出を行い、約2mm歯肉の増量を得た後に、抜歯、インプラントの埋入手術に移行した。c、dとも抜歯直前を示す。

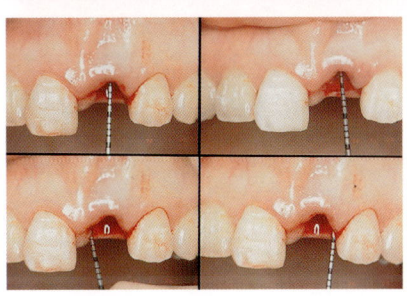

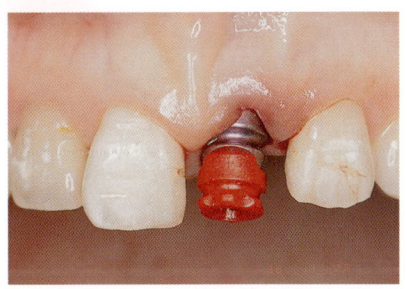

図4-1-4e｜図4-1-4f｜図4-1-4g

図4-1-4e～g　抜歯窩内の徹底的掻爬の後、抜歯窩全周にわたり骨縁と歯肉縁との距離的確認を行い垂直的埋入位置を決定する（e）。この場合、2mm歯肉が増量しているが、予測歯肉歯頸線から約4mmの位置にインプラント頂を一致させた。fは埋入方向を示す。抜歯舌側骨壁に沿わせる方向でドリルが唇側骨板に接触しないよう慎重に埋入窩を形成する。埋入後直ちにプロビジョナルクラウンのための印象採得を行った（g）。

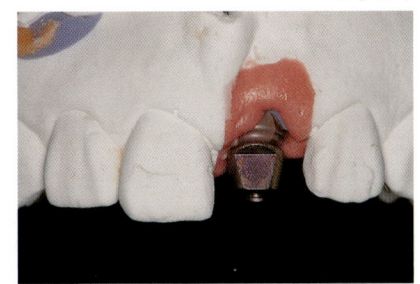

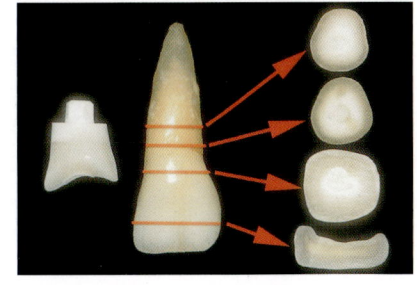

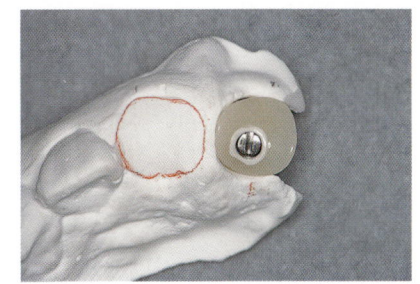

図4-1-4h｜図4-1-4i｜図4-1-4j

図4-1-4h～j　hは印象直後の作業用模型。ガムモデルは不可欠である。i、jは製作されたプロビジョナルクラウンと形態を示す。CEJから下方2mmのインプラント頂までの形態付与が重要なカギを握り、歯科技工士の知識と技術が問われる。jは隣接同名歯の歯頸部断面に一致したプロビジョナルクラウン。スクリューホールの位置からも適正な埋入方向は確認できる。

95

4章 審美的インプラント修復の実際

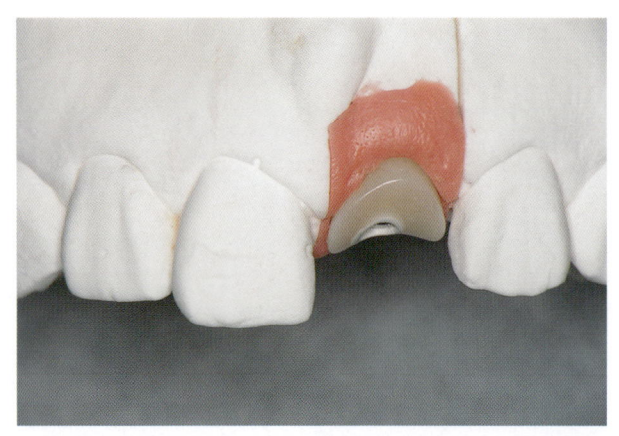

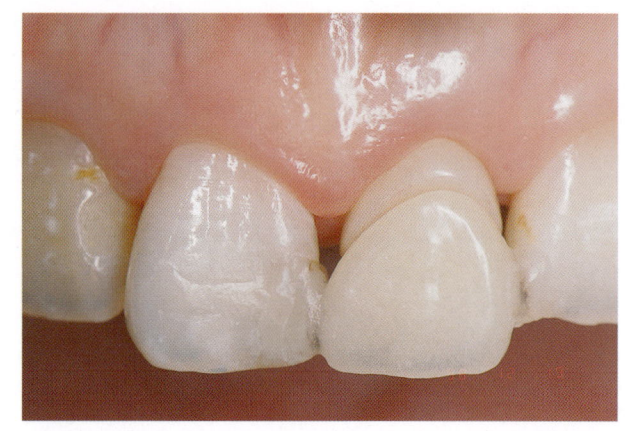

| 図4-1-4k | 図4-1-4l |

図4-1-4k、l　模型上(k)と口腔内に装着されたプロビジョナルクラウン(l)。歯肉形態はほぼ一致している。このクラウン形態に従って歯肉形態が誘導されるため、重要なステップである。

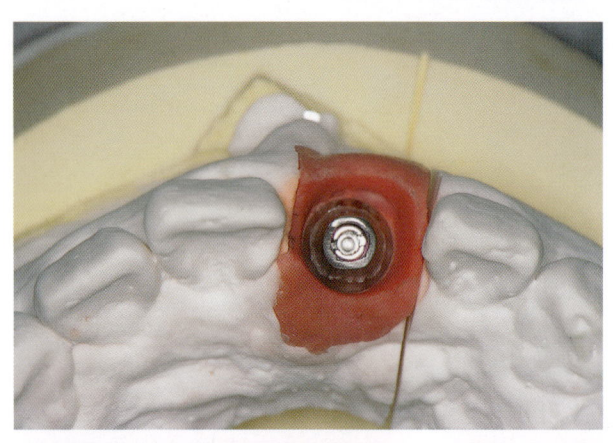

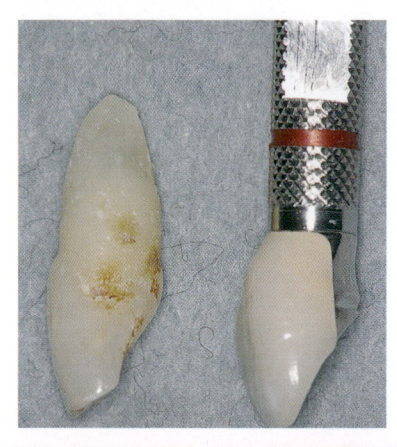

| 図4-1-4m | 図4-1-4n |

図4-1-4m、n　mは模型上のストレートアバットメントの切縁方向からの所見。nは完成したクラウンの唇側サブジンジバルカントゥアを示す。アングルアバットメントに頼らず、ストレートアバットメントの使用を心掛ける。

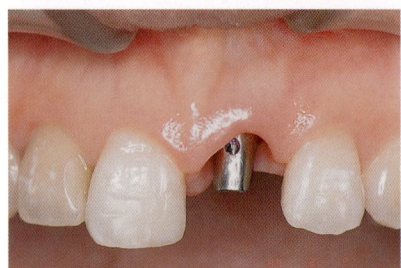

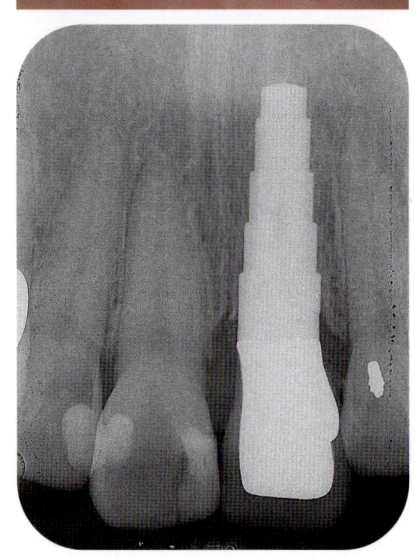

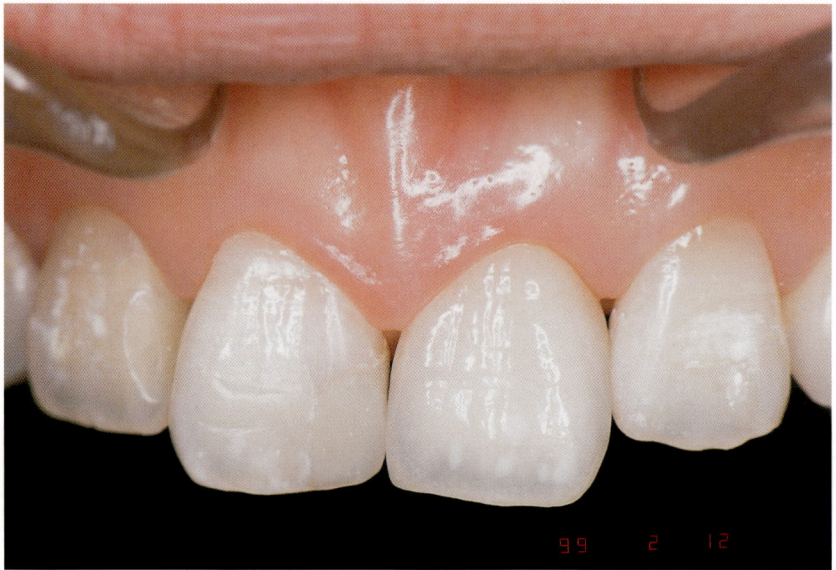

| 図4-1-4o | 図4-1-4p |
| 図4-1-4q | |

図4-1-4o〜q　装着時を示す。隣接同名歯の近遠心幅径に準じたサイズのインプラントを使用することで歯肉形態も自然なものとなっている(1999年2月)。

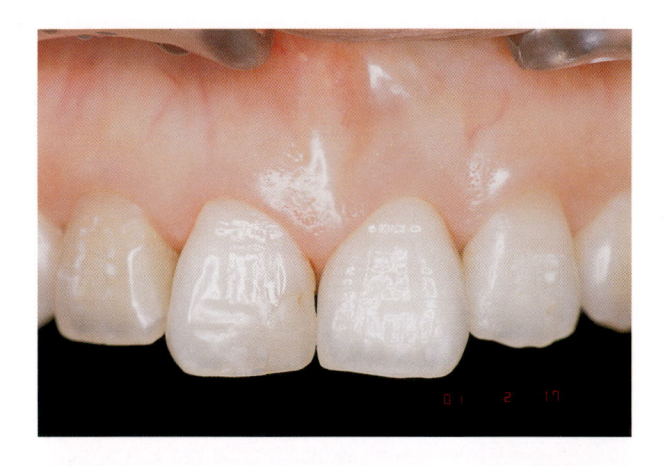

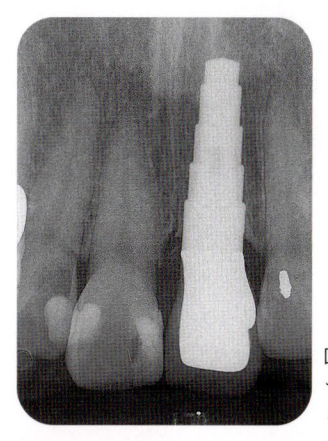

4章1　抜歯後即時インプラント埋入

図4-1-4r｜図4-1-4s

図4-1-4r、s　2年後のメンテナンス時。異常所見は認められない。

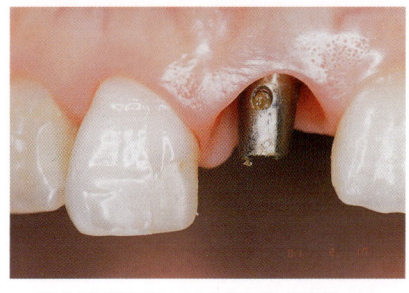

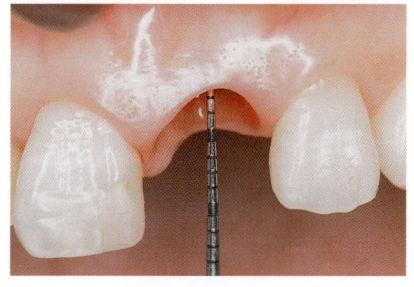

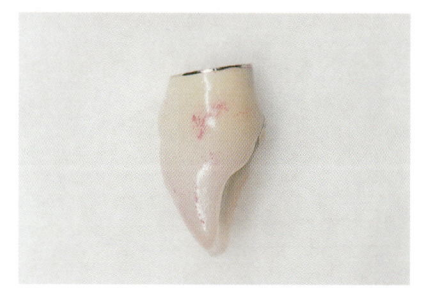

図4-1-4t｜図4-1-4u｜図4-1-4v　図4-1-4t〜v　同時期の歯肉形態とクラウンのプラーク染出しを示す。インプラント頂から唇側歯肉縁までは2mmの距離を維持し、クラウンの歯肉縁下部分ではプラークの付着がきわめて少なく、歯肉も健康像を呈している。

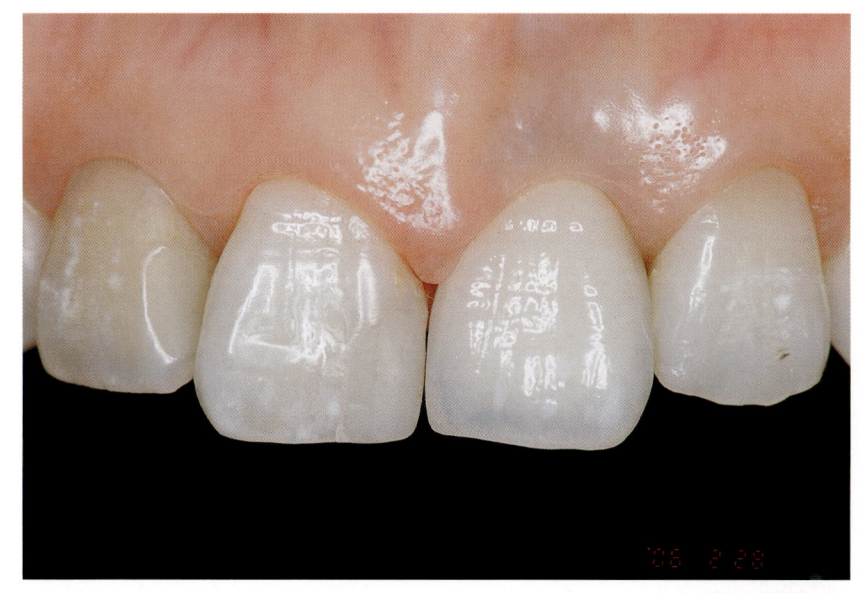

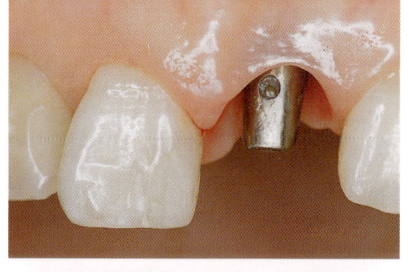

図4-1-4w｜図4-1-4x｜図4-1-4y

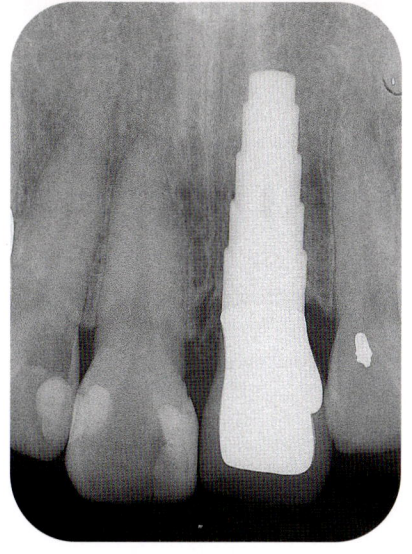

図4-1-4w〜y　術後7年の所見。若干唇側組織の減少が見られるが、天然歯とは周囲組織の代謝が異なるためのインプラントの宿命であろう（2006年2月）。

4章 審美的インプラント修復の実際

フラップ形成の症例（図4-1-5a～q）

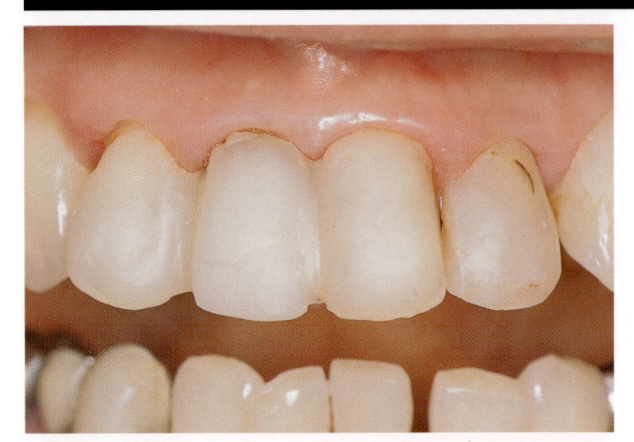

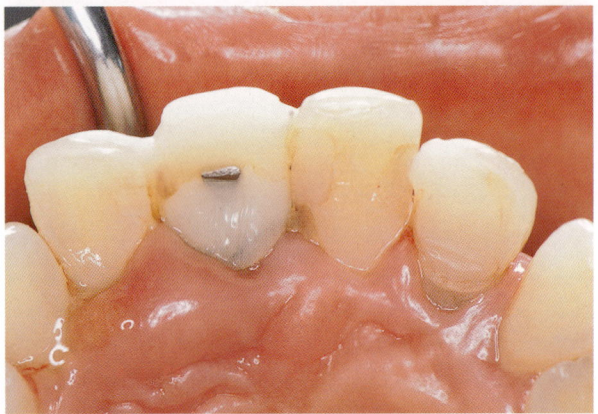

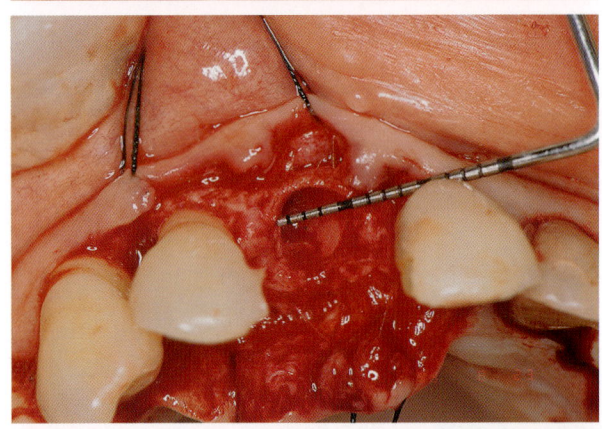

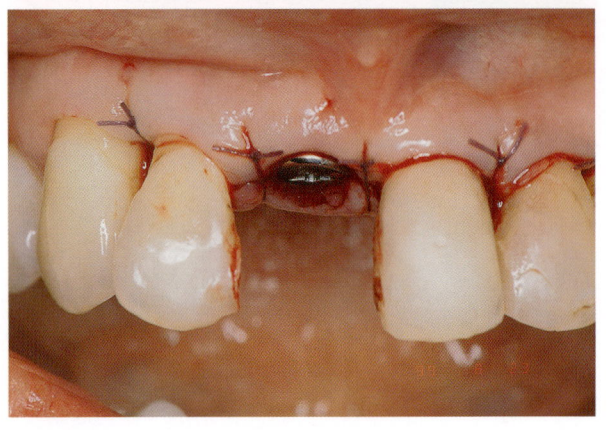

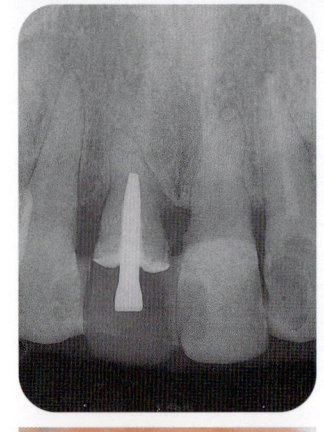

図4-1-5a｜図4-1-5b

図4-1-5a、b 前歯部の舌側歯肉の腫脹と審美性の改善が主訴。前歯部はレジンで固定してあるが（a）骨植不良のため（b）抜歯し、インプラントで対応することとした。

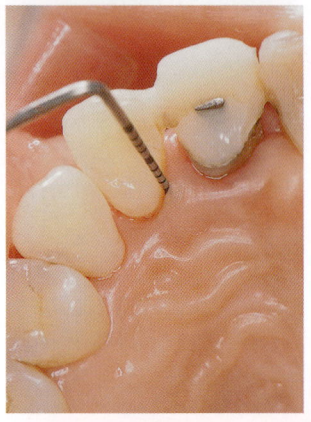

図4-1-5c｜図4-1-5d

図4-1-5c、d 舌側歯肉の腫脹（c）、感染は禁忌のため歯周治療による消炎の後（d）、歯周外科処置と併せて抜歯後即時埋入とした（1999年8月）。

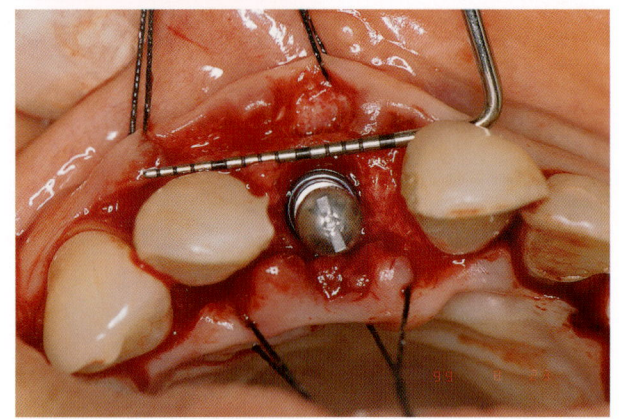

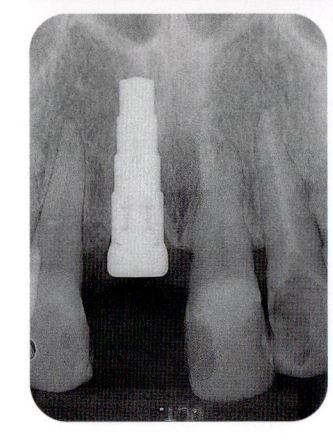

図4-1-5e｜図4-1-5f
図4-1-5g｜図4-1-5h

図4-1-5e～h 抜歯窩の近遠心径、唇舌径を計測し（e）、隣接同名歯根幅径に準じた口径サイズのインプラントを埋入した。抜歯窩舌側骨壁に沿う方向とすることで唇側骨板を損傷することなく両隣接歯の歯頸部を結ぶラインの舌側に位置させることができる（f）。

98

4章1　抜歯後即時インプラント埋入

図4-1-5i｜図4-1-5j

図4-1-5 i、j　術後のプロビジョナルクラウンと歯肉形態を示す。数度にわたるジンジバルフォーマーの着脱により、わずかに炎症が見られたが、一過性のものであった。

図4-1-5k｜図4-1-5l
図4-1-5m｜図4-1-5n

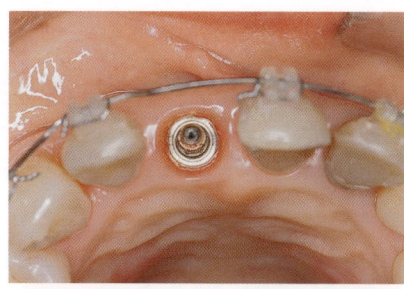

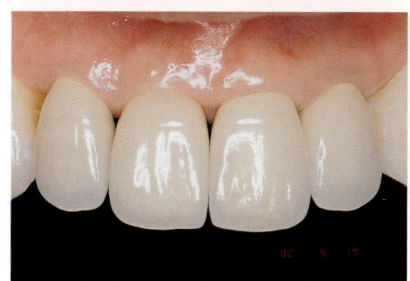

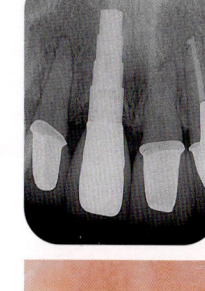

図4-1-5k〜n　装着時の所見（k、l）と歯肉形態を示す（m、n）。インプラントは両隣接歯の唇側歯頸部を結ぶラインの舌側に位置し、舌側歯肉縁は隣接同名歯の舌側歯肉縁形態と調和している。インプラント頂から唇側歯肉縁までは2mmの幅が維持されている（2000年5月）。

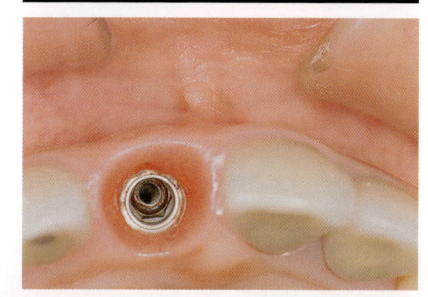

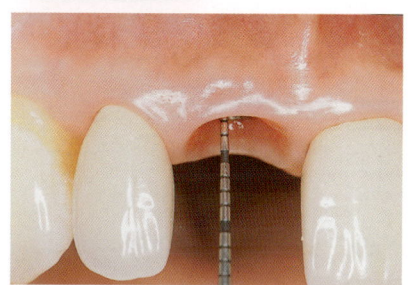

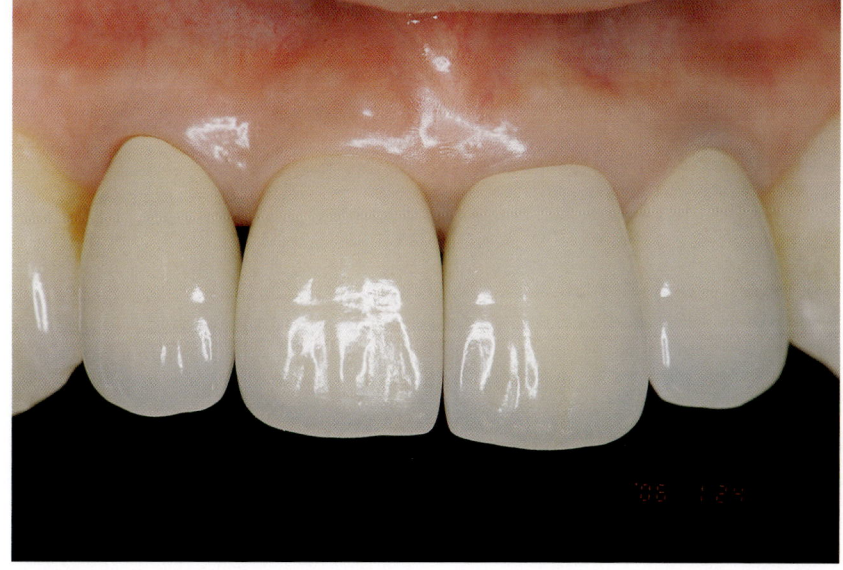

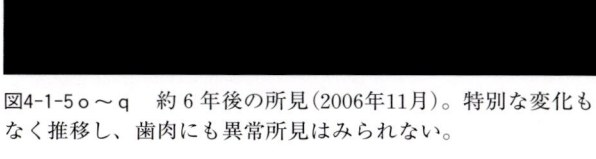

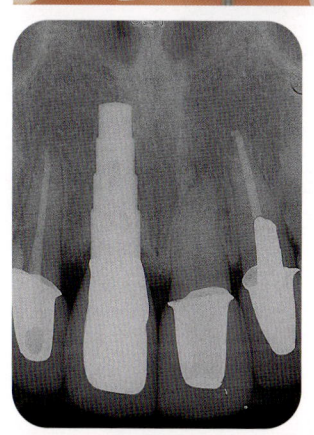

図4-1-5o〜q　約6年後の所見（2006年11月）。特別な変化もなく推移し、歯肉にも異常所見はみられない。

図4-1-5o
図4-1-5p｜図4-1-5q

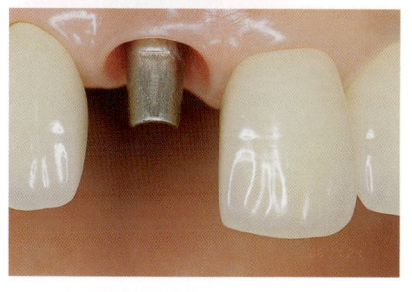

ることが望ましい（図4-1-5a〜q）。
　弁のデザインとしては、基本的に以下の3法が常用されている。

（1）エンベロップフラップ（Envelope Flap）
　縦切開を加えずに、歯肉溝内切開を連続させることで弁形成を行う。複数歯にわたらせることで、剝離範囲も広く確保でき、減張切開も可能となる（図4-1-6a、b）。

4章　審美的インプラント修復の実際

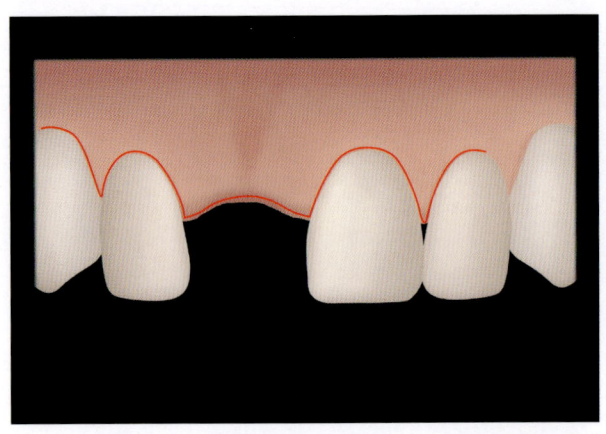

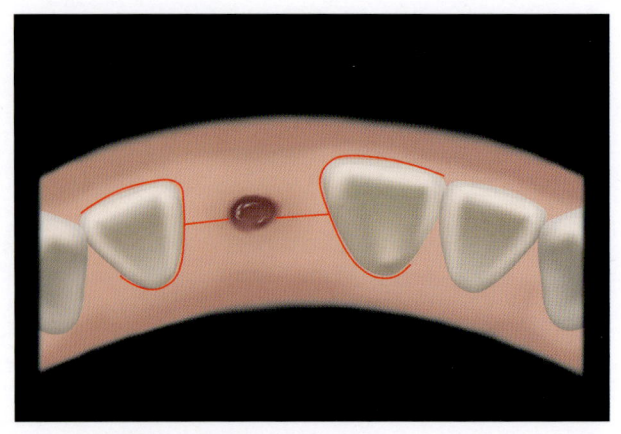

|図4-1-6a|図4-1-6b|　エンベロップフラップ。縦切開を加えずに歯槽頂切開と歯周溝内切開を連続させることで弁形成を行う。歯周溝内切開を複数歯に延長させることで、骨膜減張も可能となりGBRなどへの対応もできる。

|図4-1-7a|図4-1-7b|　三角弁。MGJを超える部位からの縦切開を一ヵ所に限定し、歯周溝内切開と歯槽頂切開に連続させることで三角形の弁を形成する。広い剥離範囲が確保でき、骨膜減張も十分可能なことから頻用される。

|図4-1-8a|図4-1-8b|　歯間乳頭を温存した弁。歯間乳頭を避けた逆台形の2本の縦切開と歯槽頂切開を連続させることで弁形成を行う。骨膜減張も可能で単独歯欠損で多用されるが術後に醜形を残さない縫合が要求される。

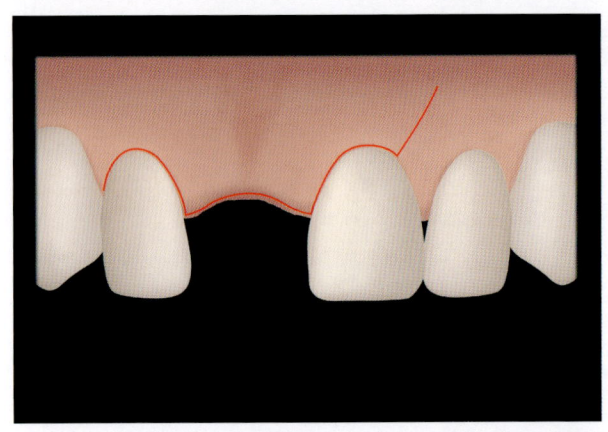

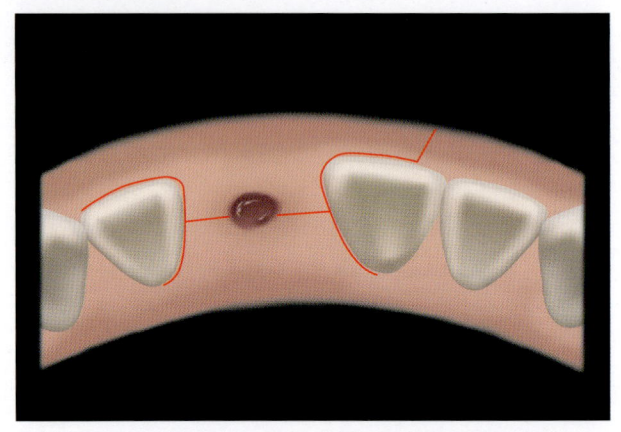

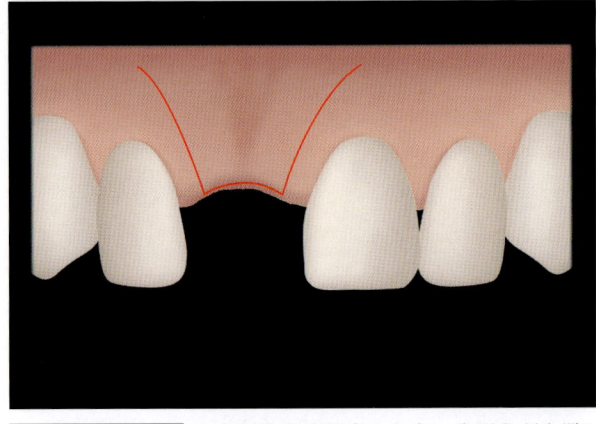

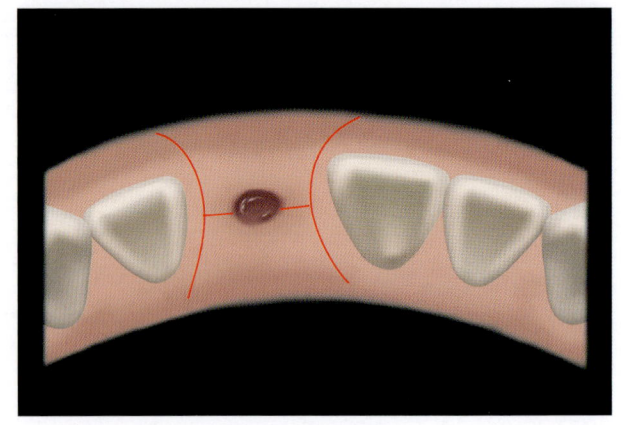

（2）三角弁（Triangular Flap）

　縦切開を1ヵ所に限定し、歯肉溝内切開と歯槽頂切開を連続させることで三角形の弁を形成する。審美部位での縦切開を回避することができ、剥離範囲も広く確保でき、頻用される（図4-1-7a、b）。

（3）歯間乳頭を温存した弁（Full Flap）

　歯間乳頭部への切開を避けるため2本の縦切開が必要となる。術後の醜形を残さないよう注意を要するが、単独歯欠損では多用される（図4-1-8a、b）

この3法はいずれも抜歯後即時埋入に限らず、多用されており、それぞれに習熟すべきである。
抜歯後即時埋入をまとめると、
①適応症：明らかな感染や感染の疑いのない症例
②フラップレス：抜歯窩に裂開や開窓などの骨欠損が認められず、正常な骨形態が確認できる症例
③フラップ形成：抜歯窩に裂開や開窓などが認められ、GBRなどが必要とされるか、予測される症例となる。

参考文献

1. 江澤敏光. 現代日本人乾燥頭蓋における歯槽骨の厚さおよび形態について. 日歯周誌 1984；26（2）：243-256.
2. Carlsson GE, Thilander H, Hedegard B. Histologic changes in the upper alveolar process after extractions with or without insertion of an immediate full denture. Acta Odontol Scand. 1967；25（1）：21-43.
3. Schulte W, Heimke G.［The Tubinger immediate implant］Quintessenz. 1976；27（6）：17-23.
4. Chen ST, Wilson TG Jr, Hammerle CH. Immediate or early placement of implants following tooth extraction：review of biologic basis, clinical procedures, and outcomes. Int J Oral Maxillofac Implants. 2004；19 Suppl：12-25.

榎本臨床から一言

抜歯後即時インプラント埋入では、感染性組織の有無、初期固定、フラップデザインが結果を決める

4章 2

審美性を獲得するための
インプラントの埋入位置

1 水平的なインプラントの埋入位置

　インプラント修復であっても、審美性を重視する場合には、歯冠・歯肉形態が歯列内で調和していることが要求される。その達成には、まずインプラントの適正な埋入位置・方向の設定と獲得が重要な成功要因となる。この埋入位置と歯冠・歯肉形態との関係は、天然歯の萌出位置（Tooth Position）と歯冠・歯肉形態を観察することでうかがい知ることができる[1]。

　図4-2-1a、bは、歯列不正の天然歯列の前歯部と、臼歯部の唇・頰側面観である。この所見で各歯牙の歯肉歯頸線の位置に注目すると、歯列から外れて唇側または頰側に位置している歯の歯肉歯頸線は、前・臼歯を問わず根尖側（低位）に位置して歯肉は薄く、やや舌側にある歯では歯肉歯頸線は歯冠側（高位）に位置し、やや厚みをもった歯肉となっていることが観察される。

　図4-2-2a～fはヒト骨標本でのTooth Positionと唇・頰側骨形態を示している。歯列から若干でも唇・頰側に位置した部位では裂開（Dehiscence）や開窓（Fenestration）が確認されるのに対し、歯列内にある部位では認められず、小臼歯ではやや厚みをもった骨が観察される。これらのことは歯の萌出位置・方向が、骨および軟組織形態を決定づけることを示している[2]。

　インプラント修復においては、裂開（Dehiscence）および開窓（Fenestration）は許されないことではあるが、天然歯列での萌出位置と軟組織の形態的関係はインプラントにおいてもみられ、埋入位置が唇・頰側に設定されたり傾斜が強い場合には、その部の歯肉歯頸線は根尖側（低位）に位置して、結果として歯肉形態の不調和と醜形を招くことを経験している。

　図4-2-3a～hは、埋入位置・方向を誤った前歯部の不良症例である。歯間乳頭はかろうじて温存されているものの、埋入位置が歯列よりも唇側に位置し、方向も唇側傾斜が強く、結果として歯冠・歯肉形態の不調和と醜形を呈している。この症例の場合、インプラント径のサイズの選択は反対側同名歯根の近遠心径、唇舌径との関係では決して大きすぎることはなく適正である。しかしながら、埋入位置が歯列から外れて唇側に位置し、埋入方向も唇側傾斜が強い方向に設定したことが不良な結果をもたらしている。

　図4-2-4a～fも、埋入位置・方向を誤った類似症例である。図4-2-3と同様に、埋入位置は歯列より外れて唇側に位置し、方向も隣接歯の歯軸方向とは異なり、唇側傾斜が強い。垂直的な埋入位置が深すぎたこともあり、歯肉歯頸線の調和は得られていない。この埋入位置と歯冠・歯肉形態の関係は前歯部に限らず、臼歯部でも同様に認められる。

　図4-2-5a～jは、小臼歯から大臼歯にかけての症例であるが、やはり埋入位置の設定の誤りが歯冠・歯肉形態の不調和を招いている。6 5 4|欠損のこの症例では、5|相当部は感染性肉芽が多量であったため、抜歯後即時埋入を回避して、抜歯窩の治癒転帰が確認されたのちの抜歯後早期埋入で対応したが、埋入位置の設定に誤りがあった。6 4|部のインプラントは、欠損側残存歯7 3|の頰側歯頸部を結ぶ仮想ラインよりも内側の歯列内に位置しているのに対し、5|ではそのラインを外れ、歯列外の頰

102

4章2　審美性を獲得するためのインプラントの埋入位置

| 図4-2-1a | 図4-2-1b |

図4-2-1a、b　天然歯にみられる歯冠・歯肉形態。aは前歯部、bは臼歯部であるが、歯の萌出位置（Tooth Position）により、歯冠・歯肉形態に差異がある。歯肉歯頸線は、歯列外に位置した歯では薄い歯肉で根尖側にあり、歯列内側に位置した場合では厚みをもった歯肉で歯冠側にある。日常的に経験する所見である。

図4-2-2a	図4-2-2b
図4-2-2c	図4-2-2d
図4-2-2e	図4-2-2f

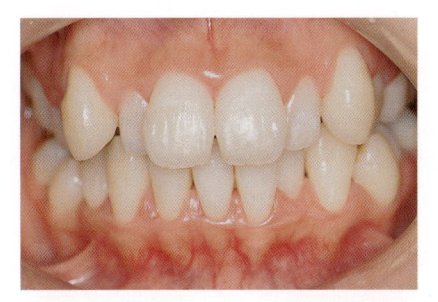

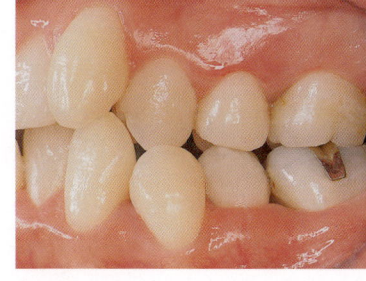

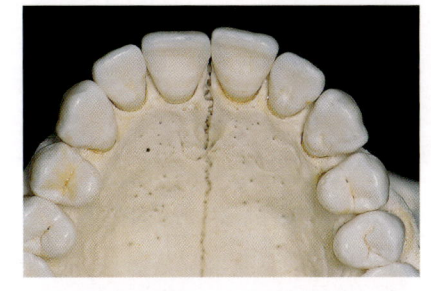

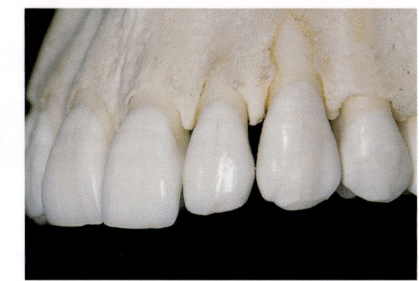

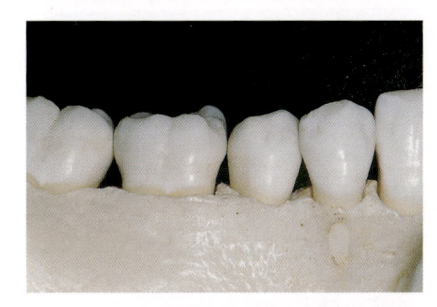

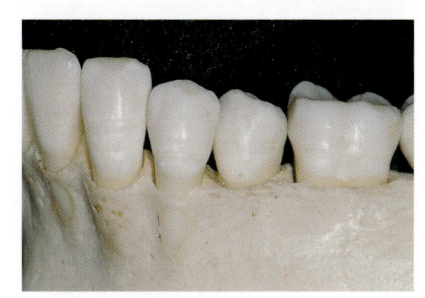

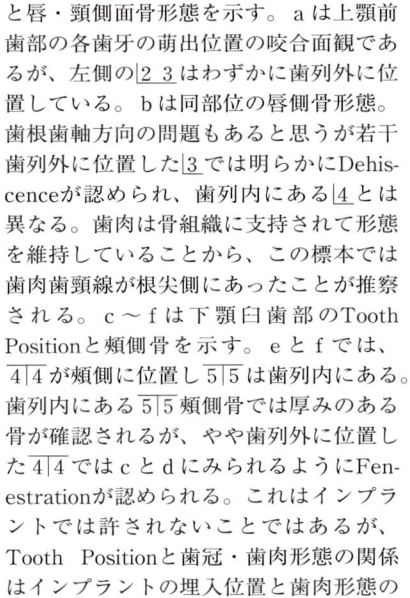

図4-2-2a〜f　骨標本でのTooth Positionと唇・頰側面骨形態を示す。aは上顎前歯部の各歯牙の萌出位置の咬合面観であるが、左側の|2 3はわずかに歯列外に位置している。bは同部位の唇側骨形態。歯根歯軸方向の問題もあると思うが若干歯列外に位置した|3では明らかにDehiscenceが認められ、歯列内にある|4とは異なる。歯肉は骨組織に支持されて形態を維持していることから、この標本では歯肉歯頸線が根尖側にあったことが推察される。c〜fは下顎臼歯部のTooth Positionと頰側骨を示す。eとfでは、4|4が頰側に位置し5|5は歯列内にある。歯列内にある5|5頰側骨では厚みのある骨が確認されるが、やや歯列外に位置した4|4ではcとdにみられるようにFenestrationが認められる。これはインプラントでは許されないことではあるが、Tooth Positionと歯冠・歯肉形態の関係はインプラントの埋入位置と歯肉形態の関係にも反映されることが示唆される。

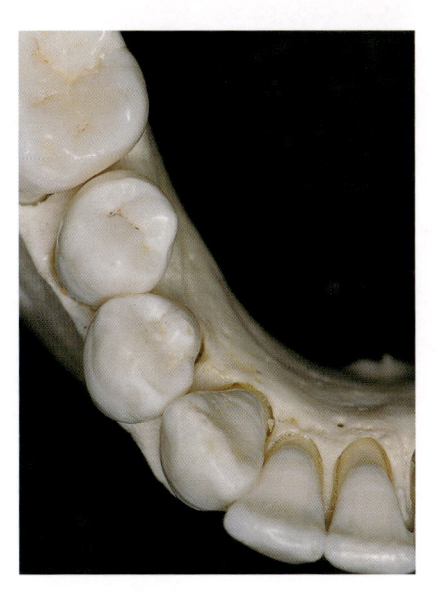

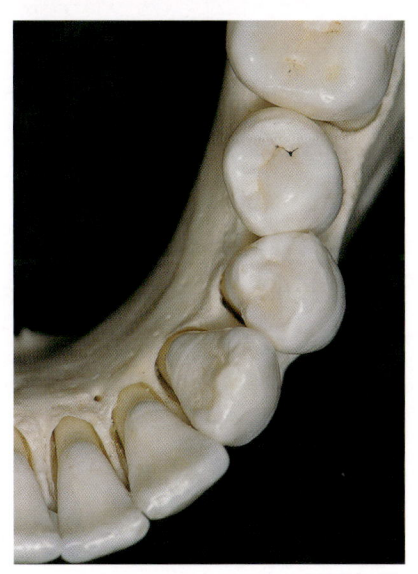

側に位置している（図4-2-5d）。

　一次手術と同時に行ったGBRのための骨膜減張切開により、頰側可動粘膜が歯槽頂に移動したため遊離歯肉移植による角化粘膜獲得を行っているが、埋入位置に誤りのある5|では、その効果は認められない。術後6年径過時では、軟組織のさらなる退縮と骨の吸収が認められ、メンテナンスを困難にしている（図4-2-5i）。

　図4-2-6は、図4-2-5とほぼ同様の手法GBR、減張切開、

4章　審美的インプラント修復の実際

埋入位置・方向を誤った上顎前歯部の不良症例1（図4-2-3a～h）

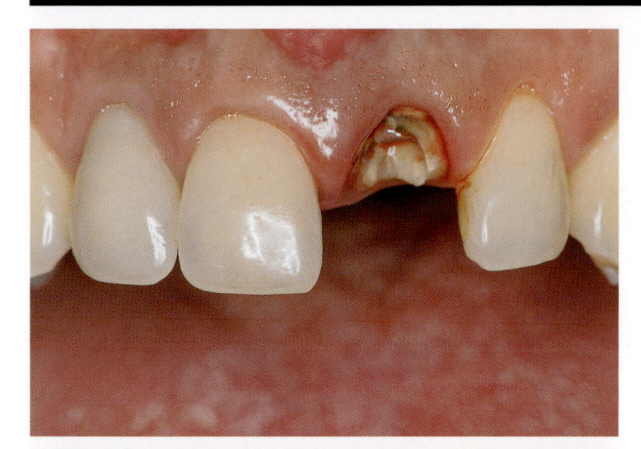

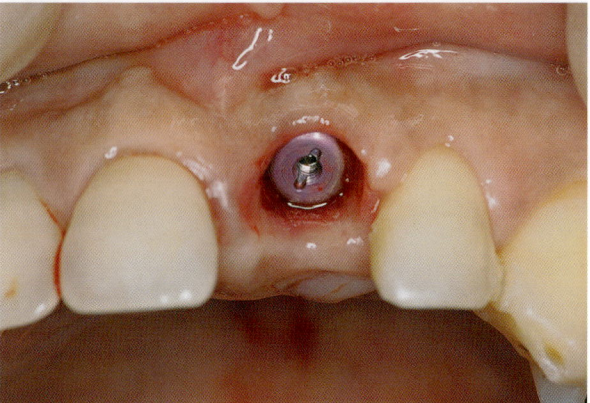

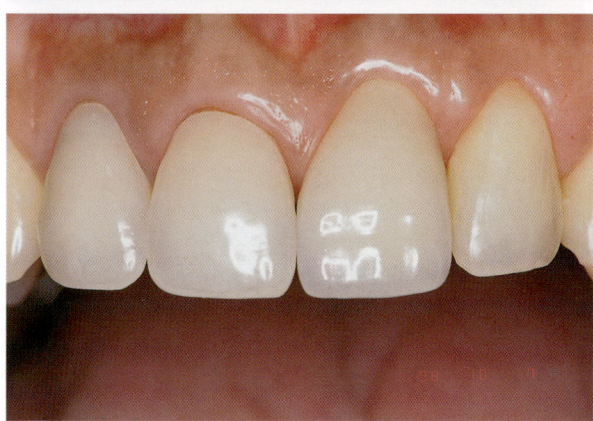

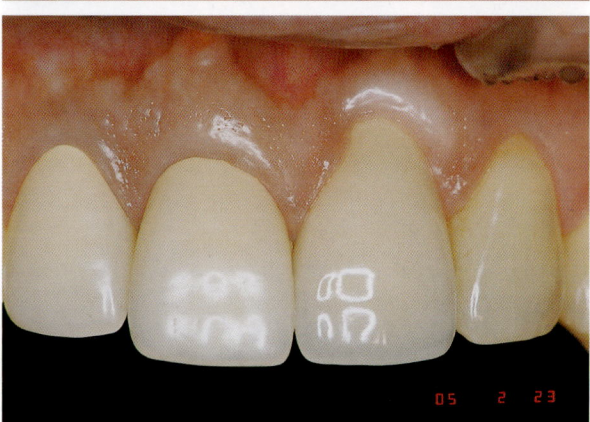

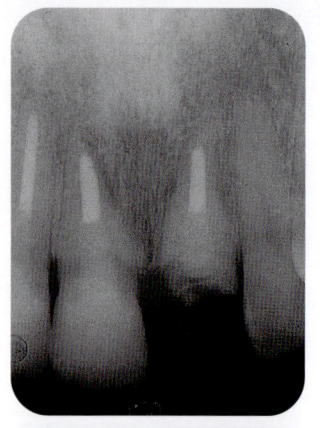

図4-2-3a｜図4-2-3b

図4-2-3a、b　打撲による歯冠・歯根破折によりインプラントによる抜歯後即時埋入（フラップレス）を決定（1998年3月）。aは術前、bは術前のX線像。

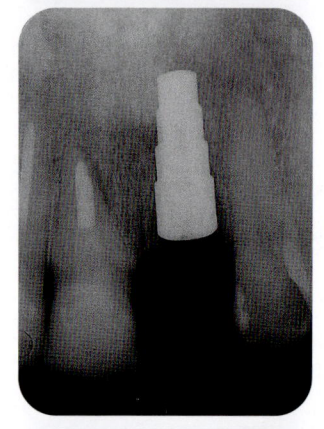

図4-2-3c｜図4-2-3d

図4-2-3c、d　隣接同名歯根の近遠心径に可及的に近似した径のインプラントを埋入したが、埋入方向が不適正で唇側傾斜が強く、両隣接歯の唇側歯頸線を結ぶラインより外側に位置させてしまった。

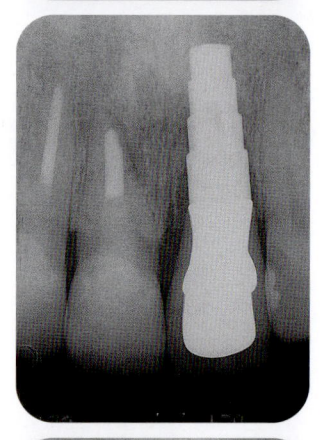

図4-2-3e｜図4-2-3f

図4-2-3e、f　最終補綴装着時の所見。やや厚い歯肉であっても埋入位置・方向の誤りは歯肉形態に反映する。

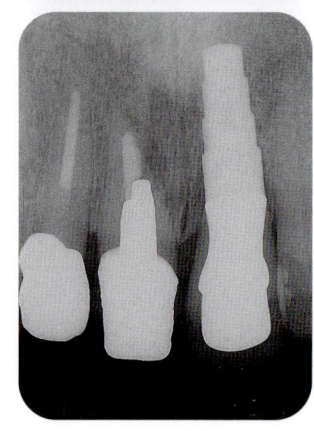

図4-2-3g｜図4-2-3h

図4-2-3g、h　術後。X線像では変化が認められないが、歯肉歯頸線はさらに根尖側に移動している（2005年2月）。

104

4章2　審美性を獲得するためのインプラントの埋入位置

埋入位置・方向を誤った上顎前歯部の不良症例2（図4-2-4a〜g）

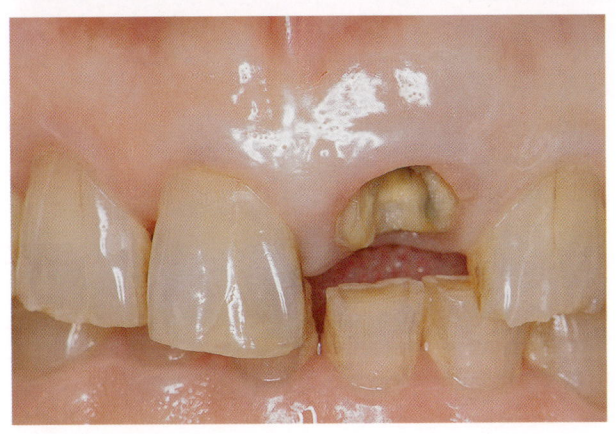

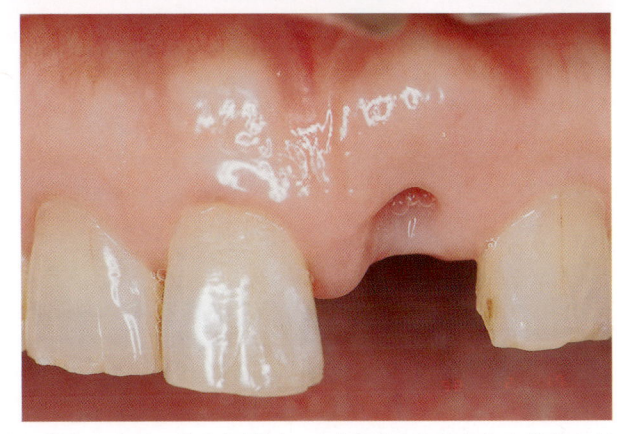

図4-2-4a｜図4-2-4b　図4-2-4a、b　歯根破折による抜歯早期埋入症例。前歯部唇側には咬合由来と思われる外骨症がみられる。

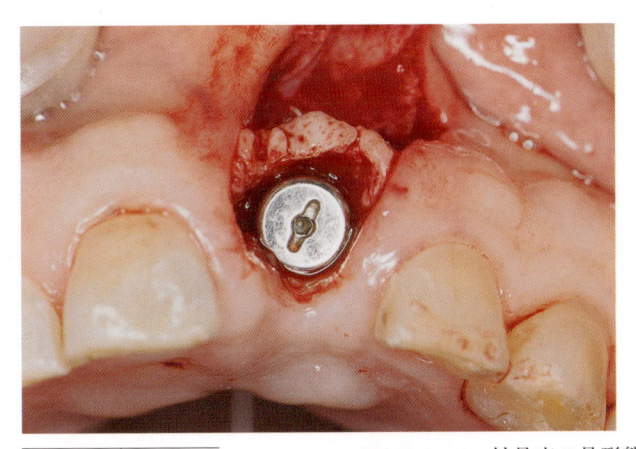

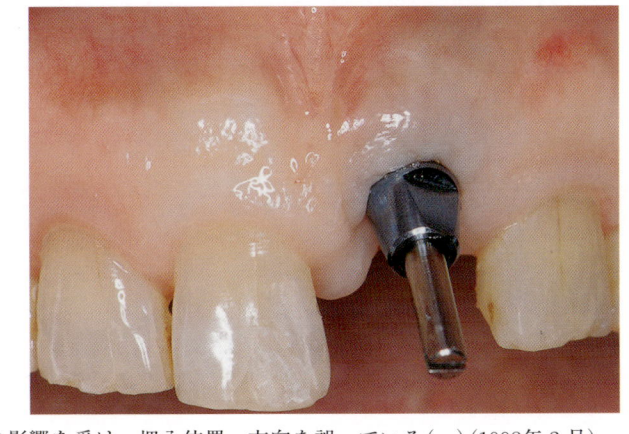

図4-2-4c｜図4-2-4d　図4-2-4c、d　外骨症の骨形態の影響を受け、埋入位置・方向を誤っている（c）（1998年2月）。dは印象採得時。位置・方向の誤りは明瞭である。

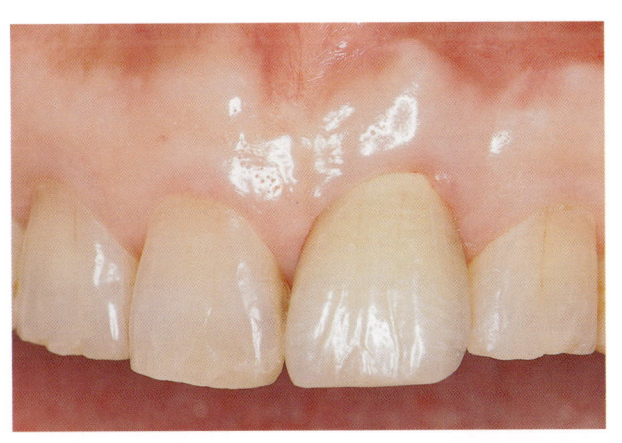

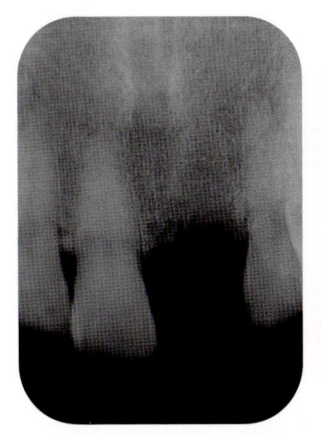

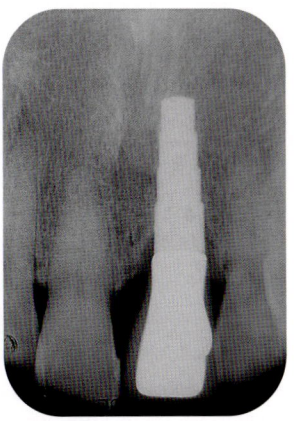

図4-2-4e｜図4-2-4f｜図4-2-4g　図4-2-4e〜g　結果として歯肉歯頸線は根尖側に位置し、審美性は得られていない（e）。fは術前、gは術後のX線像。

105

4章　審美的インプラント修復の実際

埋入位置・方向を誤った上顎臼歯部の不良症例1（図4-2-5a〜j）

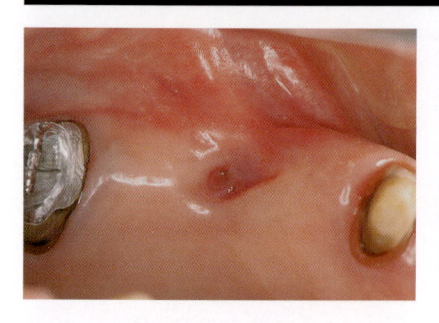

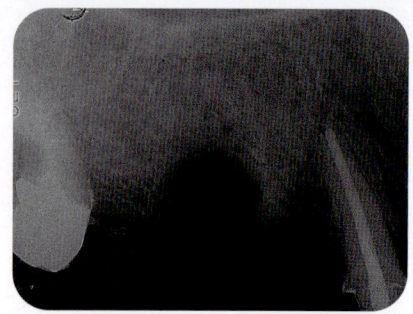

図4-2-5a｜図4-2-5b

図4-2-5a、b　6 5 4|欠損部への症例の術前。5|は進行した歯周炎で抜歯後、早期埋入としている。bはX線像。

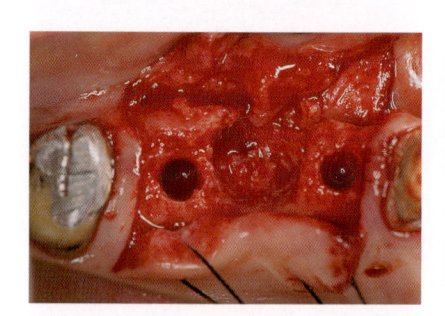

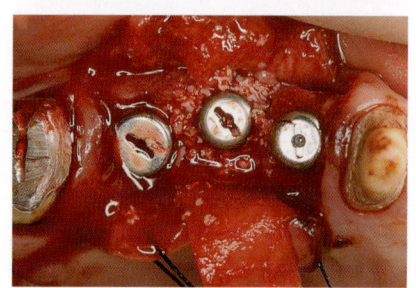

図4-2-5c｜図4-2-5d

図4-2-5c、d　5|抜歯窩の骨欠損は広範囲であり（c）、埋入位置を頬側に誤ってしまった（d）。

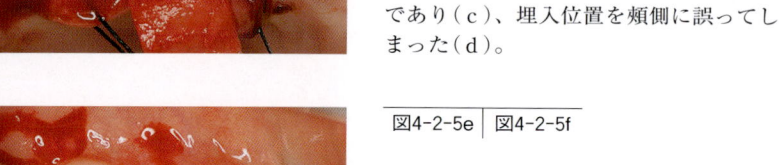

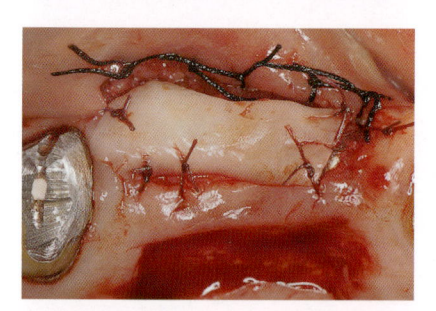

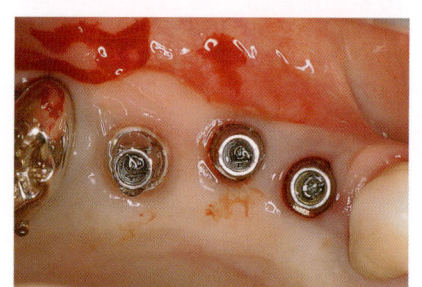

図4-2-5e｜図4-2-5f

図4-2-5e、f　減張切開により頬側可動粘膜は歯槽頂に移動したため、角化粘膜の獲得のため口蓋からの遊離歯肉移植を行う（e）。fは二次手術後を示す。5|のみ頬側に位置している。

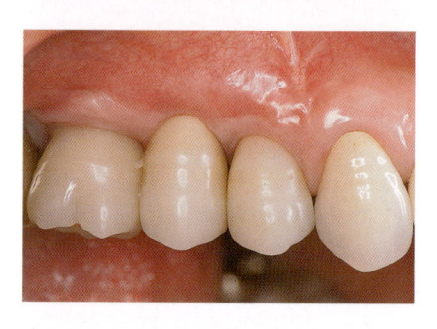

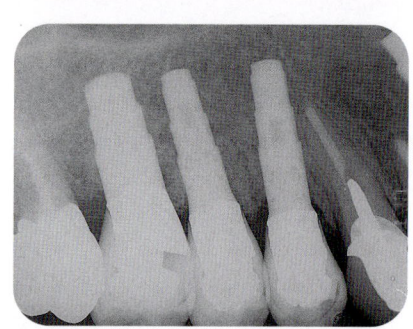

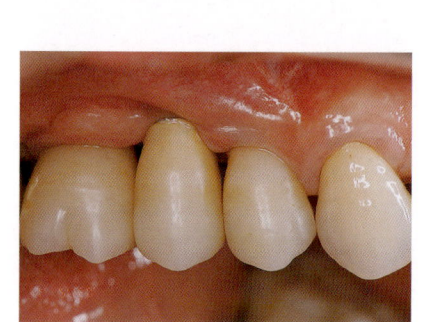

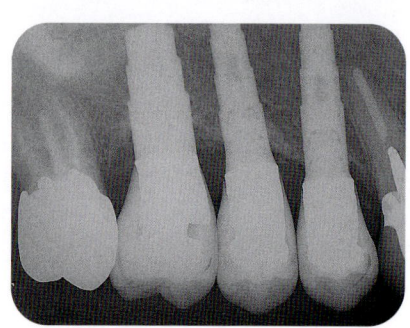

図4-2-5g｜図4-2-5h

図4-2-5g、h　最終補綴装着時。5|歯肉歯頸線が低位にある（1999年11月）。

図4-2-5i｜図4-2-5j

図4-2-5i、j　予後を示す。5|では歯肉移植の効果はなく、頬側歯頸部は可動粘膜が支配し、歯肉歯頸線はさらに根尖側に位置し、プラークコントロールを困難にしている（i）。X線像でもhとの比較で骨吸収が明らかである（j）。

4章2　審美性を獲得するためのインプラントの埋入位置

埋入位置・方向を誤った上顎臼歯部の不良症例2（図4-2-6a〜c）

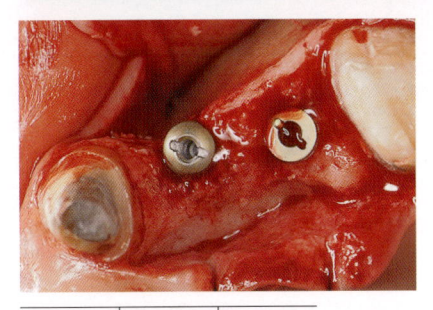

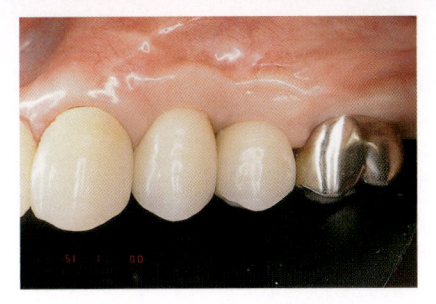

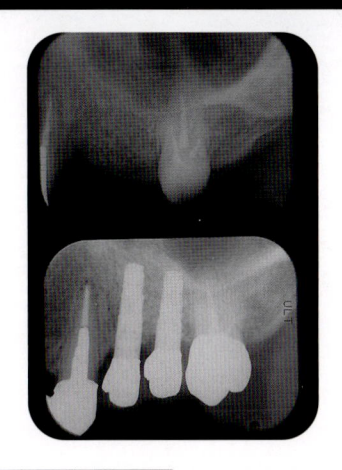

図4-2-6a｜図4-2-6b｜図4-2-6c

図4-2-6a〜c　図4-2-5とほぼ同様にGBR、歯肉移植などの処置を行っているが、インプラントの埋入位置により、結果が異なっている4̲5̲欠損症例である。5̲は3̲6̲の残存歯頬側歯頸部を結ぶラインより内側に位置しているが、4̲インプラントは頬側面がラインに接している（a）（1998年10月）。このわずかな頬舌的位置関係が歯冠・歯肉形態に反映している（b）。cは術前・術後のX線像。

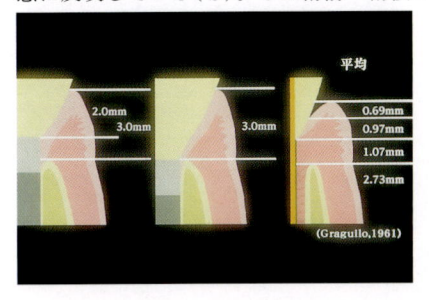

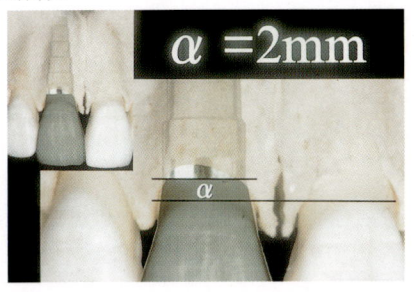

図4-2-7a｜図4-2-7b

図4-2-7a　インプラントにおける生物学的幅径の概念とインプラント上部に付与されている鏡面研磨部の幅を考慮した垂直的埋入位置の決定が重要である。換言すれば鏡面研磨部の幅によっては埋入位置の若干の変更が必要と考えられる。

図4-2-7b　歯肉の厚さ、鏡面研磨部の幅、補綴物の歯肉縁下部分、アバットメントのカラー幅と生物学的幅径を総合的に判断すると歯頸部歯肉縁から約2mm下方に位置させることが好結果を招く。

遊離歯肉移植を行った4̲5̲欠損への症例である。この症例は醜形は呈していないものの、それぞれのインプラントの埋入位置とクラウンの歯肉歯頸線の位置を観察すると、4̲では欠損側隣接歯の頬側歯頸部を結ぶ仮想ラインにインプラント頬側が接しているのに対し、5̲は完全にラインの内側に位置している。この1mm強のわずかな位置の違いが4̲5̲の歯肉歯頸線の位置に反映されている。

これらの臨床的事実から、前歯部・臼歯部にかかわらず、歯肉形態の調和には、まず埋入位置が歯列内か否かで左右されることが理解できよう。

2　垂直的なインプラントの埋入位置

垂直的埋入位置の設定は、インプラントでも指摘されている生物学的幅径（Biologic Width）の概念と上部構造製作の際のアバットメントおよびクラウンの関係により決定される。天然歯での生物学的幅径は結合組織性付着、上皮性付着、歯肉溝のそれぞれの幅を合算した約3mmとされているのに対し、インプラントでは3〜4mmとされている。この数値は粘膜の厚さにも多少の影響を受けると考えられるが決して軽視できない幅とされている。

インプラントでは、各システムによって異なるものの、フィクスチャー上端にはある幅の鏡面研磨面が施されている。この部分は、オッセオインテグレーションに関わらないか関わり難いと考えられ、骨内に位置された場合には結合組織と接し、生物学的幅径の幅に組み込まれると考えられる。したがって、この鏡面研磨部の幅は、生物学的幅径の観点から垂直的埋入位置の設定に重要な臨床的意味をもつことになる。

図4-2-7aは、天然歯での生物学的幅径の関係とインプラントのそれを示したものである。骨頂から歯肉頂までを3mmに設定し、鏡面研磨部の幅を1.5mmとした場合の埋入深さと生物学的幅径の関係を示している。図中左では予測する歯頸線から2mm低位に設定した場合、図中真中では3mmに設定した場合である。2mmとした場合の生物学的幅径は、計算上では3.5mmとなり、3mmでは4.5mmとなり、鏡面研磨部を1mmとした場合では、それぞれの場合で3mmと4mmに計算される。

4章　審美的インプラント修復の実際

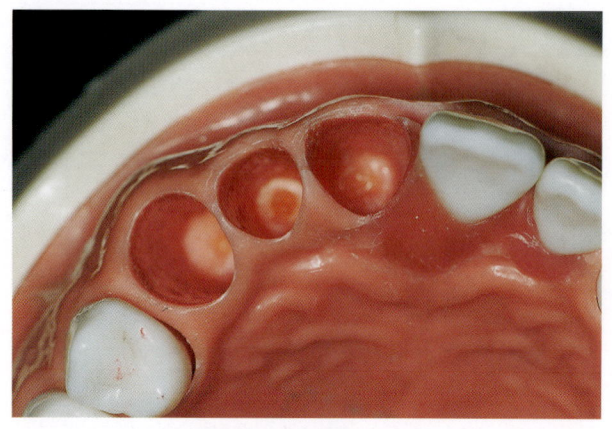

図4-2-8　前歯の抜歯窩歯肉縁形態。歯種によって近遠心径と唇舌径の比率が異なる。

表4-2-1　天然歯歯頸部の近遠心幅径と唇舌幅径

上顎部位	近遠心幅径(mm)	唇舌幅径(mm)
中切歯	7.0	6.0
側切歯	5.0	5.0
犬歯	5.5	7.0

天然歯では中切歯のみ、唇舌幅よりも近遠心幅径が長い。
（ホイーラーの解剖学より引用・改変）

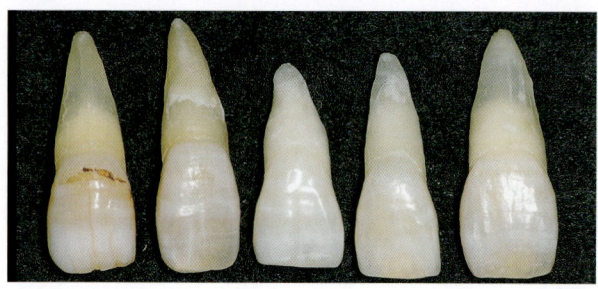

図4-2-9a｜図4-2-9b　図4-2-9a、b　いずれも右側中切歯の抜去歯5例における歯冠・歯根形態を示す。aは唇側面、bは近心面観であるが、すべて形態が異なっている。

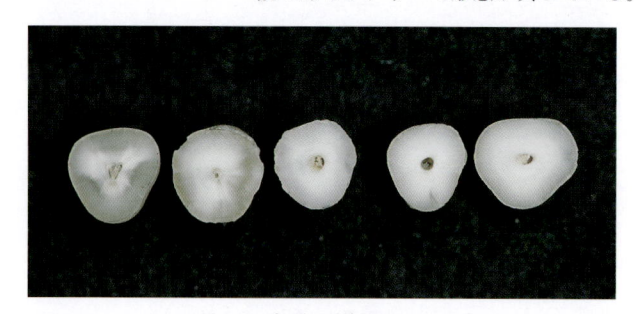

図4-2-9c　a、bで示した歯牙の唇側CEJから根尖側に2mmの位置で水平断した根面形態を示す。この位置は、歯肉縁から根尖側に約2mmの位置に埋入したインプラント頂が位置する抜歯窩形態でもある。歯肉縁形態とは異なる多様な形態を示す。

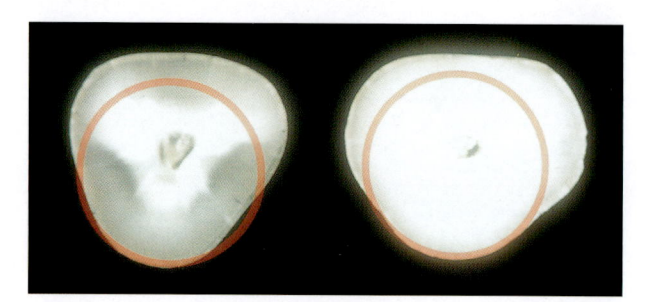

図4-2-10　根断面形態（抜歯窩形態）が異なる図4-2-9の両端の2例を示す。図左をTypeA、図右をTypeBとすると、Aでは、抜歯窩近遠心径と舌径はほぼ同径に対しBでは唇舌径が短い。したがって、Bでは唇舌径を優先させた埋入位置とインプラントサイズの選択が有効である。

これは計算上のことであるが、採用するインプラントの鏡面研磨部の幅と垂直的埋入位置の関係は、軟組織の厚さを含めて考慮に入れる必要があると考えている。

　上部構造の観点からも、クラウンマージンが歯肉縁下に設置されることと、アバットメントのカラーの幅を合算すると、インプラント頂から歯肉頂までは約2mm程度の幅が必要と考えられるが（図4-2-7b）、骨頂との位置的関係も重視すべきことは当然である。

3　抜歯窩形態および埋入位置

1）抜歯窩の近遠心径および唇舌径

　天然歯の歯冠や歯根形態には固体差があり、それを理解しておくことも埋入位置の設定には重要である。

　図4-2-8は上顎前歯部の中切歯から犬歯までの歯肉縁形態の模型図である。この部位は天然歯の歯頸部形態とも一致することになるが、この部位の近遠心径と唇舌径

を計測したものが表4-2-1である。これによると中切歯のみが唇舌径より近遠心径が長く、側切歯は等長で犬歯では唇舌径のほうが長くなっている。

また、図4-2-9a、bに示している5歯は、いずれも抜歯された上顎右側中切歯で、aは唇側から、bは近心からみた歯冠・歯根形態である。このように並べてみると、わずかに5例ではあっても歯冠・歯根比をはじめそれぞれの歯冠・歯根形態やCEJを境界とする歯冠から歯根への移行部の形態が異なっていることが観察される。この5例の抜去歯を唇側CEJから根尖側に、2mmの位置で水平断した根の断面形態が図4-2-9cである。

同一歯種であっても、歯冠・歯根形態と同様に歯根の断面形態にも固体差があり、特に唇舌幅径と近遠心幅径の比率に注目すると明らかな相違が認められる。また、この断面形態は、垂直的埋入位置をCEJから2mm根尖側に設定した場合のインプラント頂と一致する部位の抜歯窩形態でもあることを考えると、抜歯後即時埋入、早期埋入の際の埋入位置の設定およびインプラントサイズの選択に重要な指針を示していることになる[3]。

審美修復の達成には、埋入位置を歯列内に設定すること、前歯部では唇側骨板が薄いため舌側骨壁をガイドとすることが適正であるということを前にも述べた。抜歯窩の舌側骨壁をガイドとし、しかも歯列内に埋入するということは、ここで示す抜歯窩の唇舌径を重視することで可能となる。

図4-2-10は、図4-2-9cに示した歯根断面から、形態がまったく異なる左右両端の2例を選び、適正と思われるインプラントサイズと埋入位置を想定したシェーマである。左は唇舌径と近遠心径がほぼ等長の形態で、これを仮にTypeAとし、右は唇舌径より明らかに近遠心径が長くこれをTypeBとする。ここに唇舌的な埋入条件を満たすインプラント（〇で表示）を設定すると、TypeAでは唇舌的な位置に加えて近遠心的にほぼ歯根形態に準じたインプラントサイズの応用が可能であることがわかる。

前項で提示した図4-1-4、5は、このTypeAに該当していると考えられ、隣接同名歯の近遠心的歯根幅径に準じたサイズのインプラントを応用することで目的を達成している。臨床で注意を要するのはTypeBの形態で近遠心的歯根幅径に準じたサイズでは抜歯窩内より唇側に位置させることになり歯列外への設定となる。この場合、当然のことながら、歯肉歯頸線は根尖方向に位置し、歯肉形態の不調和を招く。

以上のことから、近遠心径も決して軽視できないが唇舌径を重視し、唇舌的に適正な埋入位置の設定を優先させることが賢明であろう。特にフラップレスでの埋入手術では十分に考慮しなければならないことである。

図4-2-11は、抜歯後早期埋入症例であり、TypeBと思われる抜歯窩に対して、隣接同名歯根の近遠心径に準じた埋入を行い、歯肉歯頸線の不調和をきたした反省症例である。

抜歯理由は歯根破折で、歯肉に感染を伴う腫脹が認められたため抜歯後2週に埋入手術を行っている。抜歯窩では唇側骨縁に裂開（Dehiscence）が認められ、根尖方向に開窓（Fenestration）も確認された。舌側骨壁をガイドとした埋入方向に誤りはないが、隣接同名歯根の近遠心径に準じたインプラントを選択したことで骨裂開部よりインプラント唇側面が唇側に位置し、両隣接歯の唇側歯頸部を結ぶ仮想ラインをオーバーして位置させることになった。この誤りが歯肉歯頸線の不調和を招き、不良な結果となっている。唇舌径を厳しく考慮してワンサイズ細い径のインプラントで対応すべきであった。

この症例はこの後、プラットフォームスイッチング[4,5]の考えを参考に、新たな対応を試みることで歯肉形態の改善を果している。

2）適正な埋入位置獲得のための指標の設定

目的とする位置に正確に埋入するには、指標となるものが必要となる。サージカルテンプレートの利用も一法であるが、これは主に複数歯にわたる場合に応用される。前歯部を含む1～2歯の少数歯欠損では、欠損側両隣在歯を埋入位置の指標とする方法がある。この方法の利点は、埋入窩の形成時のどのステップでも随時、位置の確認が可能であり、しかも簡便であることから一般的に採用されているが、隣在歯のどの部位をガイドとするかが重要になる。

図4-2-12a～cは、両隣在歯の切縁を結ぶラインを指標とした場合を示しているが、術者の頭位や目線の変化に

4章　審美的インプラント修復の実際

抜歯窩唇舌径を誤った症例（図4-2-11a〜j）

|図4-2-11a|図4-2-11b|

図4-2-11a、b　歯根破折による抜歯後2週。歯頸部組織は根破折による感染により、やや陥凹している。

|図4-2-11c|図4-2-11d|

図4-2-11c、d　cの術前では抜歯窩歯肉の閉鎖がみられる。dは埋入前の骨形態を示す。骨縁の裂開と骨尖側の開窓が認められる。

|図4-2-11e|図4-2-11f|
|図4-2-11g|図4-2-11h|

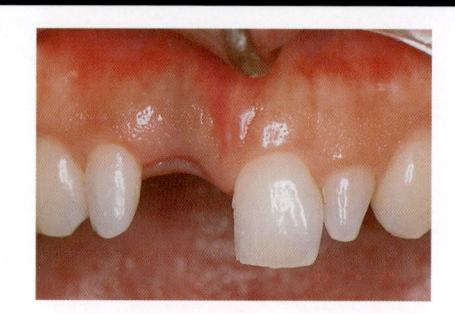

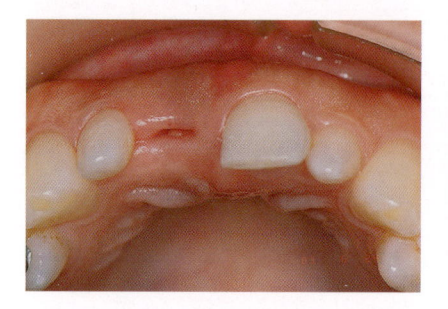

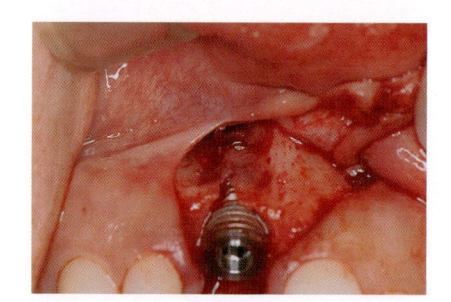

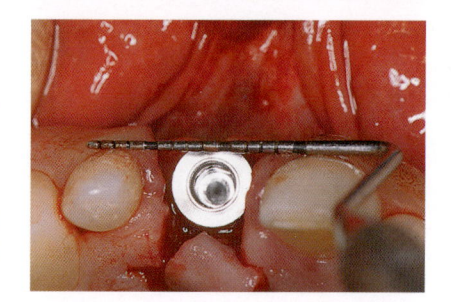

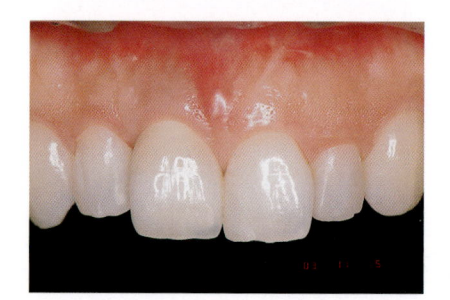

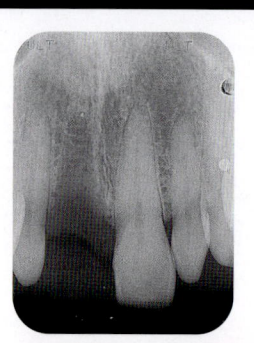

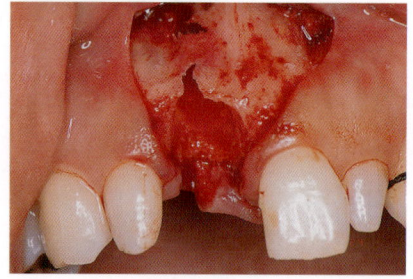

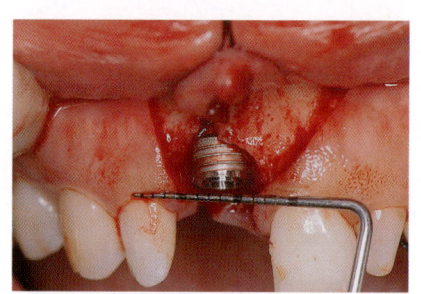

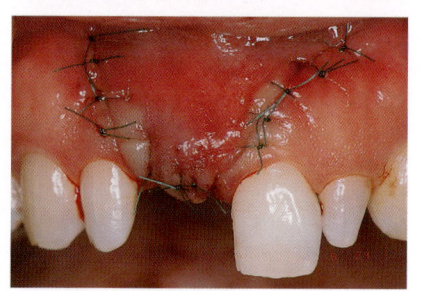

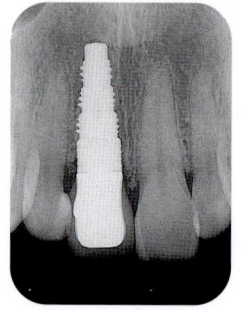

図4-2-11e〜h　e〜gは埋入位置を示す。反対側同名歯の近遠心的歯根幅径に準じたサイズのインプラントを使用したことで、インプラントの唇側が歯列外に位置することになった。垂直的位置は問題がないが、このことが不良な結果を招いた。hは縫合時。

|図4-2-11i|図4-2-11j|

図4-2-11i、j　最終補綴物装着時（i）とX線像（j）。反対側同名歯根の近遠心径とほぼ同径のインプラントで修復したが、インプラント唇側を歯列外に位置させたため、歯肉歯頸線が根尖側に低位に位置している。

4章2　審美性を獲得するためのインプラントの埋入位置

適正な埋入位置獲得のための指標の設定（図4-2-12〜14）

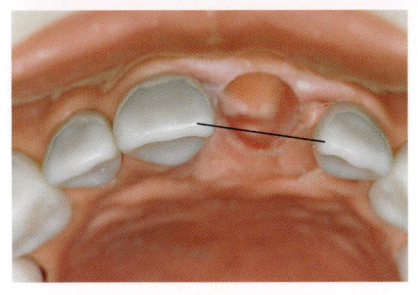

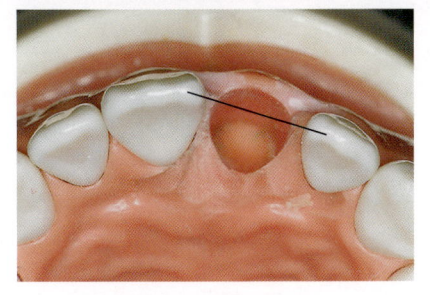

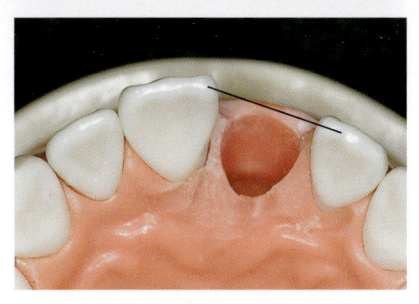

| 図4-2-12a | 図4-2-12b | 図4-2-12c | 図4-2-12a〜c　両隣接歯の切縁を結ぶラインをガイドとした場合、頭位や目線の変更により位置的関係は変化する。（文献8より引用・改変） |

| 図4-2-13a | 図4-2-13b | 図4-2-13c | 図4-2-13a〜c　両隣接歯の唇側最大豊隆部を結ぶラインを指標とした場合を示す。目線や頭位の変更による位置的変化は免れない。（文献9より引用・改変） |

| 図4-2-14a | 図4-2-14b | 図4-2-14c | 図4-2-14a〜c　唇側歯頸部を結ぶラインをガイドした場合を示す。ガイドとするラインの基準が固定されていること、ガイドラインが埋入窩に近接することで比較的頭位や目線の影響を受けない。著者らが推奨してきたもっとも簡便で有効な設定基準である。 |

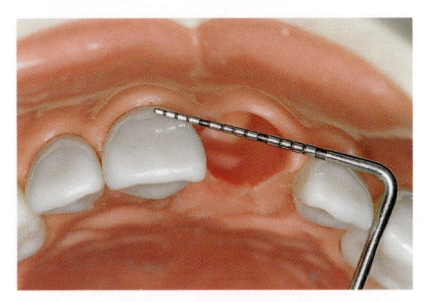

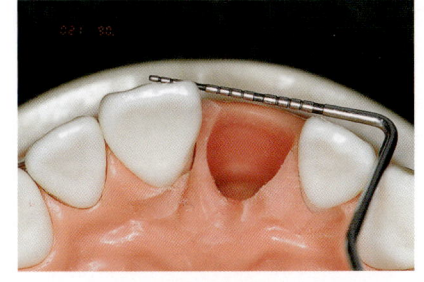

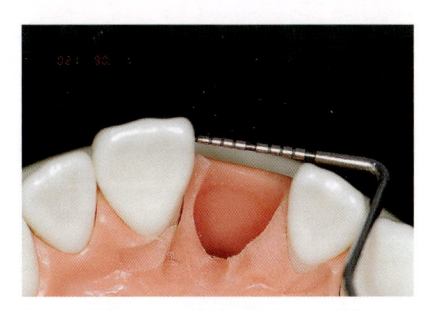

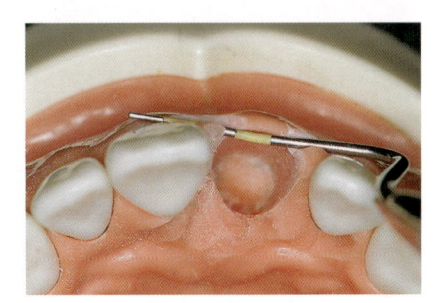

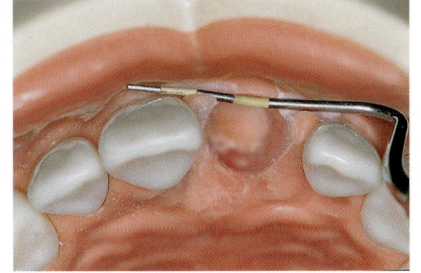

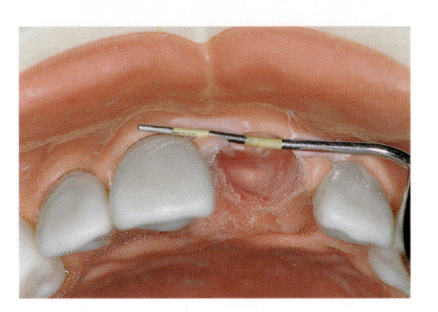

より、切縁を結ぶラインと埋入部位との位置的関係は大きく変化し、確実性に乏しい。

図4-2-13a〜cのように、両隣接歯の唇側最大豊隆部を結んだラインを指標とした場合でも[6]、頭位や目線の違いによる位置的関係の変化は大きく慎重さを要する。

図4-2-14a〜cは、唇側歯頸部を結ぶラインをガイドとした場合であるが、ガイドラインが埋入窩に近接することで頭位や目線の影響を比較的受けることなく所定の埋入位置を獲得しやすい。しかし、全層弁で剥離した場合の骨頂と接する歯頸部と歯肉を温存したデザインでの歯頸部では、後者は歯肉縁が基準点となる。埋入位置は骨形態との位置的関係により決定されるため後者では誤差の原因を生じやすいことに留意すべきである[7〜9]。

この指標に基づく埋入位置の決定は、抜歯後即時あるいは早期に限った方法ではなく、待時埋入（Delayed Placement）といわれる日常的な症例でも効果的である。

4　埋入位置設定のまとめ

審美的インプラント修復の達成には、歯肉歯頸線を含

4章 審美的インプラント修復の実際

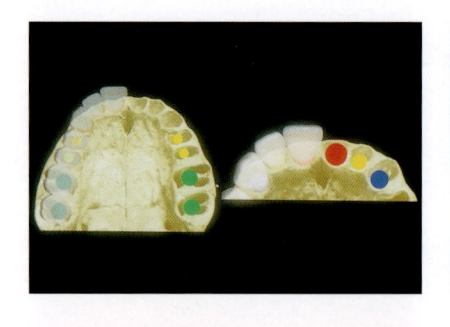

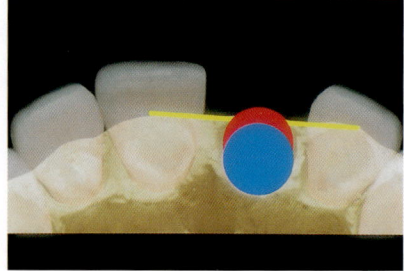

| 図4-2-15 | 図4-2-16 |

図4-2-15 いかなる部位であっても埋入位置は歯列内に設定することを原則とする。
図4-2-16 前歯部では欠損側隣接歯の唇側歯頸部を結ぶ仮想ライン（黄）を決してオーバーラインしないことと（赤）、舌側歯肉歯頸線が調和する位置に設定すること（青）。

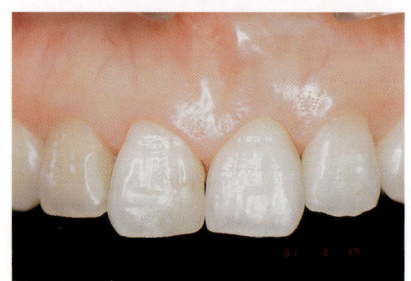

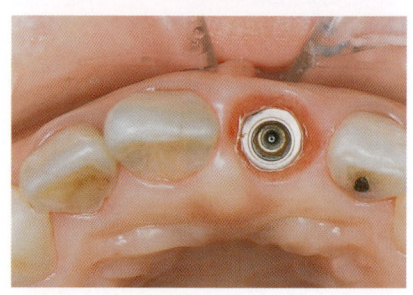

| 図4-2-17a | 図4-2-17b |
| 図4-2-17c | 図4-2-17d |

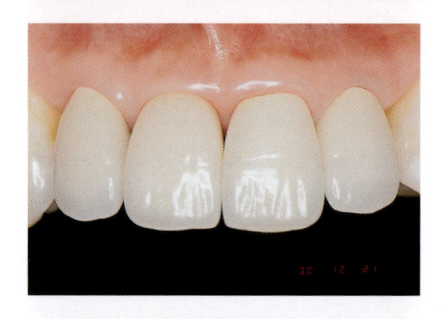

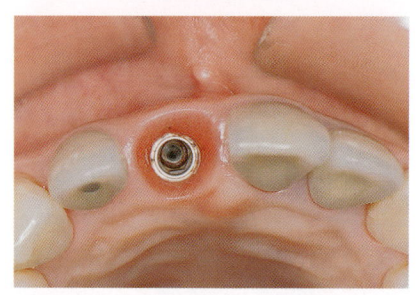

図4-2-17a〜d 図4-2-15、16に従った埋入位置と唇・舌側の歯肉歯頸線の調和を示す。

図4-2-18 抜歯窩形態には固体差があることを理解したうえで、近遠心径より唇舌径を重視した埋入位置の設定とインプラントサイズの選択をすること。○は危険域である。

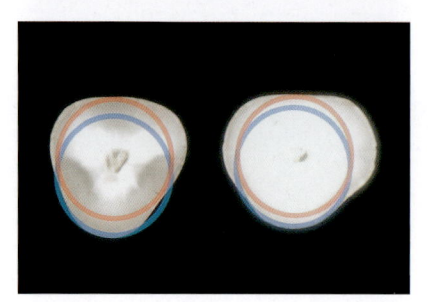

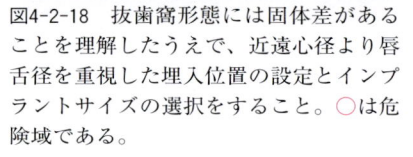

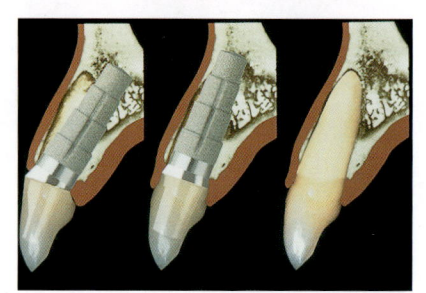

図4-2-19 埋入方向は抜歯窩舌側骨壁に従った方向をガイドとして、唇側骨板には触れない方向とする。仮に唇側骨板をガイドとした場合、舌側骨板をガイドとした場合よりも唇側傾斜が大きくなり、歯肉歯頸線の低位を招く。

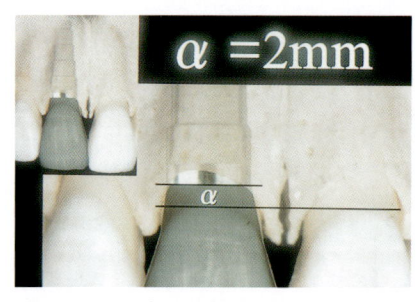

図4-2-20 歯肉歯槽粘膜の厚さと生物学的幅径に加えてインプラントの鏡面研磨面の幅を考慮した位置に設定する。インプラント頂を予測する歯肉歯頸線より約2mm下方に設定することが賢明である。

む歯肉形態が歯冠形態とともに歯列内で調和していることが求められ、そのための適正な水平・垂直的埋入位置の設定が結果を左右することを前項までに述べた。このことは重要なことなので、改めて埋入位置の設定の原則について簡略にまとめる。

（1）いかなる部位であっても、埋入位置は歯列内に設定することを大原則とし、唇・頰側歯肉歯頸線だけではなく、舌側歯肉歯頸線も歯列内で調和する位置とする（図4-2-15）。

（2）特に前歯部では両隣接歯の唇側歯頸部を結ぶ仮想ラインをガイドとしてその舌側にインプラントを位置させ、決してオーバーラインしないこと（図4-2-16）。

（3）即時埋入でも早期埋入でも（1）、（2）に挙げた原則に従う（図4-2-17a〜d）

（4）抜歯窩形態からは、近遠心径より唇舌径を重視し、唇舌的埋入位置を優先させる。そのためには、インプラインのサイズの選択には、慎重でなければならない（図4-2-18）

（5）埋入方向は抜歯窩舌側骨壁に沿った方向とし、唇側骨板には触れない方向とする（図4-2-19）
（6）垂直的埋入位置（埋入深さ）は予測する唇側歯肉歯頸線より約2mm根尖側に設定する（図4-2-20）。

参考文献
1. 江澤敏光. 現代日本人乾燥頭蓋における歯槽骨の厚さおよび形態について. 日歯周誌 1984；26(2)：243-256.
2. Carlsson GE, Thilander H, Hedegard B. Histologic changes in the upper alveolar process after extractions with or without insertion of an immediate full denture. Acta Odontol Scand. 1967 ;25(1): 21-43.
3. Schulte W, Heimke G.［The Tubinger immediate implant］Quintessenz. 1976 ;27(6): 17-23.
4. Grunder U, Gracis S, Capelli M. Influence of the 3-D bone-to-implant relationship on esthetics. Int J Periodontics Restorative Dent. 2005 ;25(2):113-119.
5. Lazzara RJ, Porter SS. Platform switching: a new concept in implant dentistry for controlling postrestorative crestal bone levels. Int J Periodontics Restorative Dent. 2006 ;26(1):9-17.
6. Saadoun AP, LeGall M, Touati B. Selection and ideal tridimensional implant position for soft tissue aesthetics. Pract Periodontics Aesthet Dent. 1999 ;11(9): 1063-1072.
7. 榎本紘昭, 古川達也, 杉山貴彦. インプラント上部構造における審美性と清掃性の共存をめざして：-下顎臼歯部での歯間乳頭獲得のティッシュマネージメント-. Quintessence DENT Implantol 1998；5(2)：51-65.
8. 榎本紘昭, 野澤 健, 杉山貴彦, 鶴巻春三. インプラント修復における審美性と清掃性の共存をめざして. QDT 1998；23(6)：26-40.
9. 榎本紘昭, 野澤 健, 杉山貴彦, 鶴巻春三. インプラント修復における審美性と周囲組織との調和. QDT 1999；24(6)：26-40.

榎本臨床から一言

埋入に際しては、まず欠損側残存歯の唇・頬側歯頸部を結ぶファールラインをオーバーしないよう歯列内に設定すべし

4章3 プロビジョナルクラウンの調整によるインプラント周囲組織の誘導

1 プロビジョナルクラウンの調整

　インプラント修復において審美性を獲得するためには、隣接残存歯の歯肉歯頸線と歯間乳頭の連続性を回復しなくてはならない。そのためには、最終的なイメージから逆算し、補綴学的および解剖学的な制約を考慮した位置への正確なインプラントの埋入と、歯牙喪失による周囲組織の萎縮を考慮したティッシュマネージメントが不可欠である。しかし、それだけではインプラント周囲歯肉のスキャロップフォームを得ることはできない。

　基本的に、インプラント上端部から歯肉縁までの形態、すなわち歯肉（サブジンジバルカントゥア）によって歯肉歯頸線と歯間乳頭は形作られる（図4-3-1）。頬側のカントゥアが歯肉歯頸線の位置と形態に、近遠心のそれが歯間乳頭の形態に影響を与える（図4-3-2）。したがって、二次手術終了後にプロビジョナルクラウンを装着して歯肉スキャロップフォームを誘導していくことになる。過去の経験より、周囲歯肉はインプラントを被覆するように絶えず働いているように思われる。なぜなら、プロビジョナルクラウンが脱離してしまった場合、歯肉はすぐにアバットメントに接するように形態を変化させてしまい、歯頸線は頬側から見れば歯冠側方向に移動し、また歯間乳頭部の組織は高径を失うからである（図4-3-3）。したがって、歯肉自体がインプラントを被覆しようとする力に拮抗するプロビジョナルクラウンの形態を付与することで、歯肉スキャロップフォームが得られ、安定するものと考えられる。

2 インプラント周囲組織の誘導

　歯肉歯頸線に関しては、野澤ら[1]の報告によってインプラント上端部より2mmの高さの軟組織を安定して維持するためには、少なくともそれより広い3mm程度の幅が必要になる。すなわち、インプラント頬側歯肉の厚みを考慮して、プロビジョナルクラウンの頬側サブジンジバルカントゥアを調整していかなくてはならない。

　歯間乳頭に関しては、同部の組織量の確保がもっとも重要である。特に、インプラント間では、同部の組織量が十分に確保されていなければ、良好な結果を得ることはできないため、非常に困難とされている。プロビジョナルクラウンの近遠心側サブジンジバルカントゥアを調整し、歯間乳頭部組織を適度に押すことによって同部の高径が形作られ、それにより維持される（図4-3-4～7）。

　サブジンジバルカントゥアの調整に関しては、生体との対話が重要であり、「息苦しさ」を感じさせるような形態を付与しては、生体側の反応を十分に利用することはできない。また、歯科技工士との十分な連携が必要になることは言うまでもない。

謝辞

　本章に関しましては、杉山貴彦氏より多大なるご協力をいただきました。心より感謝申し上げます。

4章3 プロビジョナルクラウンの調整によるインプラント周囲組織の誘導

サブジンジバルカントゥアの形態の違いがインプラント周囲の歯肉形態に影響を与えた症例（図4-3-1a〜f）

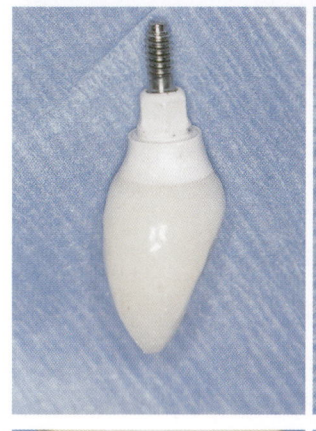

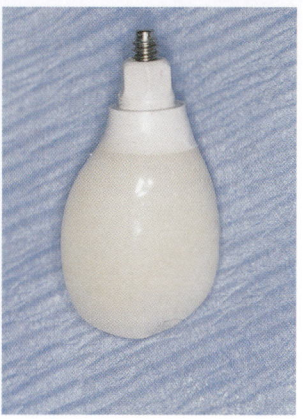

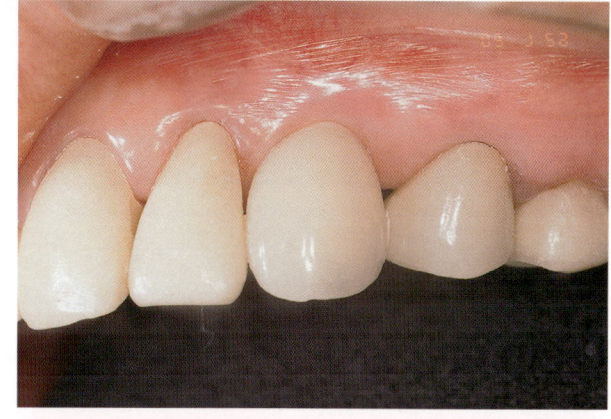

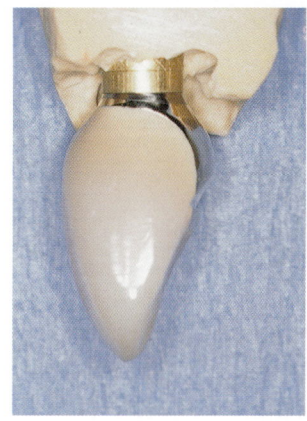

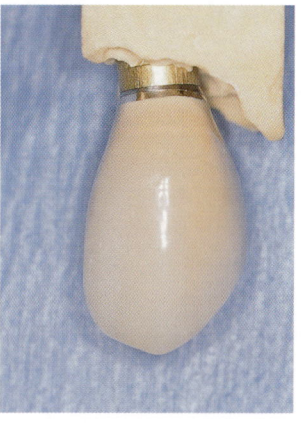

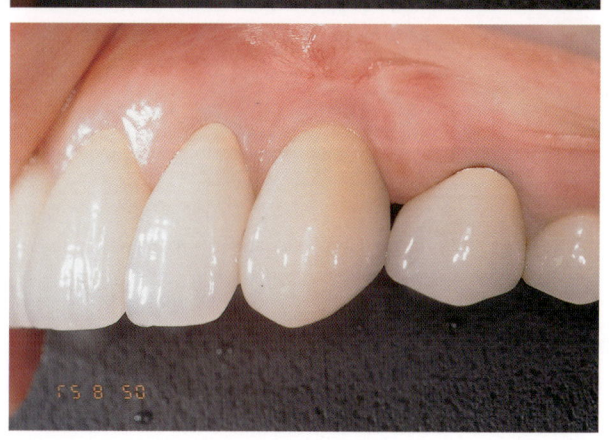

図4-3-1a	図4-3-1b	図4-3-1c
図4-3-1d	図4-3-1e	図4-3-1f

図4-3-1a〜f 上顎左側犬歯部へのインプラント修復。プロビジョナルクラウンと最終的な上部構造体の歯肉縁下のサブジンジバルカントゥアの形態の違いが、インプラント周囲の歯肉形態に影響を与えることがわかる。

図4-3-2 インプラント上端部から歯肉歯頸線までの形態、すなわちサブジンジバルカントゥアがインプラント周囲の軟組織の形態に影響を与える。頬側のカントゥアが歯肉歯頸線の位置と形態に、近遠心のカントゥアが歯間乳頭の形態に大きく関与する。インプラント上端部周囲の軟組織量を考慮した調整が要求されるが、歯科技工的な自由度を考慮した埋入がなされていなければ調整することはできない。

図4-3-3a プロビジョナルクラウンによって誘導されたインプラント上端部周囲軟組織。インプラント部の歯肉歯頸線と歯間乳頭を形成するためには、周囲軟組織量を考慮したサブジンジバルカントゥアの調整が必要となる。

図4-3-3b プロビジョナルクラウン脱離から1日後の状態。プロビジョナルクラウンが脱離すると周囲軟組織を誘導している後ろ盾がなくなるため、歯肉歯頸線も歯間乳頭もその形態が崩れてしまう。インプラント上端部周囲軟組織は絶えずインプラントを被覆するように働いている。

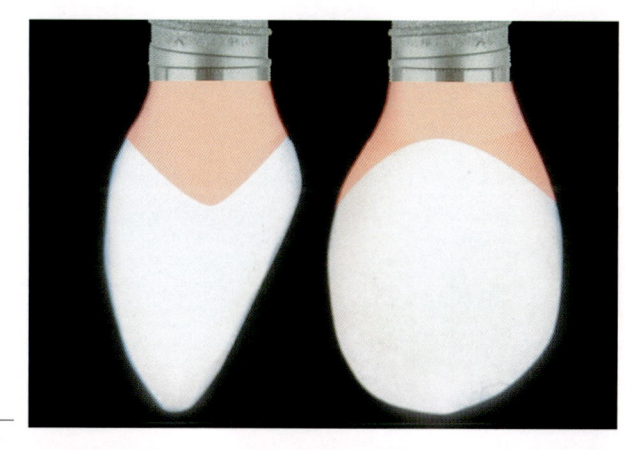

図4-3-3a	図4-3-3b

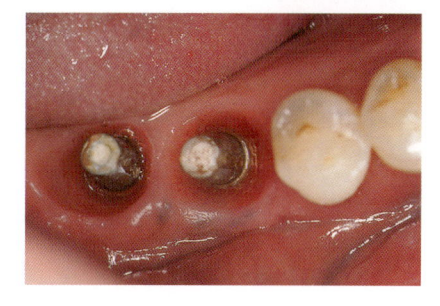

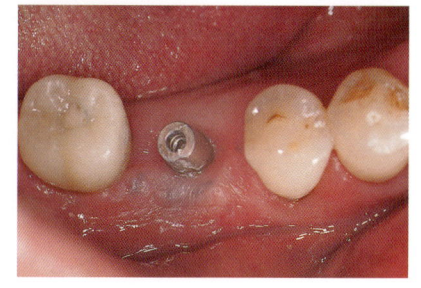

115

4章　審美的インプラント修復の実際

頬側のサブジンジバルカントゥアを大胆にえぐるように調整した症例（図4-3-4a〜f）

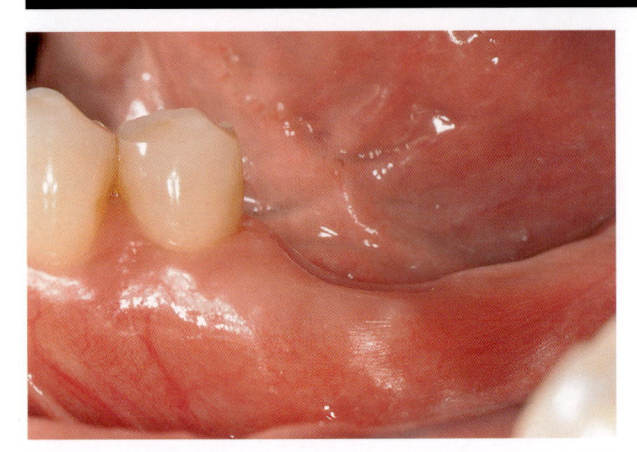

図4-3-4a　下顎左側大臼歯欠損部にインプラント治療を応用した。

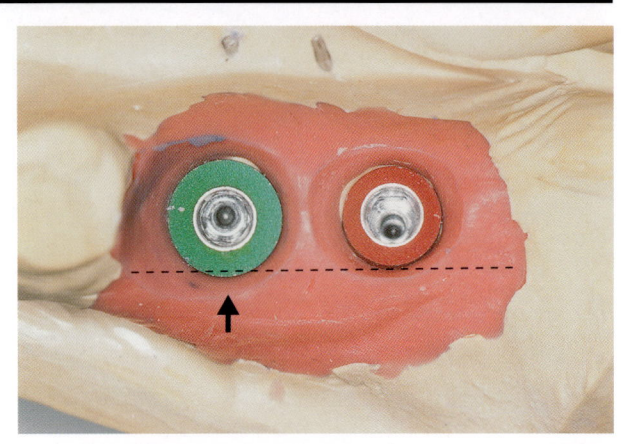

図4-3-4b　下顎左側第一大臼歯部のインプラントの埋入位置が頬側寄りになっている（↑）。

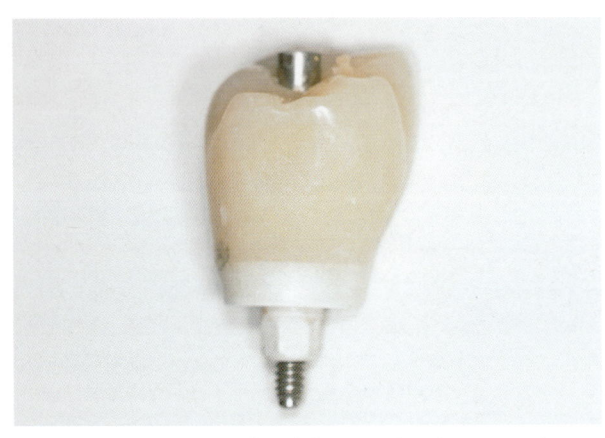

図4-3-4c　そのため、同部の頬側サブジンジバルカントゥアは、インプラント上端部よりほぼストレートに立ち上げることしかできなかった。

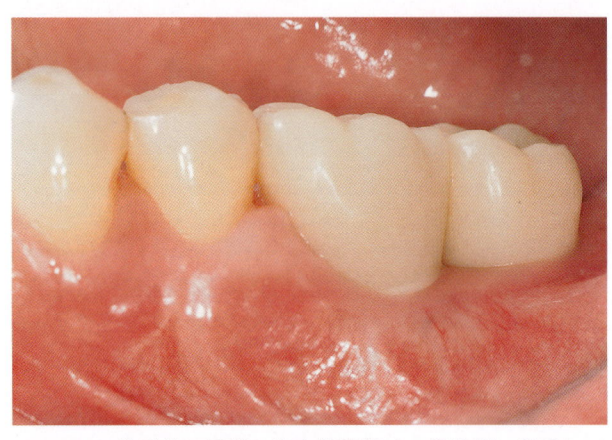

図4-3-4d　結果的に同部の歯肉歯頸線は、根尖側に移動してしまい、隣在天然歯ならびに第二大臼歯のインプラント部との調和は得られなかった。

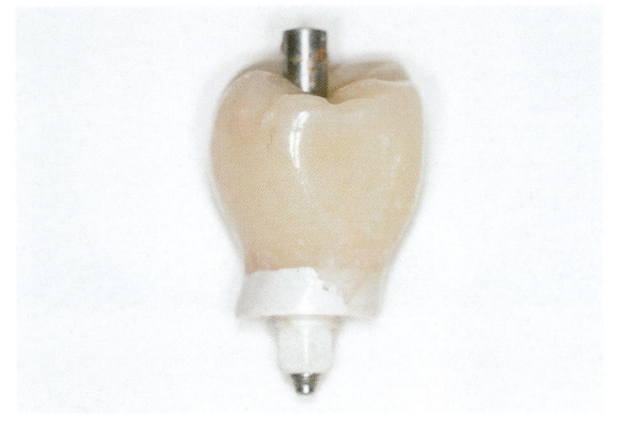

図4-3-4e　頬側のサブジンジバルカントゥアを大胆にえぐるように調整した。

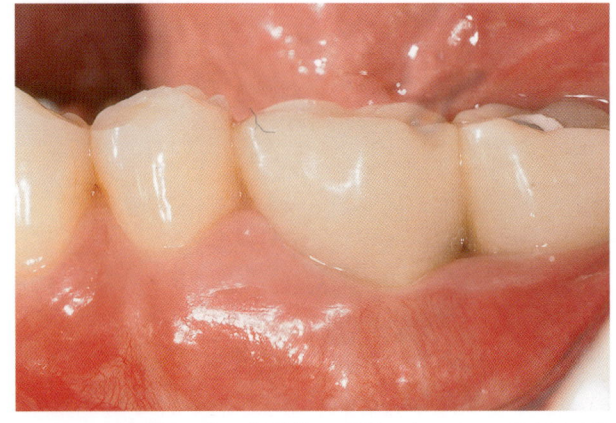

図4-3-4f　調整から約1週間後の所見であるが、下顎左側第一大臼歯部の歯肉歯頸線が、歯冠側に移動した。この症例により、プロビジョナルクラウンの頬側のサブジンジバルカントゥアが、歯肉歯頸線の位置に強い影響を与えることが理解できる。

4章3　プロビジョナルクラウンの調整によるインプラント周囲組織の誘導

歯間乳頭部のサブジンジバルカントゥアをレジンを築盛して調整した症例（図4-3-5a～n）

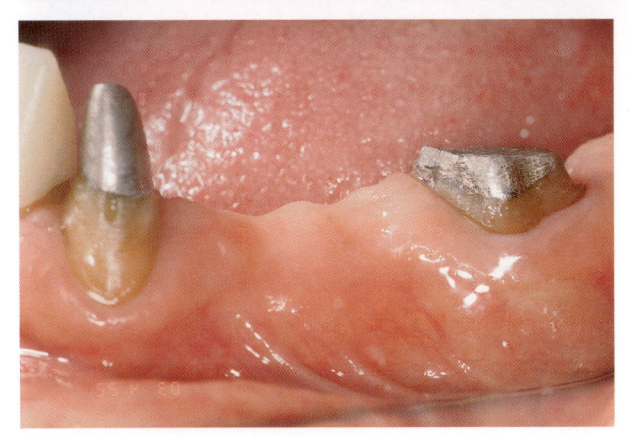

図4-3-5a　左側下顎小臼歯連続欠損にインプラントを応用した。

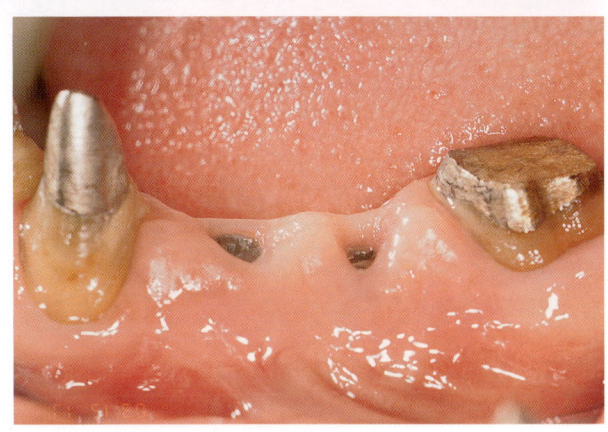

図4-3-5b　二次手術後の状態。ジンジバルフォーマーの形態によってインプラント周囲軟組織は維持されている。この状態からプロビジョナルクラウンによりインプラント上端部周囲軟組織の形態を誘導し歯頸線と歯間乳頭の調和をはかる。

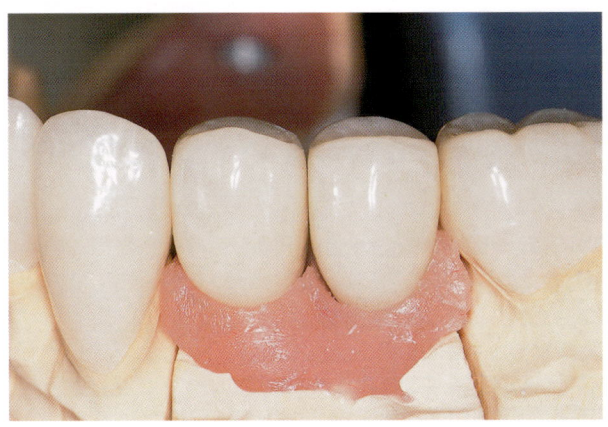

図4-3-5c　模型上で歯科技工士による理想的なサブジンジバルカントゥアを付与したプロビジョナルクラウンの製作。

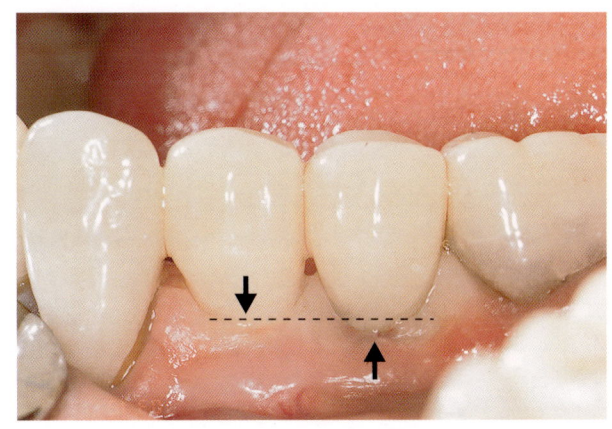

図4-3-5d　プロビジョナルクラウンの装着。第一小臼歯（↓）よりも第二小臼歯の歯頸線（↑）が根尖側に位置している。

図4-3-5e	図4-3-5f
図4-3-5g	図4-3-5h

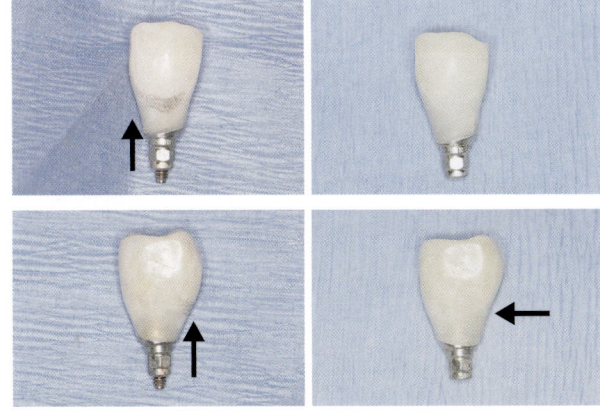

図4-3-5e～h　第二小臼歯のプロビジョナルクラウンの頬側の歯肉歯頸線の位置を口腔内でマーキングし（↑）、サブジンジバルカントゥアをややアンダーに調整した（←）。

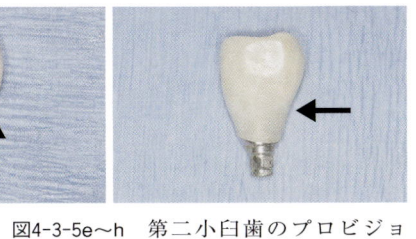

図4-3-5i　調整から約1ヵ月後の状態。近遠心側ではレジンを築盛することで歯間乳頭が誘導され（↑）、頬側ではアンダーにカットすることで歯間乳頭が誘導され（↓）、歯肉歯頸線の整合性が得られた。

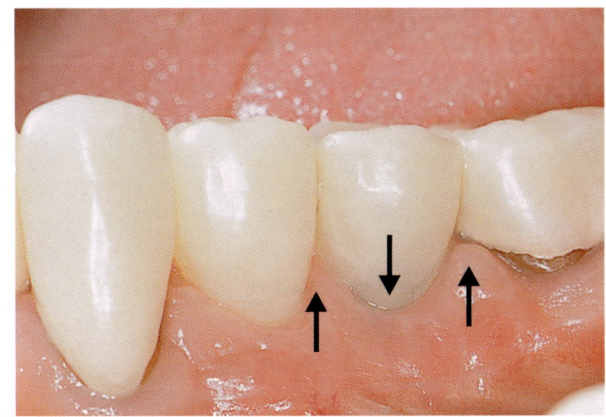

4章 審美的インプラント修復の実際

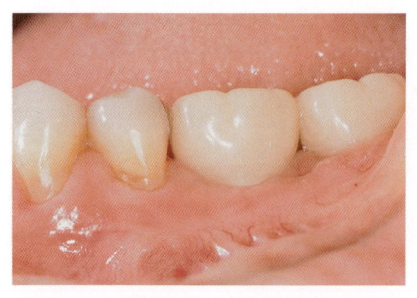

図4-3-5j 下顎左側大臼歯部にインプラントを応用し、プロビジョナルクラウンを装着した。歯頸線の整合性はとれているが、歯間乳頭部に空隙が見られ、患者も食片圧入と清掃性の不良を訴えた。

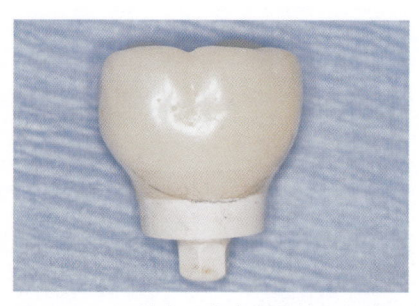

図4-3-5k 口腔内で歯肉歯頸線と歯間乳頭のラインをプロビジョナルクラウンにトレースした。

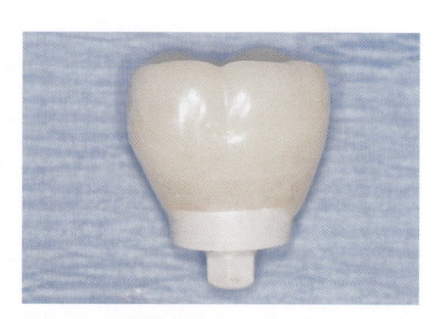

図4-3-5l 歯間乳頭部のサブジンジバルカントゥアをレジンを築盛して調整した。

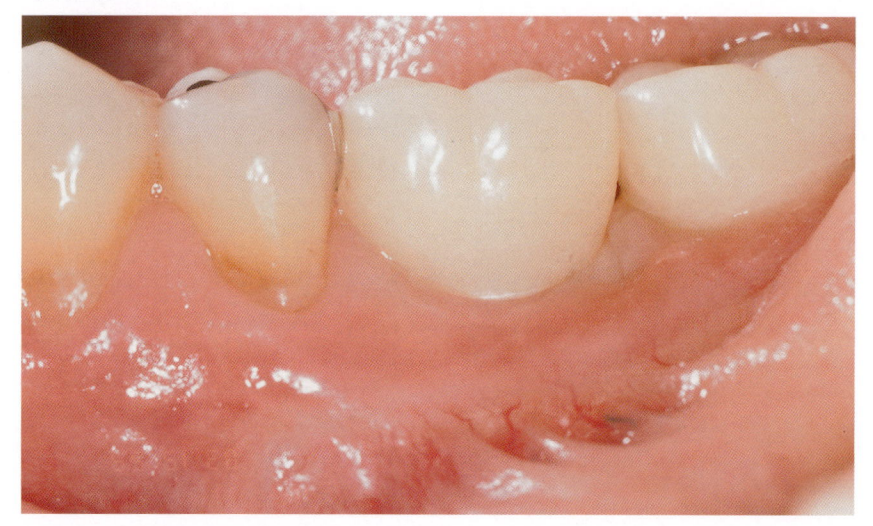

図4-3-5m 歯間乳頭部の軟組織の高径が増加した結果空隙が減少し、患者の訴えもなくなった。天然歯、インプラント間の歯間乳頭は、経時的に空隙が閉鎖される場合も多い。また、組織量が確保されている場合は積極的な調整も可能であるが、経過観察を十分に行い過剰なカントゥアにならないように注意する必要がある。

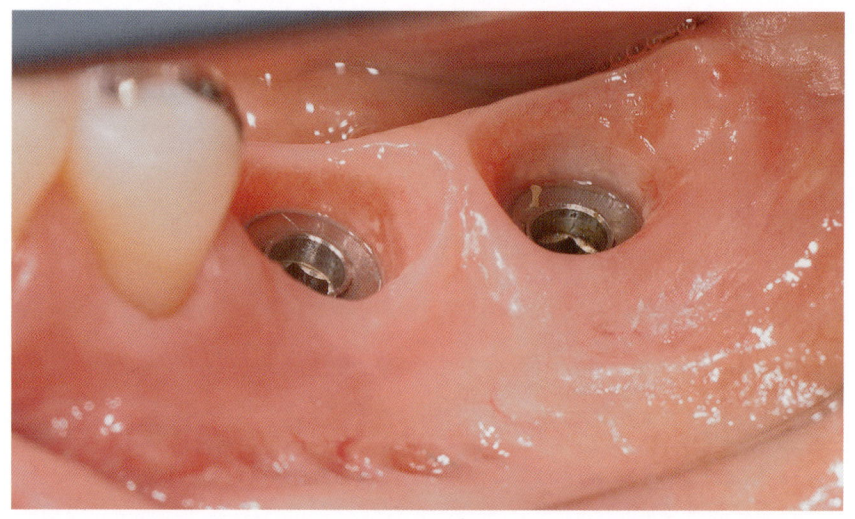

図4-3-5n プロビジョナルクラウンによって誘導された周囲軟組織。インプラント間には十分な組織が確保されている。歯間乳頭頂点と歯肉歯頸線の最下底部との差が3mmとすると、歯肉歯頸線の最下底部から2mm下方にインプラントの上端部が位置することと合わせて考えると、インプラント上端部から歯間乳頭頂まで5mmの高さの組織が必要になる。

4章3　プロビジョナルクラウンの調整によるインプラント周囲組織の誘導

クラウンのわずかな形態修正で歯肉形態を改善した症例（図4-3-6a〜k）

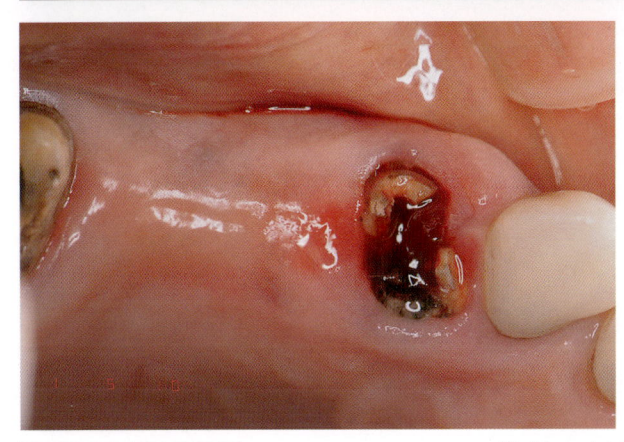

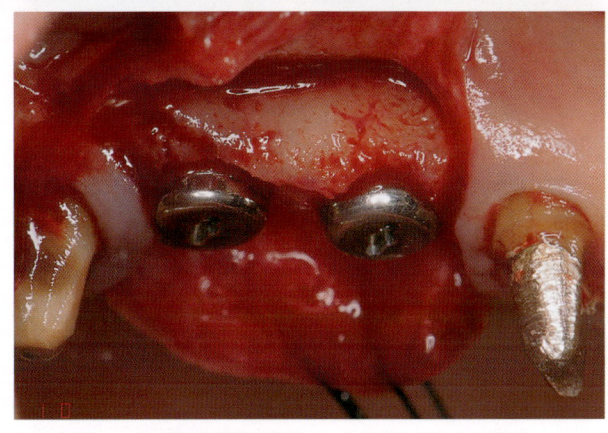

|図4-3-6a|図4-3-6b|

図4-3-6-a、b　6 5|欠損で|4は歯冠崩壊の症例。|4は歯冠長延長術により保存可能と判断し、6 5|欠損部では欠損スパンが短いため、それぞれを小臼歯歯形態とした。aは術前。垂直的6 5|欠損部は|6歯冠形態付与には欠損スパンが短い。bは歯冠長延長術後の|4とインプラントの埋入位置を示す。欠損部は小臼歯形態2歯とした。粘膜はやや厚い。

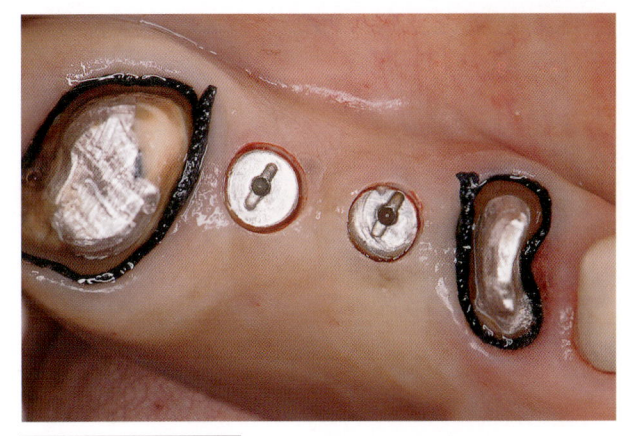

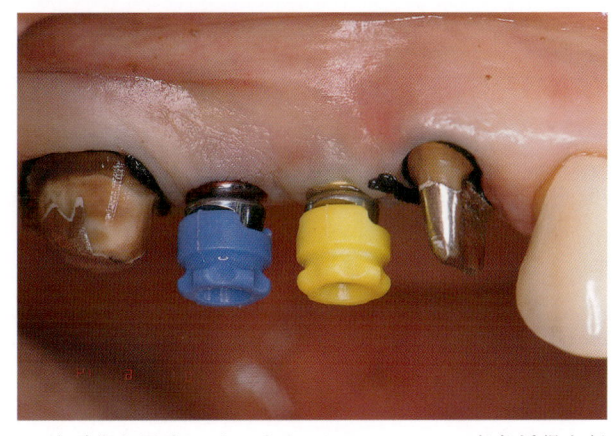

|図4-3-6c|図4-3-6d|

図4-3-6c、d　ティッシュパンチによる二次手術と同時にプロビジョナルクラウンの印象採得を行った。頬舌的埋入位置は適正である。

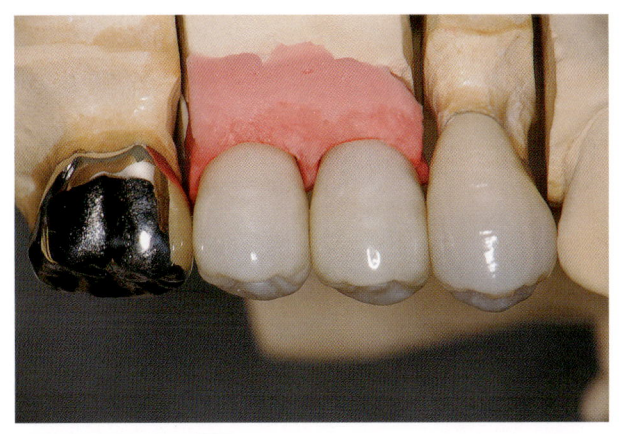

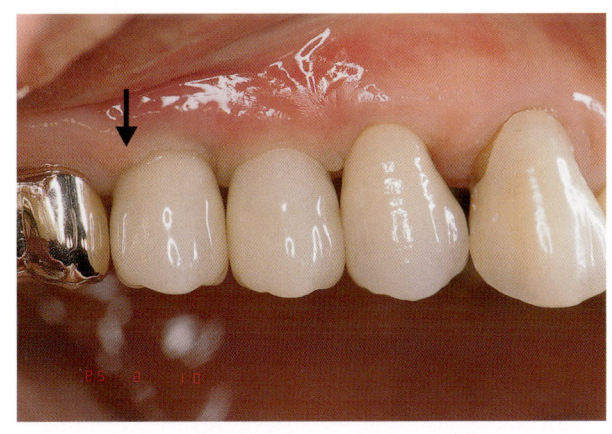

|図4-3-6e|図4-3-6f|

図4-3-6e、f　eは|7 4を最終クラウンとし、6 5|をプロビジョナルクラウンとした模型上のクラウン。fはプロビジョナルクラウン装着時。|6部インプラント頬側から近心にかけて歯肉形態の調和が得られていない（↓）。その原因はクラウンの歯肉縁下形態（サブジンジバルカントゥア）が、ややオーバーカントゥアになっていたことにあった。

4章 審美的インプラント修復の実際

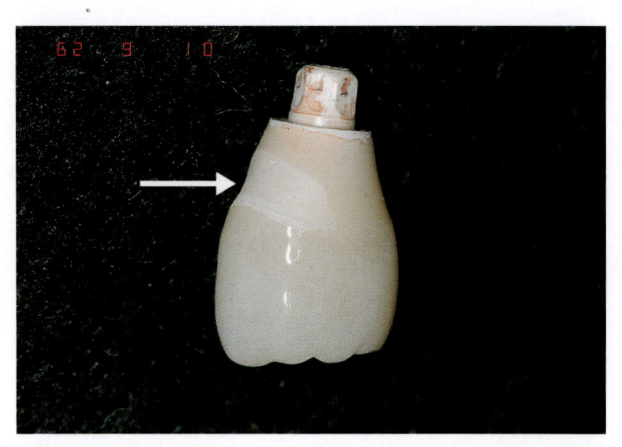

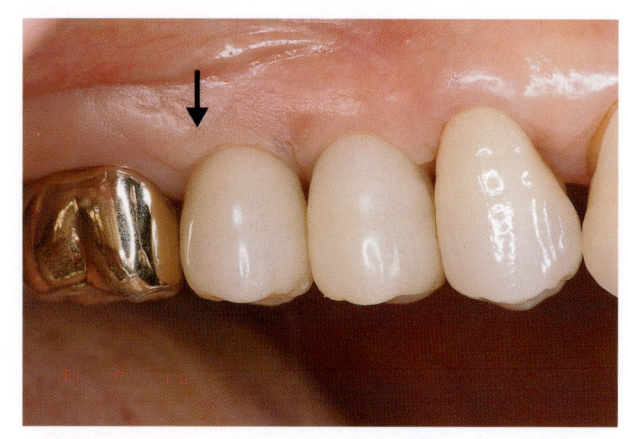

図4-3-6g | 図4-3-6h　図4-3-6g、h　gは形態修正部位。hは研磨後再装着されたクラウンと歯肉形態を示す。わずかな形態修正ではあるが（→）、約2週で歯肉形態は変化する（↓）。審美修復でのプロビジョナルクラウンの役割の重要性を示すものである。

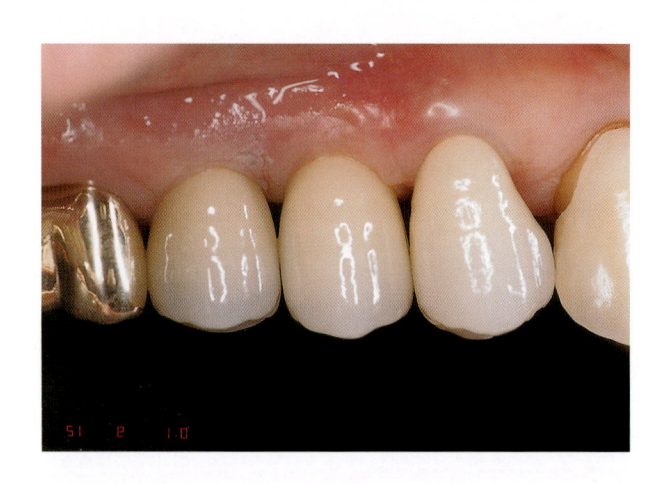

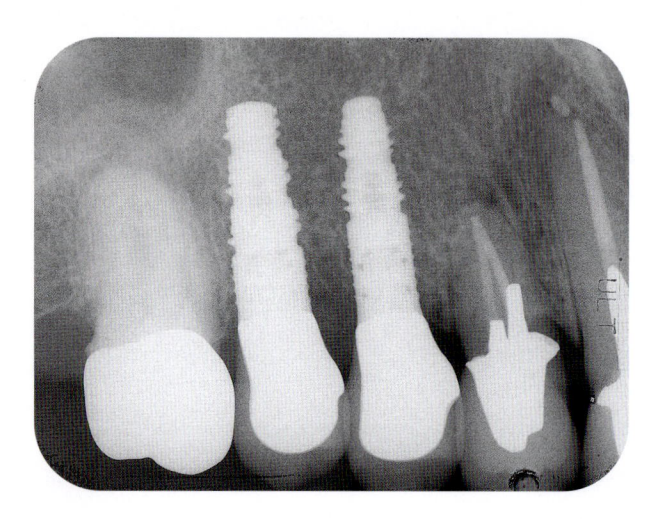

図4-3-6i | 図4-3-6j
図4-3-6k

図4-3-6i〜k　iは最終修復の歯冠・歯肉形態。jはX線像。kはプロビジョナルクラウンと最終補綴のみで誘導された歯肉形態。軟組織への特別な処置は一切行っていない。

120

十分な頬舌的な組織の厚みがありインプラント間であってもクリーピングが観察された症例（図4-3-7a、b）

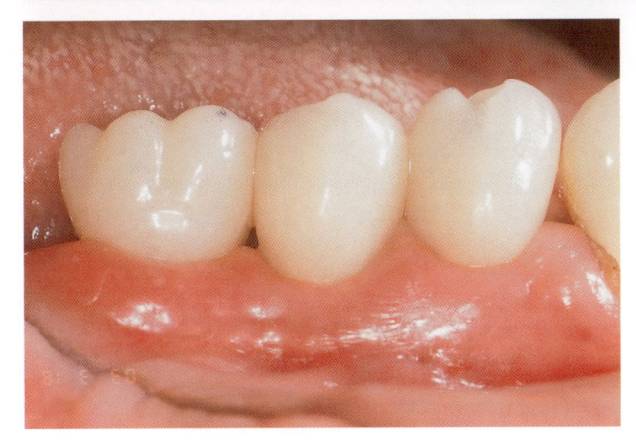

図4-3-7a　下顎右側第一小臼歯から第一大臼歯部の欠損に対してインプラント治療を応用し、プロビジョナルクラウンを装着した状態である。第一および第二小臼歯間の歯間乳頭に空隙は認められないが、第二小臼歯、第一大臼歯間の歯間乳頭には空隙が認められる。

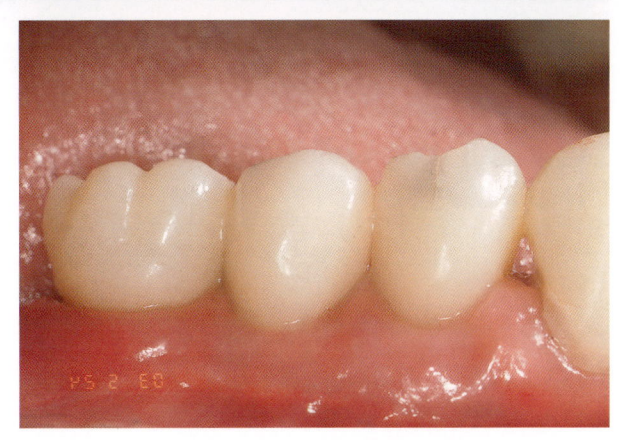

図4-3-7b　プロビジョナルクラウン装着から約2ヵ月後の状態。特に、サブジンジバルカントゥアの調整は行ってはいないが、第二小臼歯、第一大臼歯間の歯間乳頭の空隙は消失している。十分な頬舌的な組織の厚みがある場合は、インプラント間であってもクリーピング様の現象が観察される場合がある。したがって、周囲粘膜の形態変化を注視し、過剰でない適切なサブジンジバルカントゥアを与える必要がある。

参考文献

1. 榎本紘昭, 古川達也, 杉山貴彦. インプラント上部構造における審美性と清掃性の共存をめざして：−下顎臼歯部での歯間乳頭獲得のティッシュマネージメント−. Quintessence DENT Implantol 1998；5（2）：51-65.
2. 榎本紘昭, 野澤　健, 杉山貴彦, 鶴巻春三. インプラント修復における審美性と清掃性の共存をめざして. QDT 1998；23（6）：26-40.
3. 榎本紘昭, 野澤　健, 杉山貴彦, 鶴巻春三. インプラント修復における審美性と周囲組織との調和. QDT 1999；24（6）：26-40.
4. Saadoun AP, LeGall M, Touati B. Selection and ideal tridimensional implant position for soft tissue aesthetics. Pract Periodontics Aesthet Dent. 1999；11（9）：1063-1072.
6. 野澤　健, 榎本紘昭, 鶴巻春三, 倉嶋敏明, 杉山貴彦, 渡邉文彦, 伊藤公一. 生物学的比率の概念に基づくインプラント周囲組織のマネージメント：長期臨床データから導きだした予知性向上への提言. Quintessence DENT Implantlol 2006；13（2）：11-28.

榎本臨床から一言

目的とする歯肉形態の獲得にはプロビジョナルクラウンの応用とその形態調整が必要不可欠である

4章 審美的インプラント修復の実際

4章 4
歯肉形態の維持・安定とインプラント唇・頬側粘膜の生物学的比率

1 生体と調和したインプラント修復

インプラント審美修復では、術後の軟組織の退縮は歯冠・歯肉形態を損ねるため、もっとも避けたいことの一つである。

インプラント頬側粘膜の高さの変化についてはSmallら[1]やOatesら[2]の報告がある。Smallら[1]は1年間を観察期間として82％が退縮傾向を示し、変化なしが12％、歯冠側への増大が6％で、退縮の変化は二次手術後3ヵ月以内が多かったとし、Oatesらは2年間の変化について退縮が61％、変化なしが20％、歯冠側への増大は19％であったと報告している（表4-4-1）[2]。埋入位置や粘膜の性状などの条件はないが、審美性に直接影響をもつイン

表4-4-1　インプラント頬側粘膜の高さの変化

Study	退縮	変化なし	増大	主要な変化
1年間の研究 (Small, 2000)	82%	12%	6%	3 M
2年間の研究 (Oates, 2002)	61%	20%	19%	6 M

プラント唇・頬側粘膜の高さの変化には退縮、変化なし、歯冠側への増大の3つのパターンがあること、退縮する例が多数を占めることが示されている。歯冠側に増大するパターンでは図4-4-1、2に提示するように、粘膜が厚く角化の傾向も強い場合に見られることから、インプラント歯頸部歯肉縁形態の維持には粘膜の厚さが関与していることは十分に考えられる。

遊離歯肉移植により頬側粘膜を増大した症例（図4-4-1a～d）

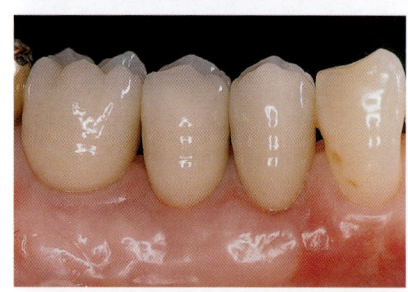

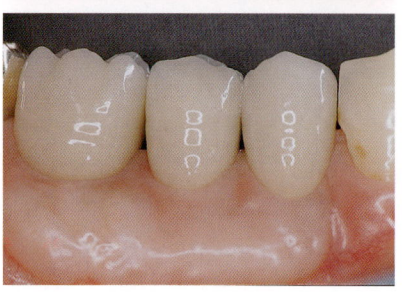

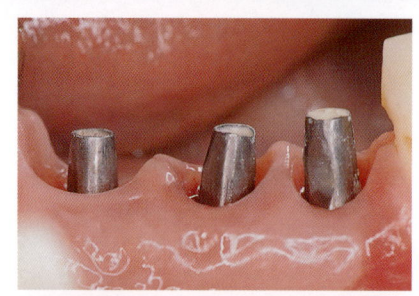

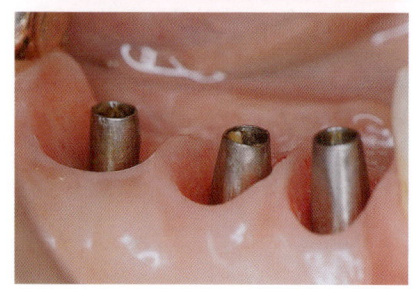

図4-4-1a	図4-4-1b
図4-4-1c	図4-4-1d

図4-4-1a～d　遊離歯肉移植により頬側粘膜を増大した症例。aとbは上部構造装着後3ヵ月（1997年9月）の歯冠形態と歯肉形態。cとdは2005年2月の歯冠形態と歯肉形態を示す。頬側で歯冠側への歯肉のクリーピングが認められる。bとdのアバットメントの高さの比較によっても歯冠側へのクリーピングは明白である。

4章4　歯肉形態の維持・安定とインプラント唇・頬側粘膜の生物学的比率

前歯部の厚い歯肉の症例（図4-4-2a〜j）

| 図4-4-2a | 図4-4-2b |

図4-4-2a、b　2の歯根破折を招き、インプラントで対応した（1994年7月）（a）。唇舌的埋入位置に問題はないが、垂直的には深い埋入となってしまった（b）。

| 図4-4-2c | 図4-4-2d |

図4-4-2c、d　やむをえず、歯肉色ポーセレンによって補綴的に歯冠・歯肉形態を付与したが醜形は免れなかった（1994年11月）（c）。dは約3年後（1998年3月）。歯肉色ポーセレン上に歯肉のクリーピングが認められ、近遠心歯間空隙も閉鎖されている。

| 図4-4-2e | 図4-4-2f |
| 図4-4-2g | 図4-4-2h |

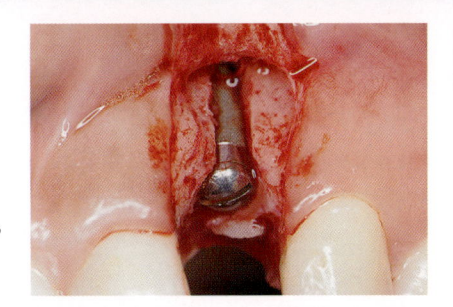

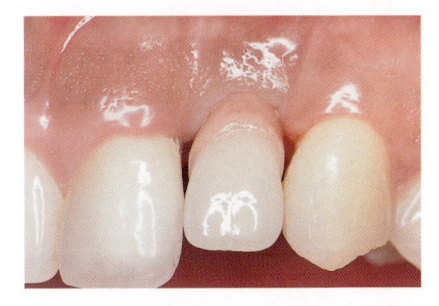

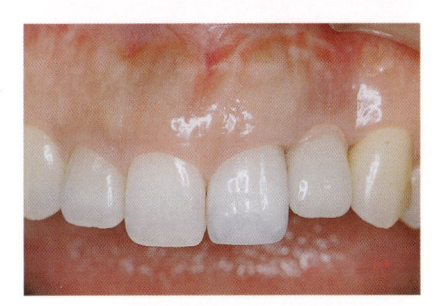

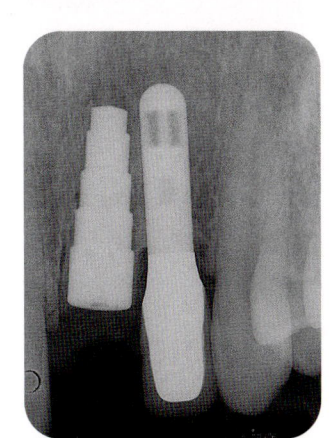

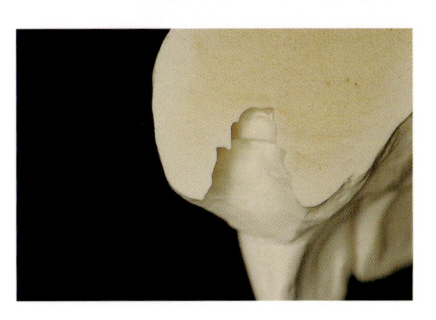

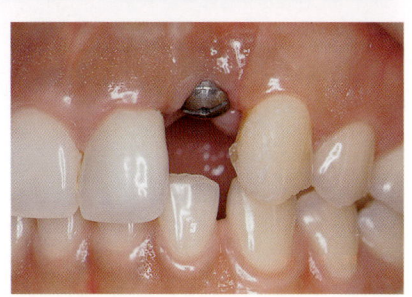

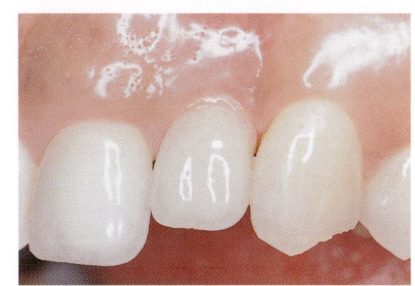

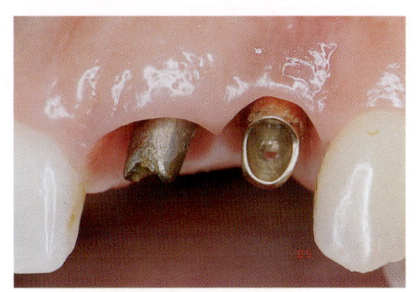

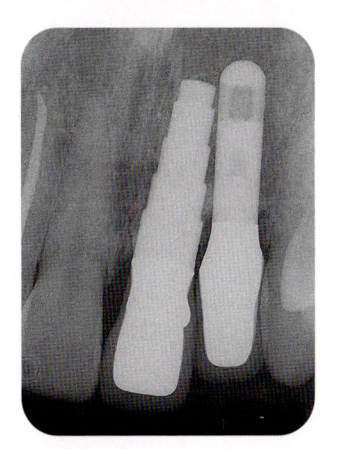

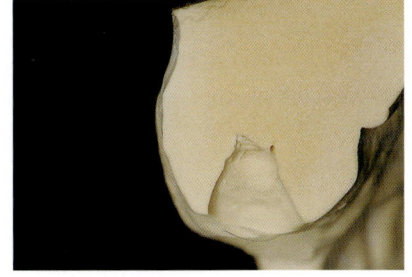

図4-4-2e〜h　約7ヵ月後（1998年10月）。隣接歯も根破折を招いたため、やはりインプラントで対応した。eとfは2005年1月と2005年5月の歯肉所見を示す。gとhは1インプラント埋入直後（1998年11月）と2004年4月のX線像であるが、インプラントが近接しているにも拘わらず、インプラント間の骨吸収は見られない。厚い歯肉ゆえのことかもしれない。

| 図4-4-2i | 図4-4-2j |

図4-4-2i、j　iは1、jは2の唇側歯肉形態を示す。インプラント頂を基準面とした唇側歯肉では、いずれも高さより幅のほうが若干ではあるが長い。

123

4章 審美的インプラント修復の実際

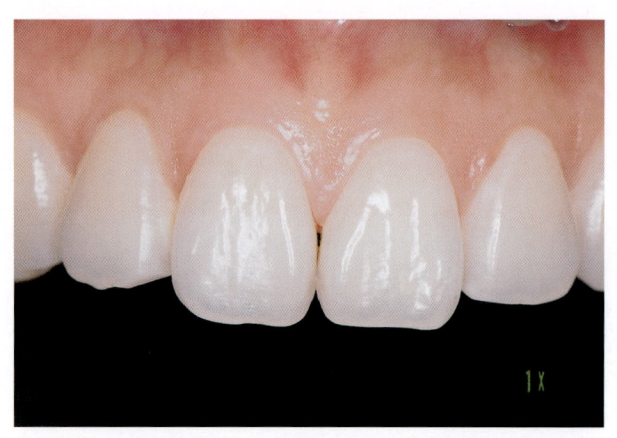

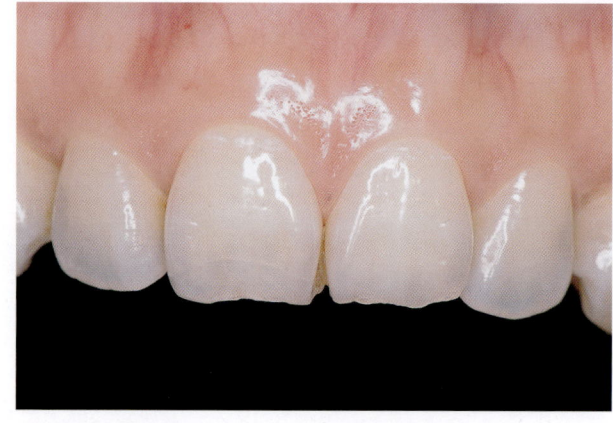

図4-4-3a | 図4-4-3b　図4-4-3 a、b　a はScallop Type、b はFlat Typeの歯肉形態。日本人ではいずれのタイプでもこのように歯肉が薄い人が多数であることを実感する。

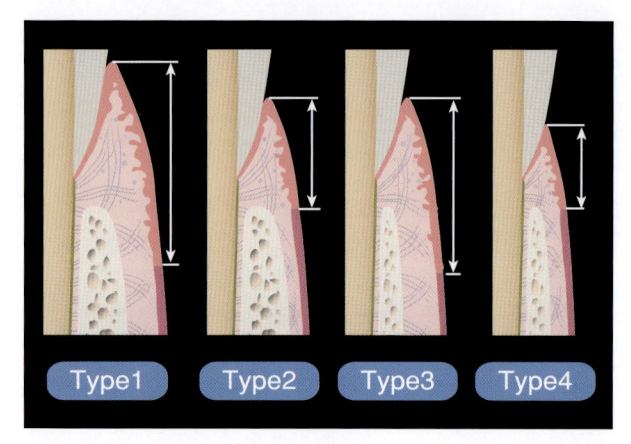

図4-4-4　Maynardの分類では厚いバイオタイプの歯周組織ほど遊離歯肉部分は高くなる。（文献4より引用・改変）

図4-4-5　遊離歯肉の高さと幅の比率は、1.5：1 であり、矯正によって歯を舌側に移動させ、歯肉の高さが変わってもその比率は変わらない。（文献5より引用・改変）

2　歯周組織とインプラント周囲組織

　天然歯歯肉形態は、歯冠形態と軟組織の性状からThin-scallopedタイプとThick-flatタイプに2分されるといわれ（図4-4-3 a、b）[3]、歯周組織は4つのバイオタイプに分類されている（図4-4-4）[4]。

　また、矯正治療での調査や組織学的研究から、歯の頬舌的な移動によって歯肉の高さが変化することが知られており、Wennstrom[5]は移動前であっても移動後であっても「遊離歯肉の高さと幅の比率はおよそ1.5：1」で幅に対して高さがまさることを仮説として提唱している（図4-4-5）[5]。

　彼らのグループは、インプラントに関しても、角化粘膜のほうが角化の傾向のない口腔粘膜より退縮量が少ないことを報告した中で、インプラント周囲粘膜は骨レベルと軟組織の厚みにより生理的形態が維持されていることを推察し、インプラントでの粘膜の厚さと形態の維持について言及している。

　しかしながら、天然歯の遊離歯肉では、高さと幅の比率を1.5：1としているものの、インプラントでの唇・頬側粘膜の高さと幅の関係については明らかにしていない。

3　インプラント唇・頬側粘膜の生物学的比率

　天然歯とインプラントでは、周囲組織との付着の構造および代謝が異なるため、当然のことながらインプラントにこの天然歯の比率を適用することはできないが、イ

4章4　歯肉形態の維持・安定とインプラント唇・頬側粘膜の生物学的比率

表4-4-2　隣在歯と調和したインプラント頬側縁上粘膜の高さと幅の測定結果

	Area	Term	Diameter	a-b:H(mm)	b-c:W(mm)	H:W(mm)
1	47	1Y1M	5.5	2.75	4.47	1:1.63
2	46	5Y6M	5.5	1.79	2.8	1:1.56
3	14	1Y3M	3.8	1.54	2.84	1:1.84
4	23	2Y2M	4.5	2.49	3.59	1:1.44
5	35	7Y4M	4.5	1.94	4.07	1:2.1
6	21	5Y2M	5.5	2.56	2.96	1:1.16
7	21	5Y3M	3.8	2.17	3.08	1:1.42
8	14	3Y4M	4.5	1.91	3.11	1:1.63
9	16	3Y3M	3.8	2.47	3.19	1:1.29
10	44	7Y4M	3.8	2.61	3.84	1:1.47
11	35	1Y1M	3.8	1.88	2.98	1:1.59
12	46	1Y11M	6.5	1.53	3.31	1:2.17
13	47	2Y3M	6.5	2.36	4.02	1:1.7
14	47	1Y2M	5.5	2.4	3.84	1:1.6

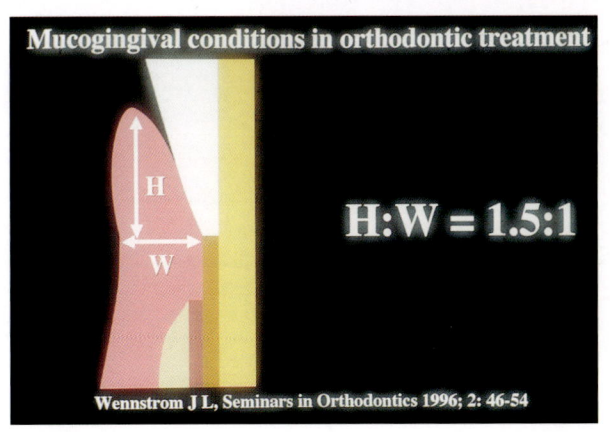

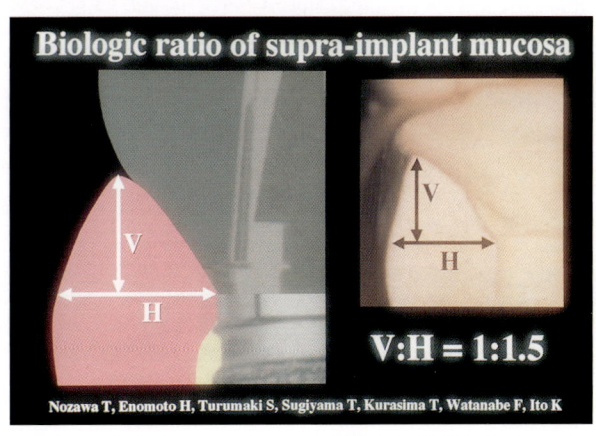

図4-4-6a　図4-4-6b　図4-4-6a、b　aはWenngtromによる天然歯遊離歯肉での幅と高さの比率、bは著者らが計測したインプラント頂を基準線とした唇・頬側粘膜の幅と高さの比率。天然歯の1：1.5に対してインプラントでは1.5：1で幅のほうが長い。周囲組織との付着構造が異なることと関係していると思われる。

ンプラントにおいても頬側粘膜の高さと幅の生物学的比率を原則的に捉えることは、歯肉形態の維持・安定のための指標となり得るだけに重要と考えている。

そこで野澤らは、インプラント頂を基準基底面としてその部位から歯冠側の唇・頬側粘膜形態に着目し、歯冠・歯肉形態の調和が維持されている14症例14部位を対象として高さと幅を測定した。測定方法は、上部構造体、アバットメントを除去し、直ちにシリコン材でインプラント頂および軟組織形態を印象し、得られた模型の断面形態からデジタルノギスで計測した。結果はすべての症例で幅（インプラント頂唇・頬側縁—上皮表面）が高さ（インプラント頂基底面—歯冠側歯肉頂）より長く、平均の高さが2.17mmであったのに対し、幅は3.44mmで高さと幅の比率は1：1.58であった（表4-4-2）。この値はWennstromが天然歯での遊離歯肉の高さと幅の比率を1.5：1としているのに対し、約1：1.5と比率が逆転する結果となっている（図4-4-6a、b）[6]。この結果の違いは、天然歯とインプラントでは周囲組織との付着の構造が異なることに起因しているのではないかと推測される。しかし、14例は前歯・臼歯が混合しており、臼歯部のほうが幅が長い比率を示していることから、術後に歯頸部歯肉の退縮を招かない良好な結果を得るには、部位に限

4章　審美的インプラント修復の実際

インプラントの埋入位置は歯列内が原則（図4-4-8～10a～c）

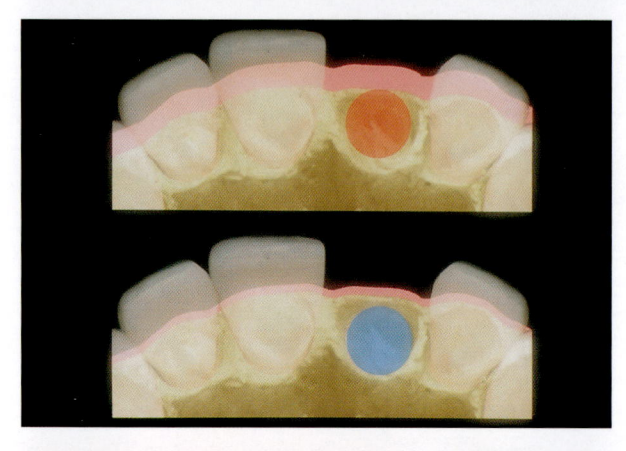

図4-4-7　埋入位置は両隣接歯の歯頸部を結ぶラインより舌側の歯列内に設定し、決してオーバーラインしないことを原則とする（下）。インプラント唇側がラインに触れる場合には厚い歯肉が必要となる（上）。

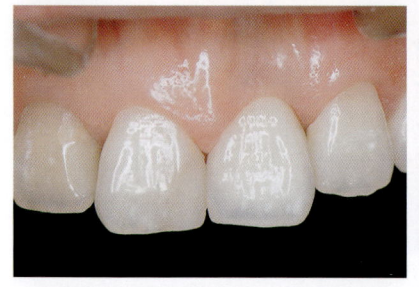

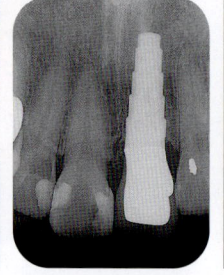

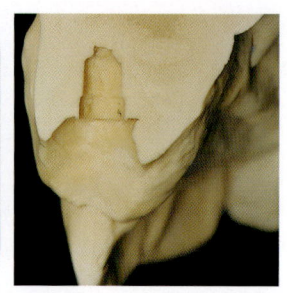

| 図4-4-8a | 図4-4-8b | 図4-4-8c |

図4-4-8a～c　aとbは術後6年半（2005年8月）の安定した歯肉形態とX線像。cはクラウン、アバットメントを除去した唇側歯肉形態を示す。インプラント頂を基準線とした唇側歯肉では高さより幅の長さがまさっている。

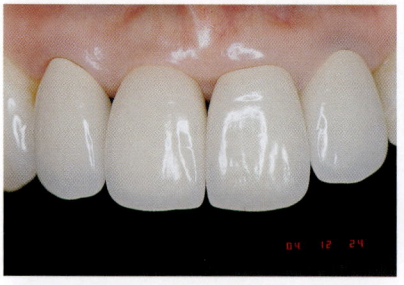

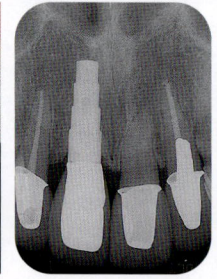

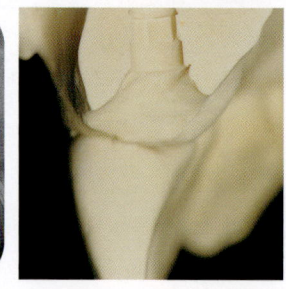

| 図4-4-9a | 図4-4-9b | 図4-4-9c |

図4-4-9a～c　aとbは術後5年（2004年12月）の安定した歯肉形態とX線像。cは模型による唇側歯肉形態、わずかではあるが高さより幅のほうが長い。

| 図4-4-10a | 図4-4-10b | 図4-4-10c |

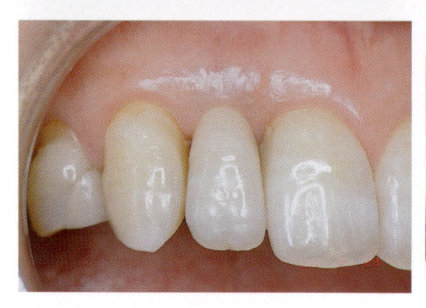

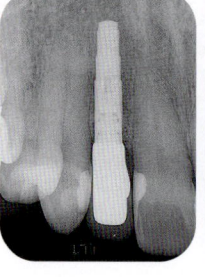

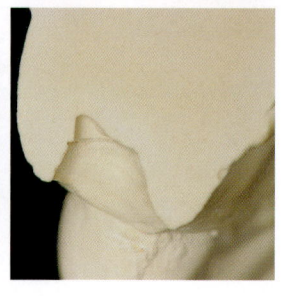

図4-4-10a～c　aとbは術後5年（2004年11月）の安定した歯肉形態とX線像。cは模型による唇側歯肉形態。やはり高さより幅のほうが長い。

定することなく、最低でも求める軟組織の高さと同等の幅の確保、理想的には約1.5倍の幅を持つ組織の獲得が望ましいことになる。つまり、インプラント頂から歯肉縁までを2mm確保したい場合では約3mmの幅を、3mm必要とする場合には4.5mmの幅を獲得することが形態的恒常性を維持できるということになる。これは水平・垂直的埋入位置の設定と軟組織の厚さに関わる原則を示しているとも考えられることである。

以上のことをふまえた臨床対応としては、次のことが挙げられる。
（1）インプラントの埋入位置は歯列内とし、両隣接歯の歯頸部を結ぶラインの舌側に位置させて決してオーバーラインさせない（図4-4-7～10）。
（2）粘膜が薄い場合には、特に埋入位置の設定に留意し、

4章4　歯肉形態の維持・安定とインプラント唇・頬側粘膜の生物学的比率

|2部の唇側組織が陥凹している症例（図4-4-11a〜f）

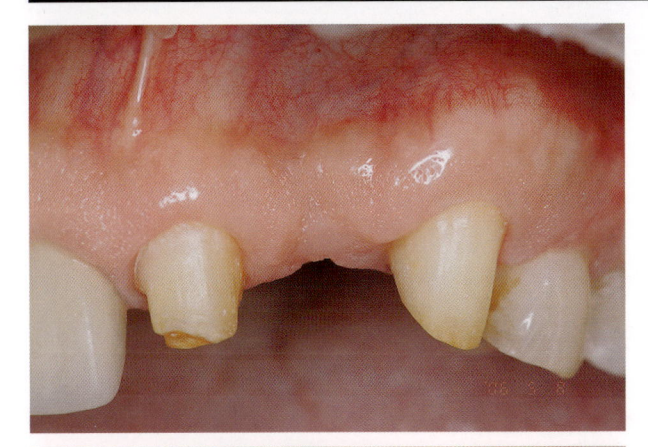

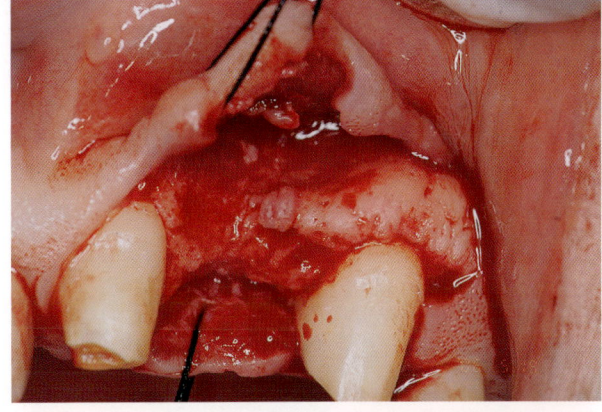

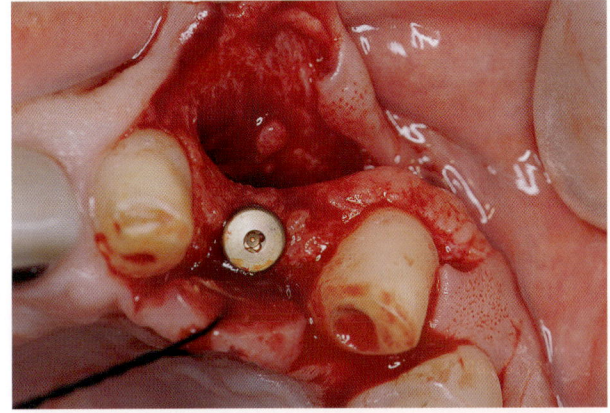

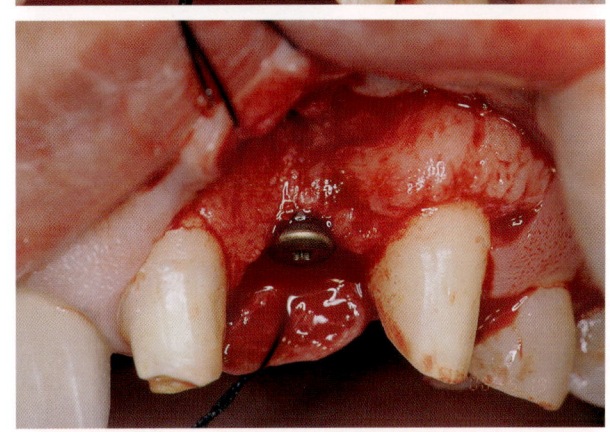

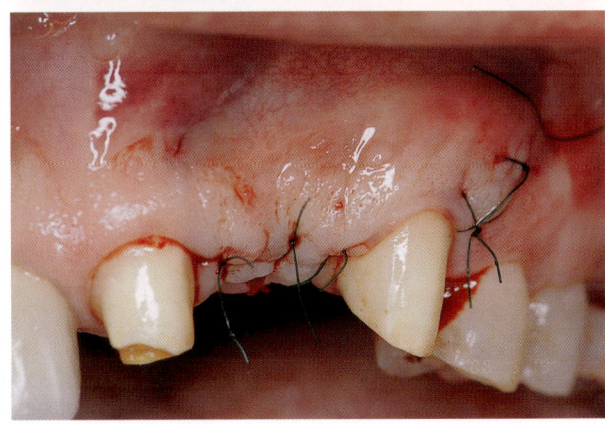

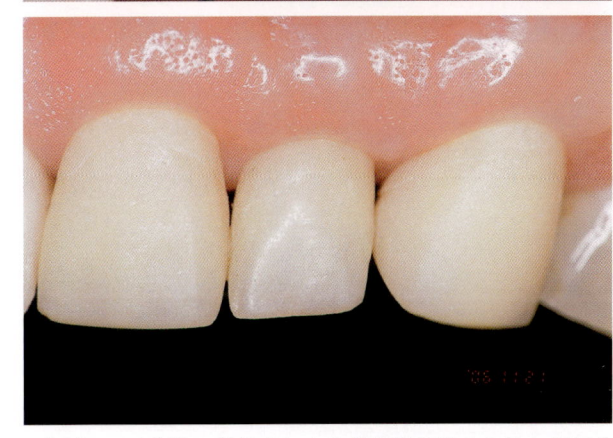

図4-4-11a	図4-4-11b
図4-4-11c	図4-4-11d
図4-4-11e	図4-4-11f

図4-4-11a〜f　|2唇側組織が陥凹している症例。aは術前。外骨症による骨隆起が認められたが（b）、骨整形を行わず、やや細い口径のインプラントを埋入した（c、d）。陥凹部には軟組織のみを増量させるためアテロコラーゲンシートによるオグメンテーションを行い、減張切開を加えて縫合を完了した（e）。fはプロビジョナルクラウン装着時。GBRの併用でもう少し太い口径のものを埋入することも一法ではあるが、本症例では細いインプラントを使用し、唇側には厚い歯肉を獲得する方法を採用した。

場合によってはやや細い口径のインプラントを使用することも戦略の1つである（図4-4-11a〜f）。
（3）プラットフォームスイッチングのコンセプトを応用し[7,8]、アバットメントを小口径にすることで唇・頬側粘膜の厚さを獲得する（図4-4-12a〜l）。
（4）骨移植や結合組織移植など軟組織の増大により、唇・頬側粘膜の厚さを獲得する（図4-4-13a〜l）。
　上記をふまえたうえで、まず適正な埋入位置・方向の

127

4章 審美的インプラント修復の実際

プラットフォームスイッチングを応用したリカバリー症例（図4-4-12a〜l）

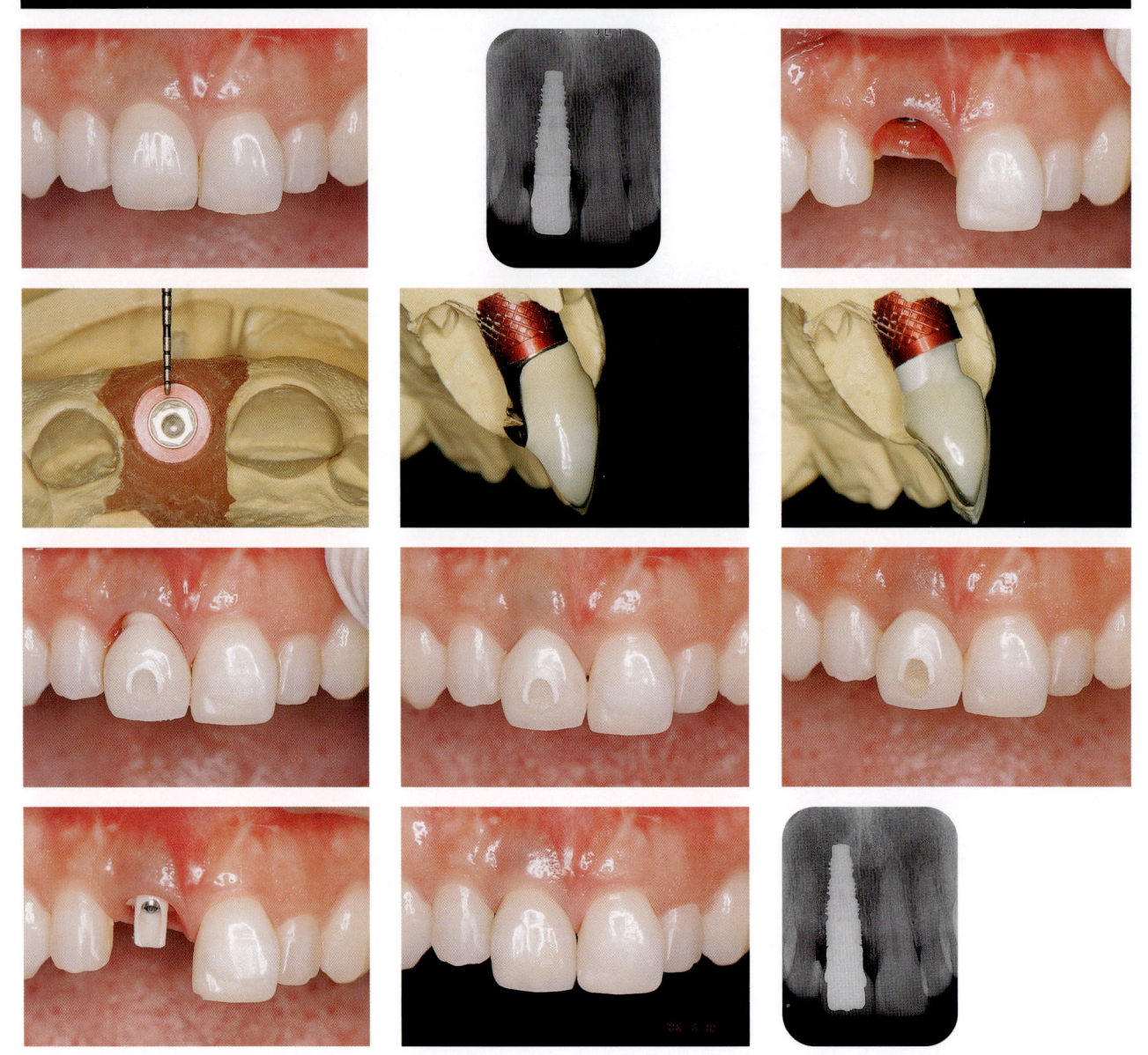

図4-4-12a	図4-4-12b	図4-4-12c
図4-4-12d	図4-4-12e	図4-4-12f
図4-4-12g	図4-4-12h	図4-4-12i
図4-4-12j	図4-4-12k	図4-4-12l

図4-4-12a〜l　歯肉形態が不調和のまま術後2年経過した症例にプラットフォームスイッチングの考えを応用し、唇側に厚い歯肉を獲得することで改善を試みた症例。aは術後2年経過した不良例。bはX線像。クラウン、アバットメントを除去し（c）、プロビジョナルの印象採得を通法に従って行った。dは得られた模型のインプラントアナログ。隣接同名歯の唇舌径と比較して口径が大きく、両隣接歯の歯頸部を結ぶラインよりインプラント唇側がオーバーしている。アバットメント唇側を約1mm舌側に位置させることとした。eはこれまで装着していたクラウンをインプラントアナログに装着した遠心面観。fはカスタマイズしたプロビジョナルとクラウン、アバットメント唇側を舌側に位置させることで歯肉幅が増加することを期待した。装着時所見（g）。歯頸部歯肉とはかなりのギャップが見られる。hは装着後1週。健康観は見られないが、すでに歯頸部歯肉は歯冠側に移動し、予想以上に早い変化を示した。iは装着6週の歯肉形態を示す。歯肉に緊張感がよみがえり、歯間乳頭部の形態にも健康観が見られる。プラットフォームスイッチングの考えは歯肉幅を増大させる効果があると思われる（j〜l）。

設定とプロビジョナルクラウンを含む適正な歯冠形態により、歯肉形態を誘導することを原則とすることがもっとも重要であることを指摘しておく。

謝辞

本章に関しましては、野澤　健氏より多大なるご協力をいただきました。心より感謝申し上げます。

対合する下顎前歯の萌出位置・方向が埋入方向を難しくした症例（図4-4-13a～l）

図4-4-13a、b aは術前（抜歯後1週）。bは下顎前歯との対合関係と埋入位置を示す。下顎前歯が適正な埋入方向の障害となっているため、埋入位置は変えずに方向のみを約5°前後唇側傾斜させることにした。そのことで唇側歯肉歯頚線が下がることが懸念されたため、唇側に結合組織を移植し歯肉幅の増大をはかった。

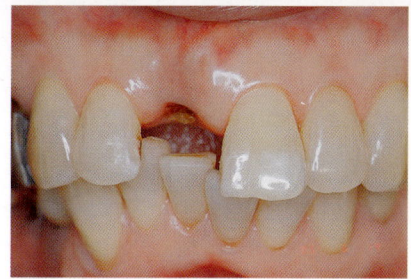

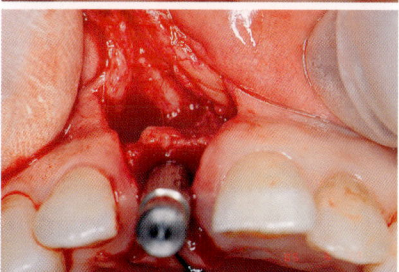

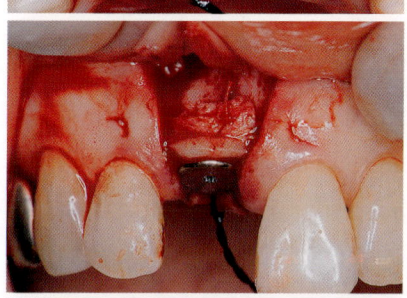

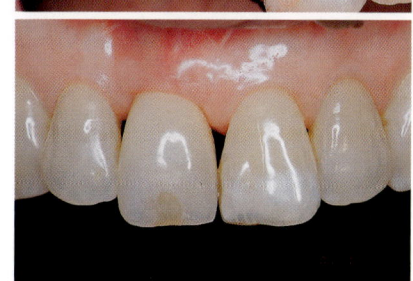

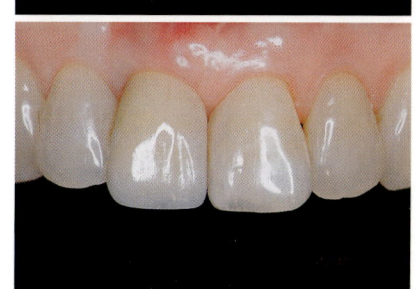

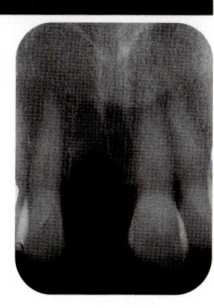

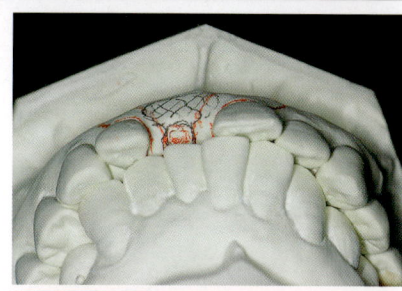

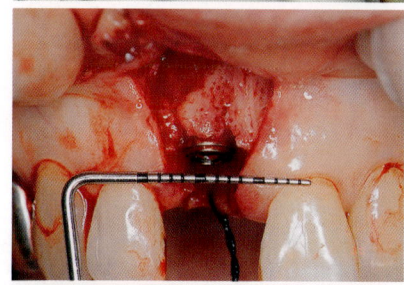

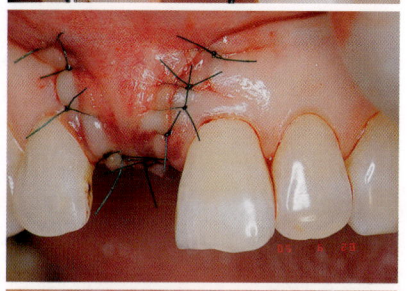

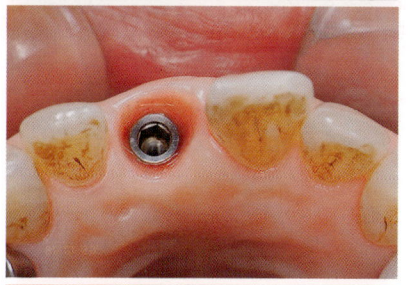

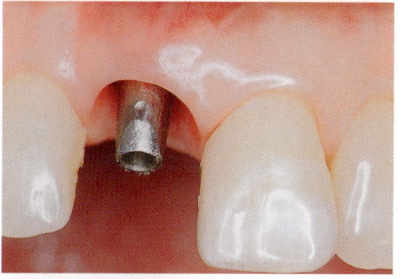

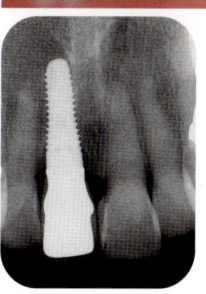

図4-4-13c～f 適正な方向では対合歯とアバットメントが接触する方向となるため5°前後と若干ではあるが唇側に傾斜させた方向に埋入した（d）。垂直的埋入位置は予測歯頚線より約2mm根尖側とした。埋入後唇側に上顎結節部からの密な結合組織を設置し（e）、減張切開を加え縫合を終了した（f）。

図4-4-13g、h プロビジョナルクラウンの装着で（g）誘導された歯肉形態（h）。唇側にはやや幅のある歯肉が確保できている。

図4-4-13i、j 最終補綴物装着後と歯肉形態を示す。歯間空隙は修復用レジンで閉鎖しているが、歯冠歯肉形態の調和は得られている。

図4-4-13k、l kは術前。lは装着後のX線像。

129

参考文献

1. Small PN, Tarnow DP. Gingival recession around implants: a1-year longitudinal prospective study. Int J Oral Maxillofac Implants 2000;15(4):527-532.
2. Oates TW, West J, Jones J, Kaiser D, Cochran DL. Long-term changes in soft tissue height on the facial surface of dental implants. Implant Dent 2002;11(3):272-279.
3. Weisgold AS. Contours of the full crown restoration. Alpha Omegan 1972;10:77-89.
4. Maynard JG Jr, Wilson RD. Diagnosis and management of mucogingival problems in children. Dent Clin North Am. 1980;24(4):683-703.
5. Wennstrom JL. Mucogingival considerations in orthodontic treatment. Semin Orthod. 1996;2(1):46-54.
6. 野澤 健, 榎本紘昭, 鶴巻春三, 倉嶋敏明, 杉山貴彦, 渡邉文彦, 伊藤公一. 生物学的比率の概念に基づくインプラント周囲組織のマネージメント：長期臨床データから導きだした予知性向上への提言. Quintessence DENT Implantlol 2006;13(2):11-28.
7. Grunder U, Gracis S, Capelli M. Influence of the 3-D bone-to-implant relationship on esthetics. Int J Periodontics Restorative Dent. 2005;25(2):113-119.
8. Lazzara RJ, Porter SS. Platform switching: a new concept in implant dentistry for controlling postrestorative crestal bone levels. Int J Periodontics Restorative Dent. 2006;26(1):9-17.

榎本臨床から一言

安定した歯肉形態を維持するためには、唇・頬側歯肉の厚みを確保すべし

5章

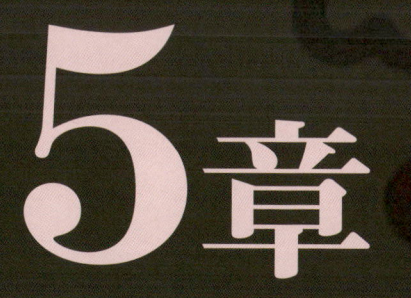

究極のインプラント審美症例集

5章 1

プラットフォームスイッチングを応用したリカバリー症例

症例の概要

　本症例は、反対側同名歯の歯根近遠心径を重視し、唇舌径への配慮に欠けたことで選択した大口径インプラントの唇側面が、歯列よりも唇側に位置する結果となった症例である。中・長期的に唇側歯肉歯頸線が歯冠形態との調和を保ちながら安定した位置で維持されるには、インプラント頂（プラットフォーム）から唇側の歯肉の高さに比べより大きな、幅（厚み）が必要ということは生物学的比率の概念として4章4で述べた。

　本症例は、その概念に基づき、審美性に直接関わる唇側のみにおいて、インプラントと接合するアバットメントの基底部を形態修正することで、プラットフォームよりも舌側に位置させ、唇側の歯肉幅を厚く確保することで解決をはかったものである。埋入位置や方向のわずかな誤差が審美性を損ねることから、リカバリー手技としての選択肢の1つである。

5章1　プラットフォームスイッチングを応用したリカバリー症例

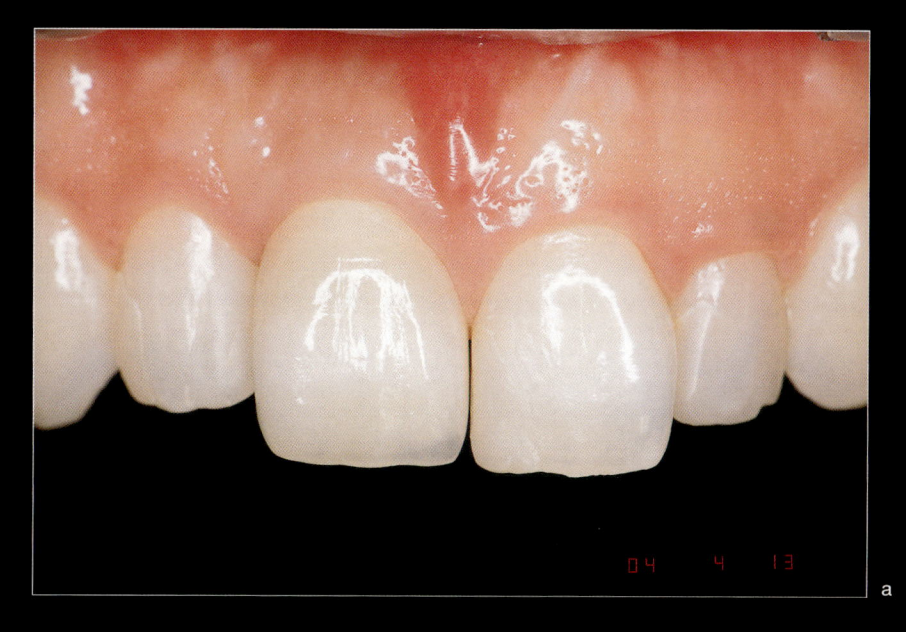

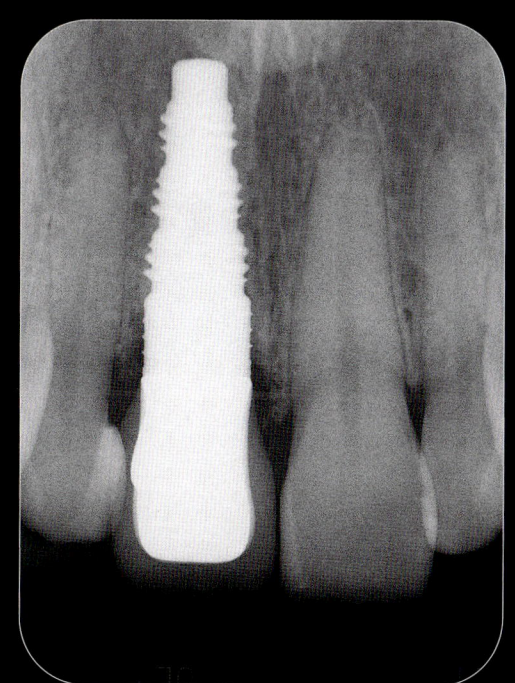

図5-1-1a、b　装着時（2004年4月）。反対側同名歯根の近遠心径を重視し、抜歯窩唇舌径の確認に誤りを生じた。その結果、インプラント唇側面が唇側に位置することに

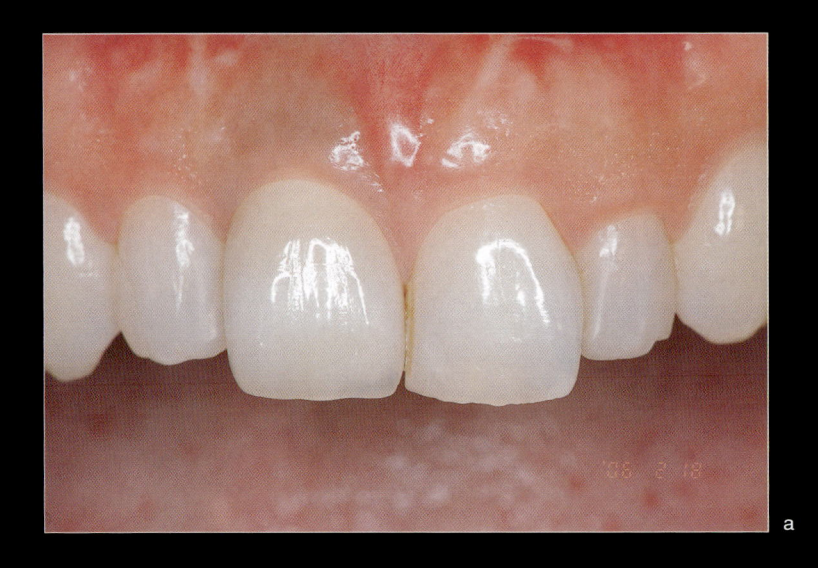

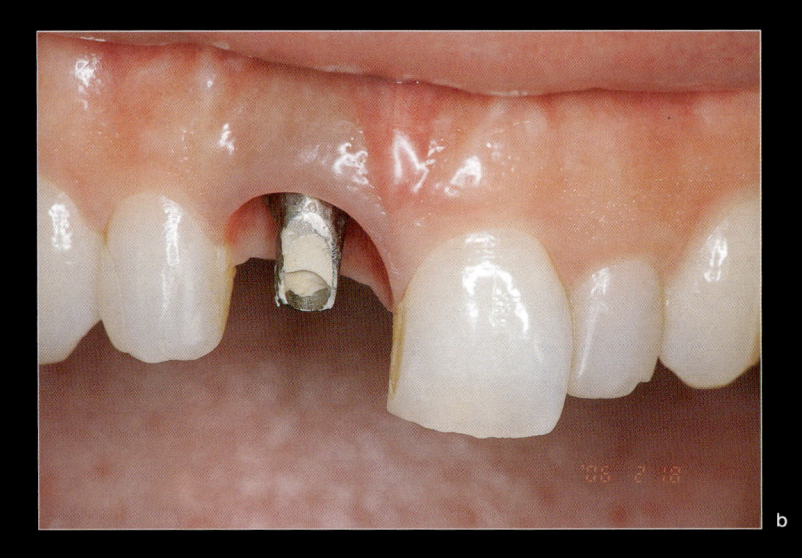

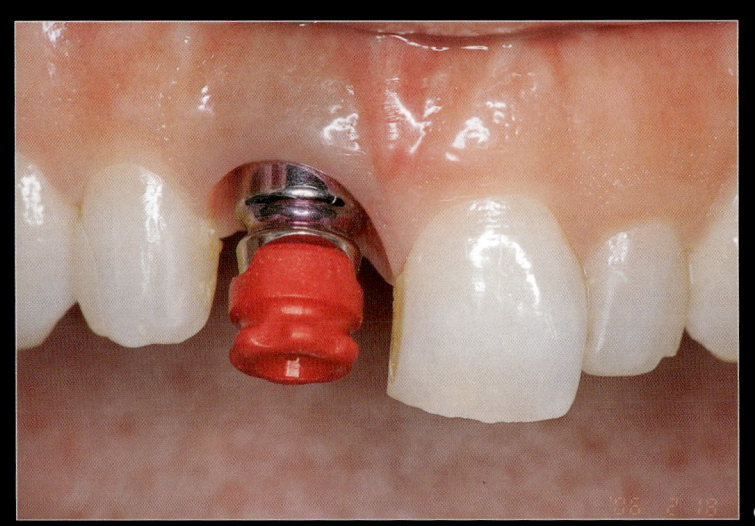

図5-1-2a〜c　aは術後約2年。歯肉形態に変化はなく審美性を損ねている。クラウン、アバットメントを除去し、通法に従ったプロビジョナルクラウン製作のための印象採得を行う(b、c)。

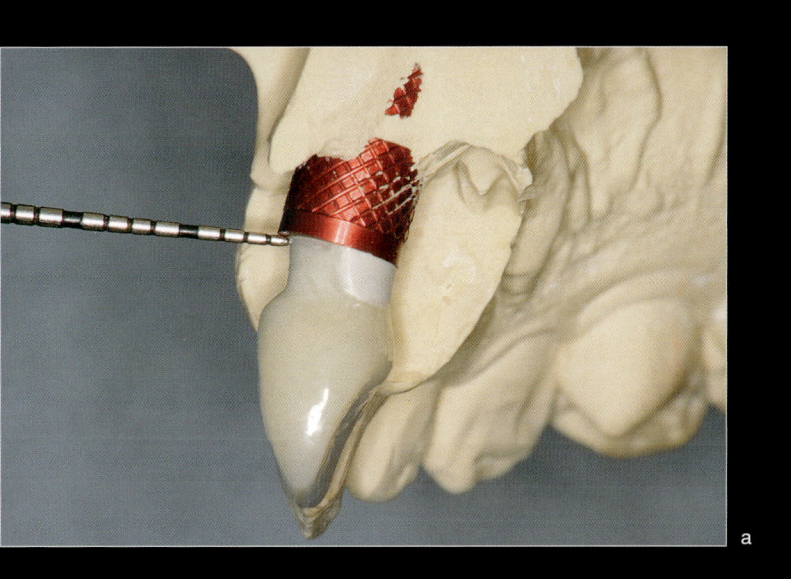

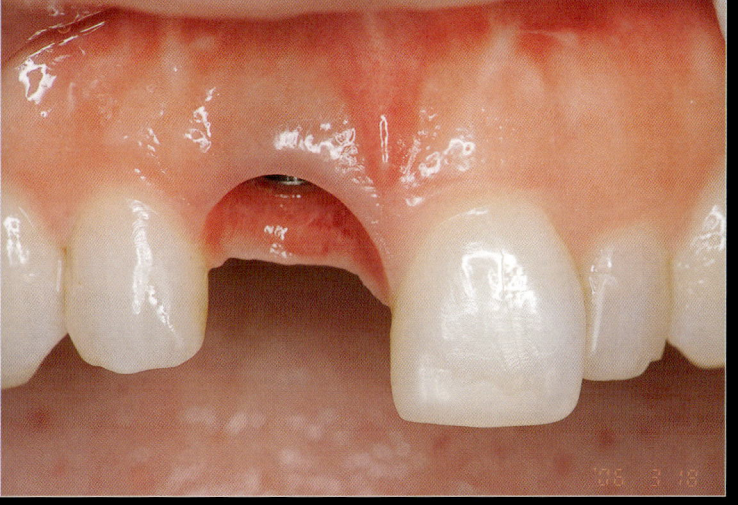

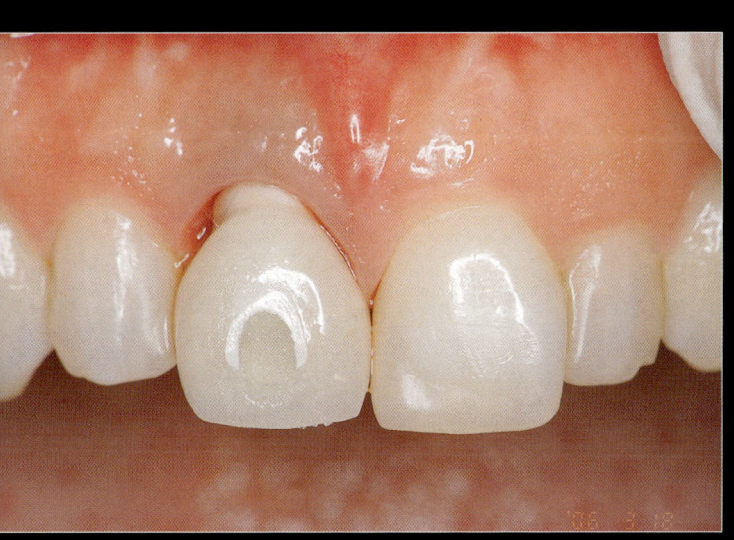

図5-1-3a〜c　a は作業模型上で製作されたプロビジョナルクラウン。アバットメントの唇側基底部を形態修正し、インプラント唇側プラットフォームから約1mm舌側に位置させたconcave形態とした。これにより唇側歯肉幅が厚くなることを期待した。b と c は図 a のプロビジョナルクラウンの装着直前（b）と装着時（c）。歯頸線のギャップが明瞭である。

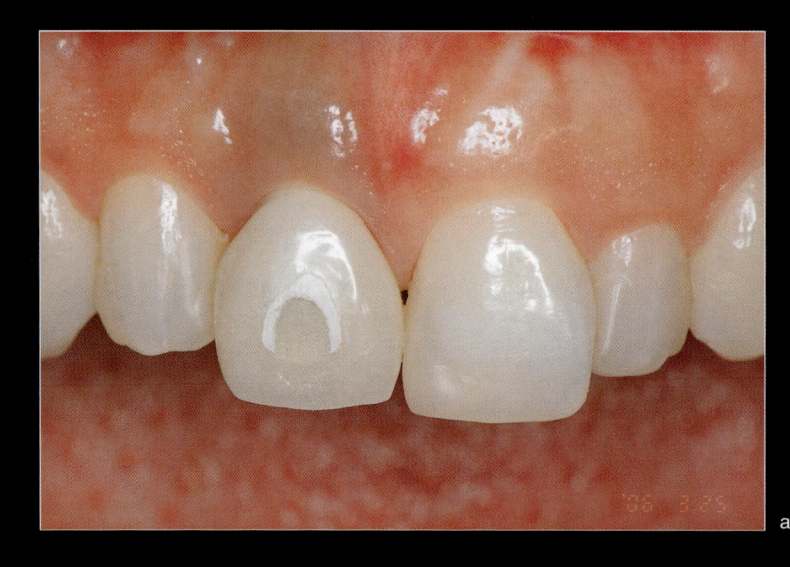

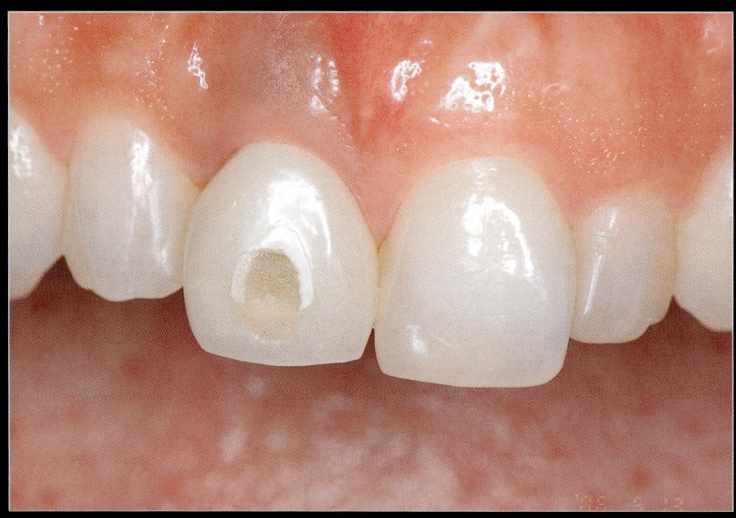

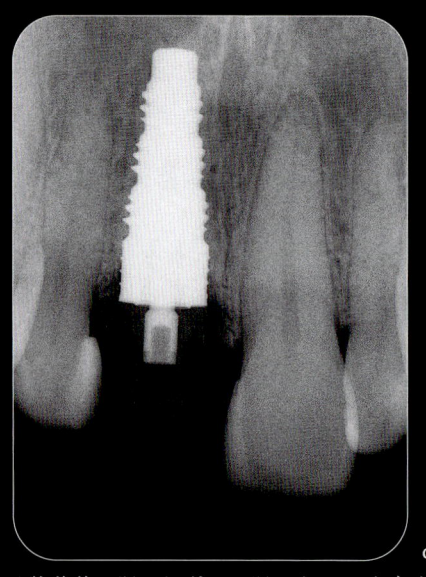

図5-1-4a〜c　aは装着後1週。わずか1週であるが歯肉歯頸線は予測した位置に近づいている。bは8週後。周囲歯肉は健康像を呈し、歯頸線の調和が得られている。cはX線像。

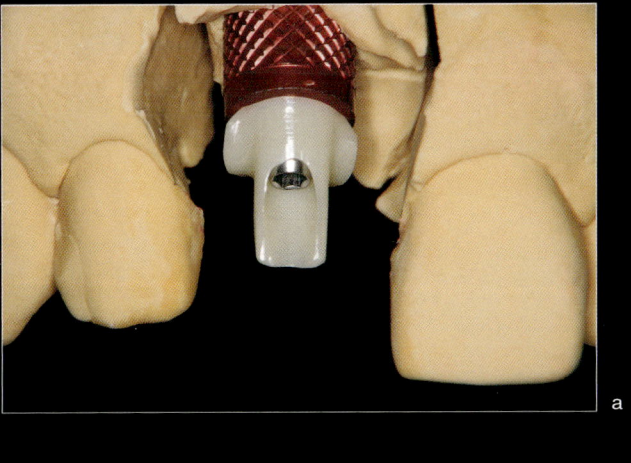

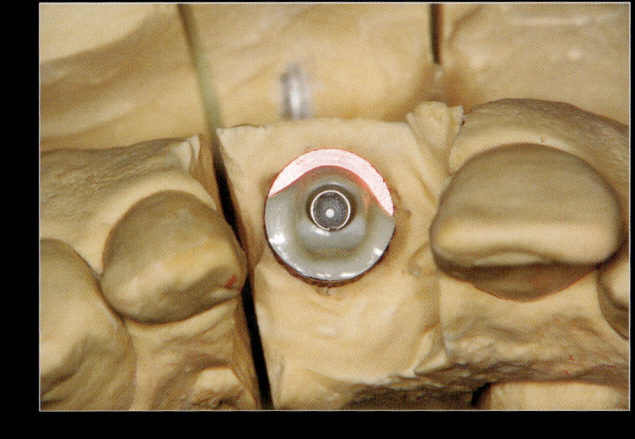

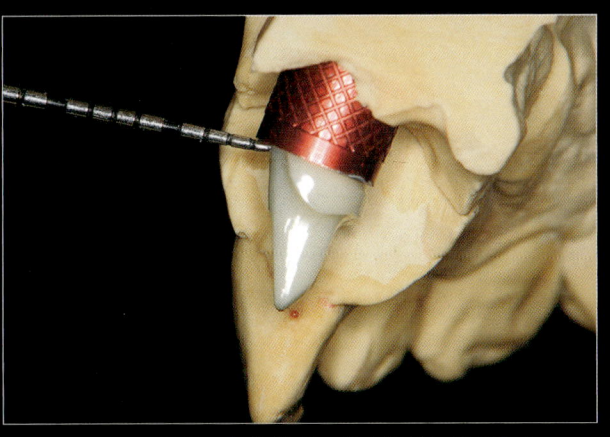

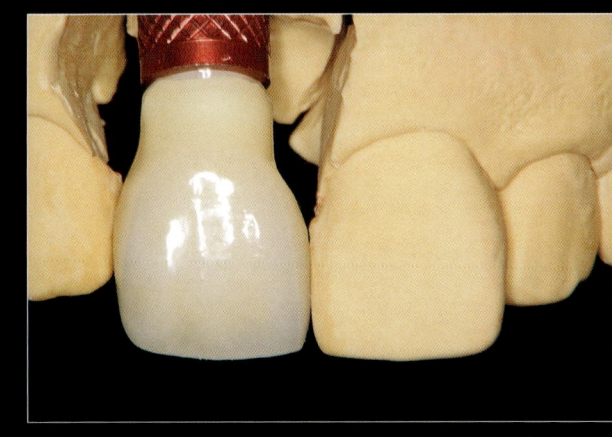

図5-1-5a〜d　8週後、最終補綴の印象採得に移行した。aとbは形態修正されたジルコニアアバットメントの唇側面（a）と切縁側からの形態（b）。形態修正によりアバットメント唇側基底部では約1mm舌側に修正され（c）、この幅が歯肉幅を増幅させ、歯肉歯頸線を安定させる。dはジルコニアアバットメント上に製作されたジルコニアフレームによるポーセレンクラウン、歯科技工士の技量によるところ大である。

5章　究極のインプラント審美症例集

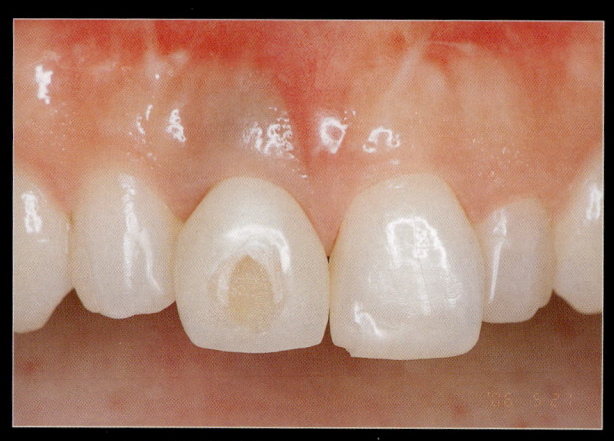

図5-1-6a　最終補綴装着直前のプロビジョナルクラウン。

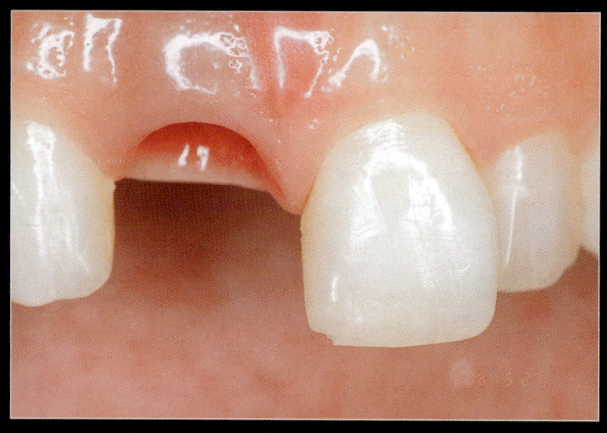

図5-1-6b　プロビジョナル除去直後の歯肉形態。

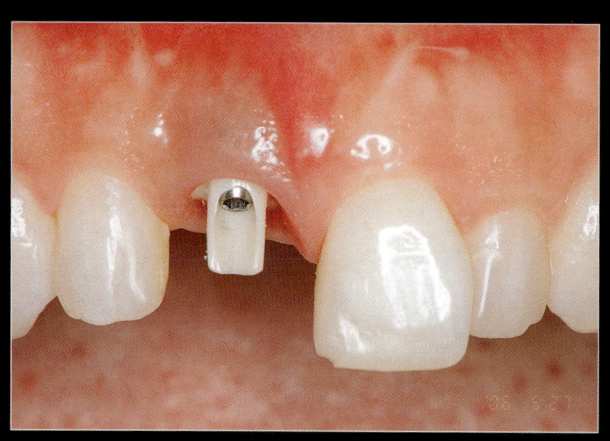

図5-1-6c　ジルコニアアバットメント装着時。

Final

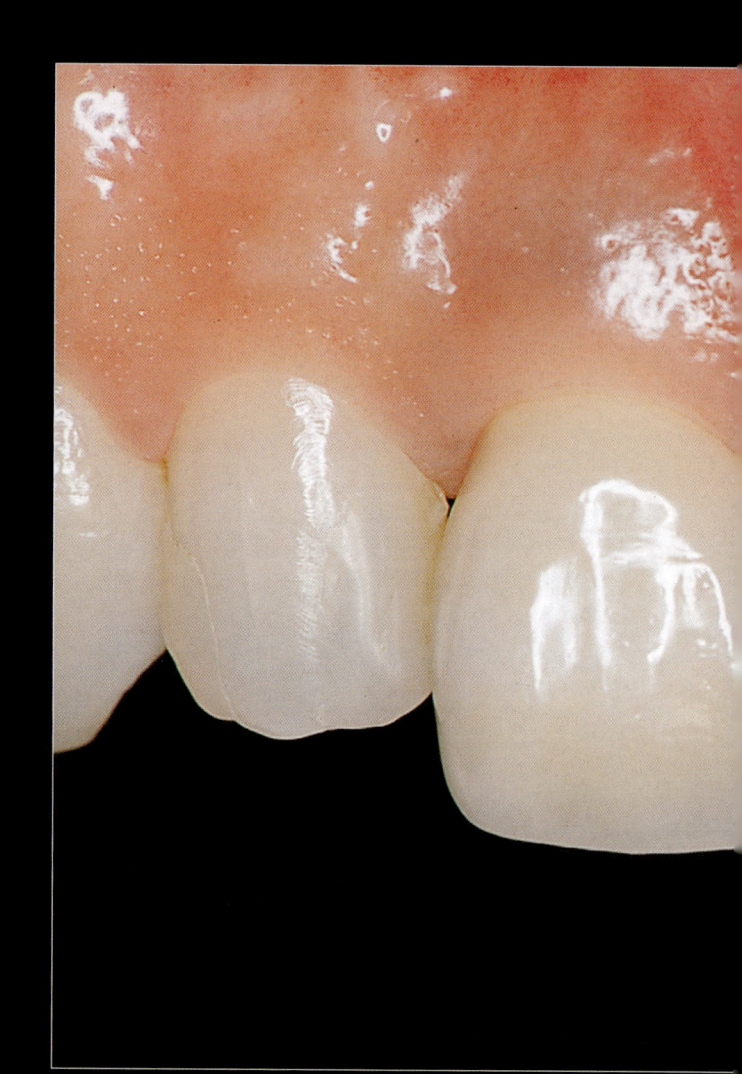

5章1　プラットフォームスイッチングを応用したリカバリー症例

Restoration

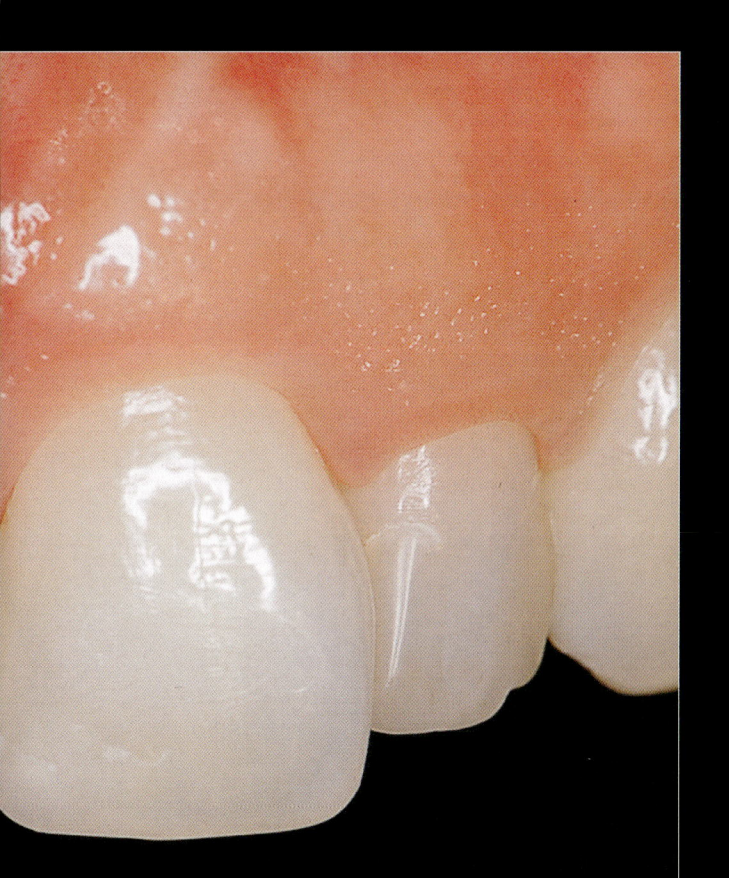

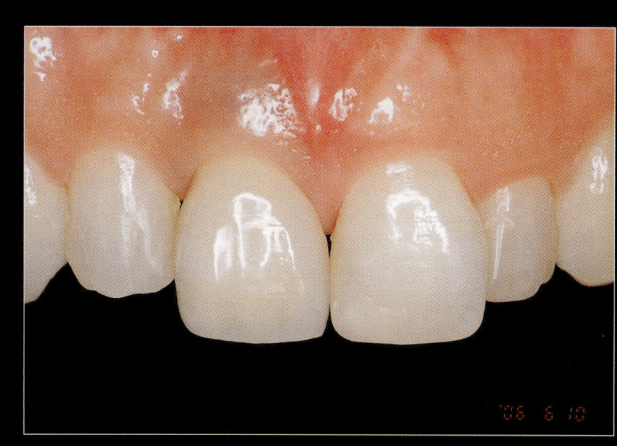

図5-1-6d　最終補綴物装着歯冠・歯肉形態の調和が得られ、自然観を備えた審美性が回復している。

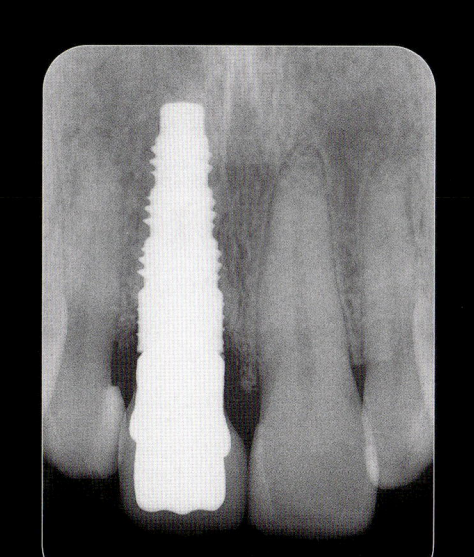

5章 2

結合組織移植によって歯間乳頭を獲得した下顎臼歯部インプラント症例

症例の概要

　本症例の欠損部顎堤は、骨の増大処置を必要としない骨幅はあるものの、欠損部粘膜は薄く、角化粘膜幅も狭く、角化の傾向も弱い。

　審美的修復の達成には、歯冠形態とともに歯肉形態の回復が不可欠となるが、歯を失うことで骨および軟組織形態は萎縮し、多くの場合、軟組織を増大する手技が必要とされる。

　本症例では、埋入手術終了後の二次手術時に、剝離翻転した頰側粘膜弁下の骨面上にアテロコラーゲンシートを設置し、シートが吸収して軟組織に置換することで厚みを確得し、インプラント間の歯間乳頭部には上顎結節部からの硬い角化質の結合組織を設置することで結果を得ている。当該部位の増大した軟組織は、瘢痕性治癒による組織と考えられるが、臨床実感では、そのことがその後の形態変化を僅少にしているものと推測している。手技としての留意点は、特に、

（1）インプラントの埋入位置、間隔を適正に設定する。

（2）血液供給が結果を左右するため、麻酔の刺入点は歯槽頂周辺を回避し、MGJを越えた可動粘膜部に設定することで血液供給を阻害しない配慮をする。

（3）軟組織が増大することでプロビジョナルクラウンによる歯肉形態の誘導が可能となるが、プロビジョナルクラウンの形態修正には慎重さが求められる。

の3点が挙げられる。予後観察を要する症例であるが、期待を抱いている。

5章2　結合組織移植によって歯間乳頭を獲得した下顎臼歯部

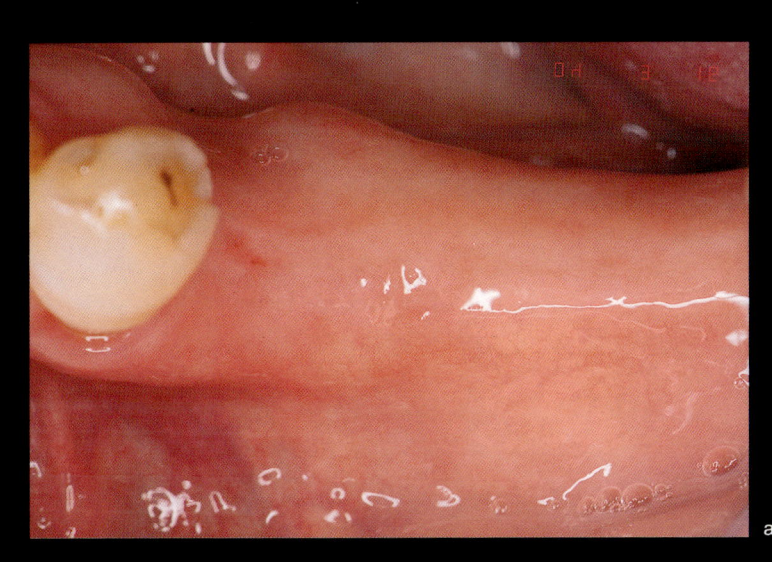

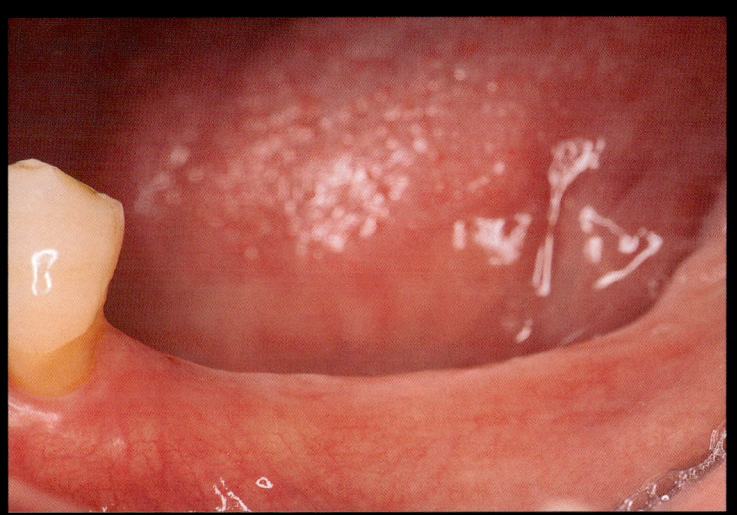

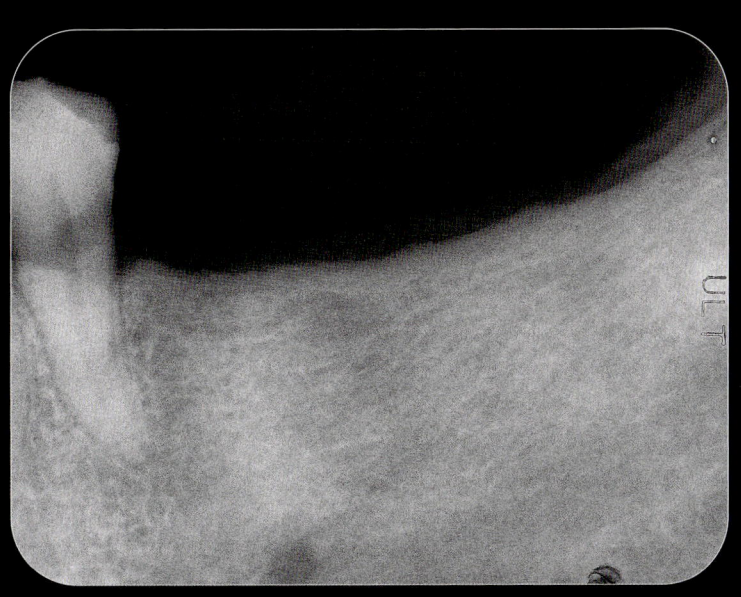

図5-2-1a～c　術前の咬合面観（a）および側方面観（b）とそのX線像（c）。欠損部顎堤はインプラントの埋入が可能な幅をもっているが、顎堤粘膜は薄い。角化粘膜の幅は狭く、角化の傾向は弱い。

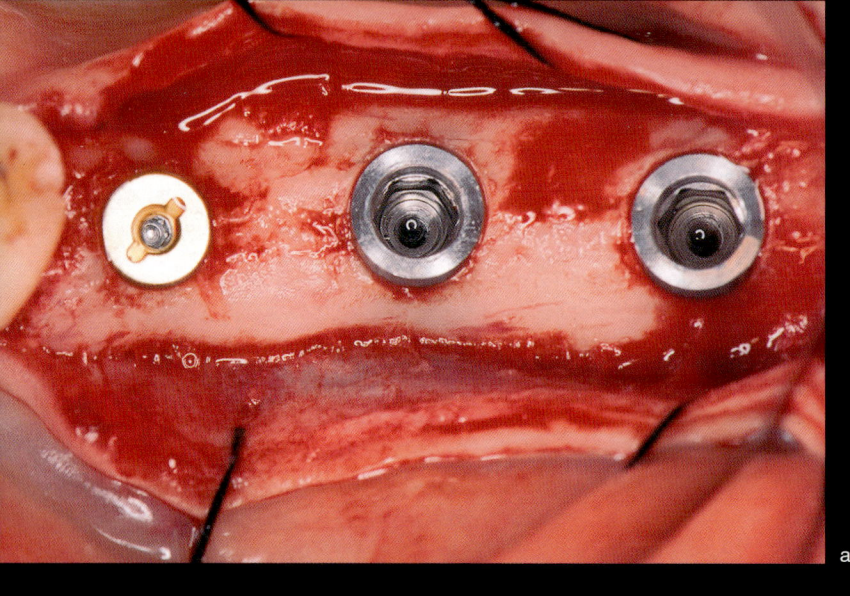

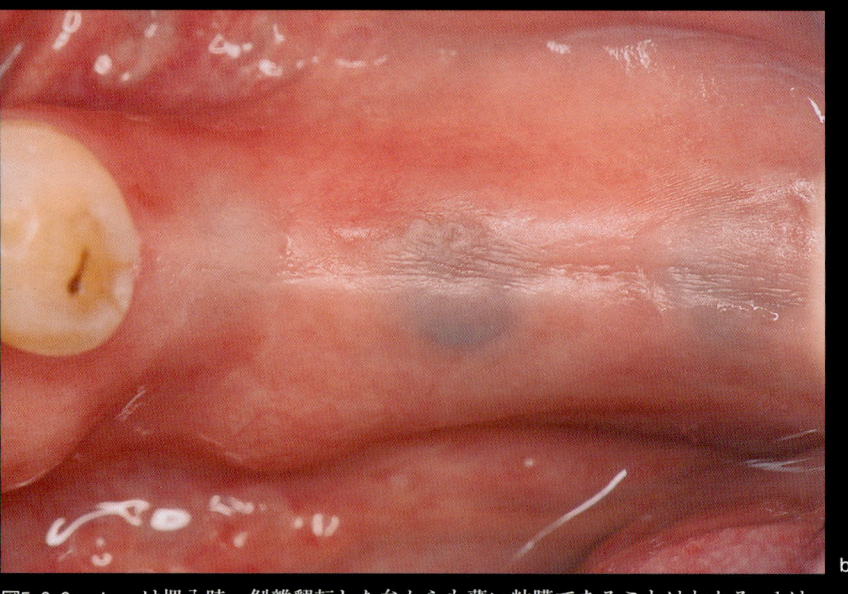

図5-2-2a、b　aは埋入時。剝離翻転した弁からも薄い粘膜であることはわかる。bは埋入後二次手術前。薄い粘膜のため、カバーキャップが透過して見える。

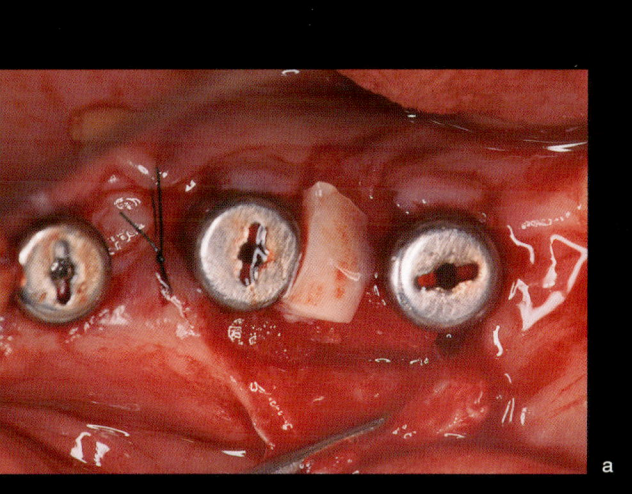

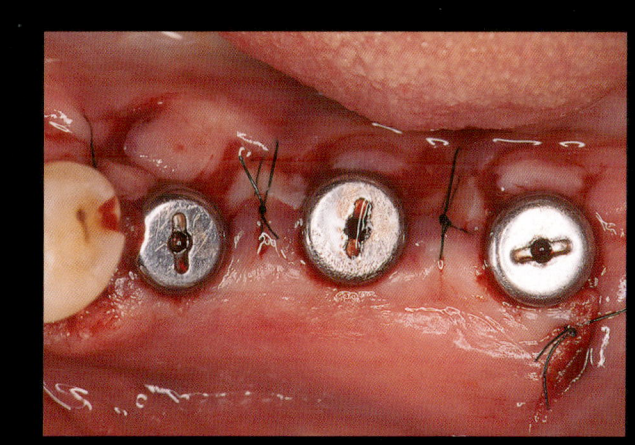

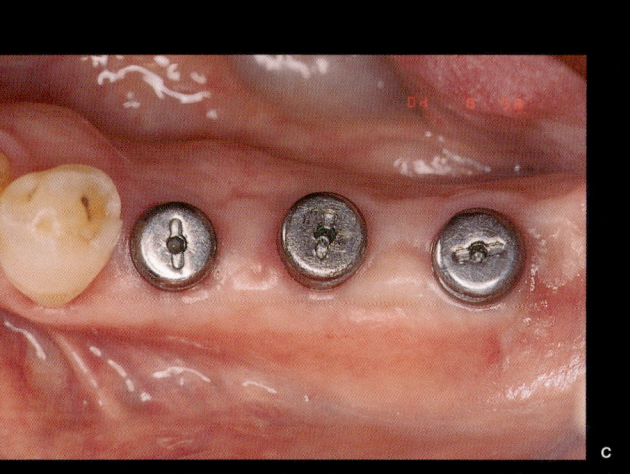

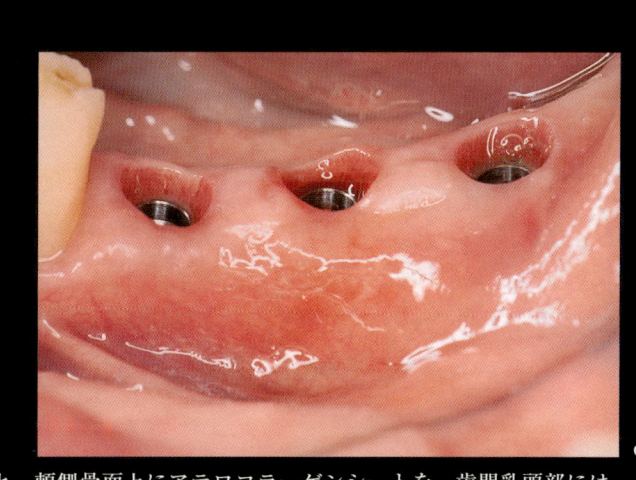

5章2　結合組織移植によって歯間乳頭を獲得した下顎臼歯部インプラント症例

図5-2-3a〜d　二次手術時にジンジバルフォーマーを装着したあと、頬側骨面上にアテロコラーゲンシートを、歯間乳頭部には密な組結合組織を設置し(a)、骨膜への減張切開を加えて縫合を終了した(b)。cとdは約4週後。組織の壊死を招くことなく、

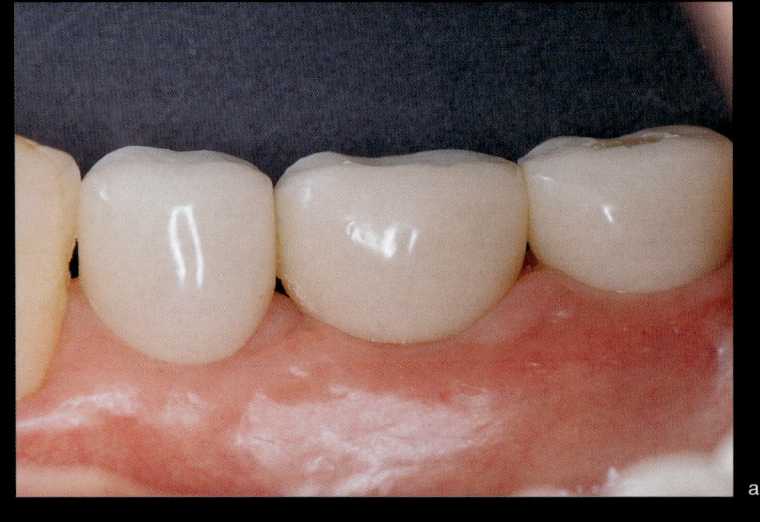

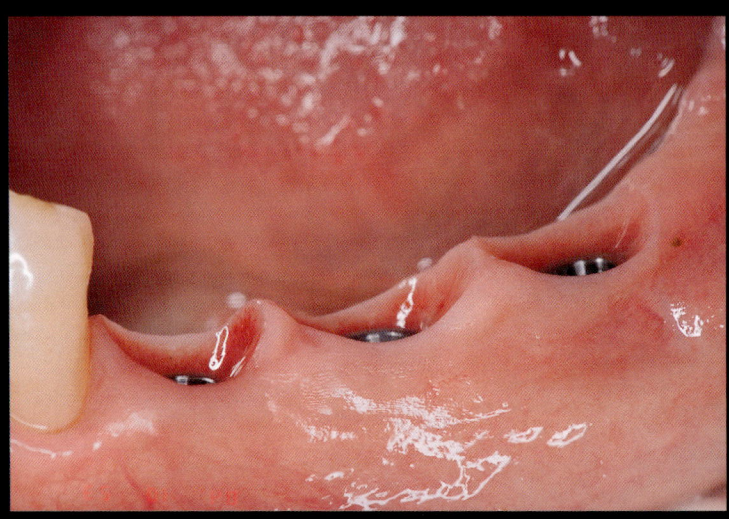

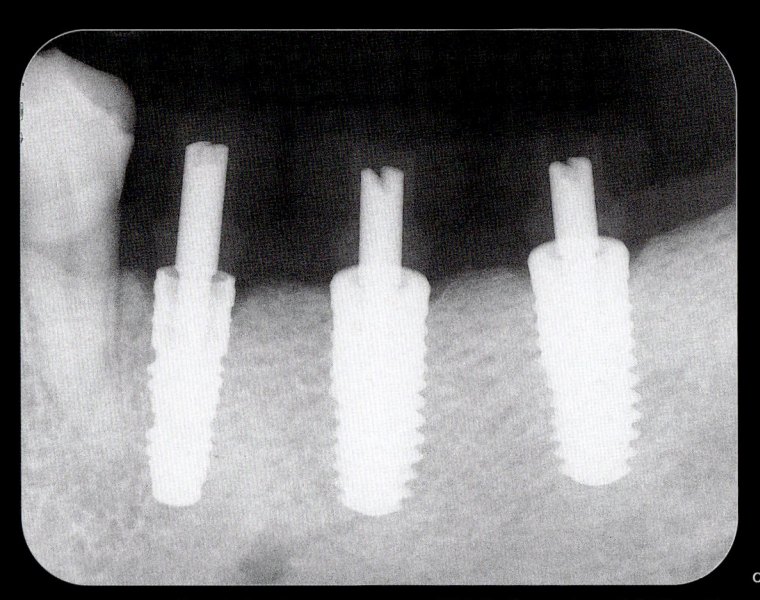

図5-2-4 a～c　プロビジョナルクラウンの形態修正により、軟組織を理想的形態に誘導する（a、b）。cはプロビジョナルクラウン装着時のX線像。

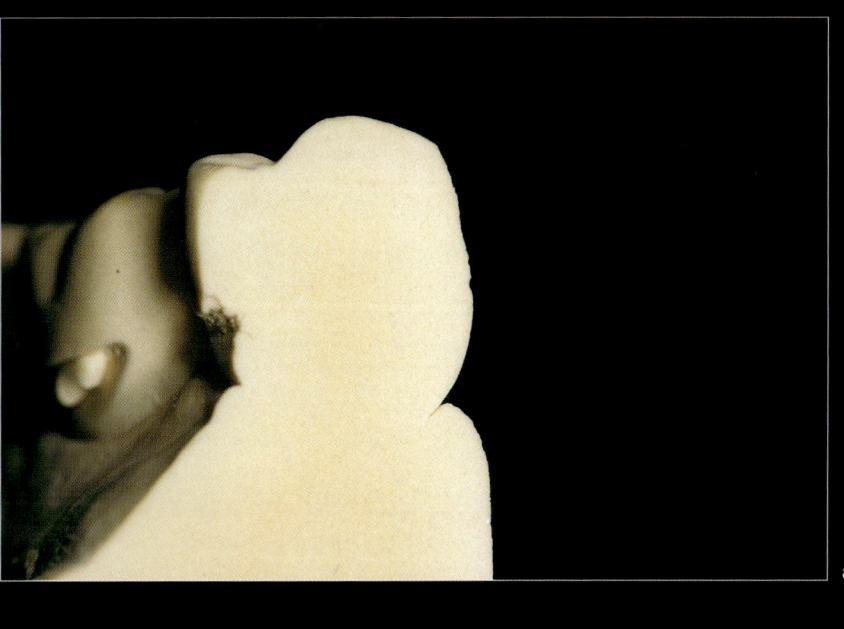

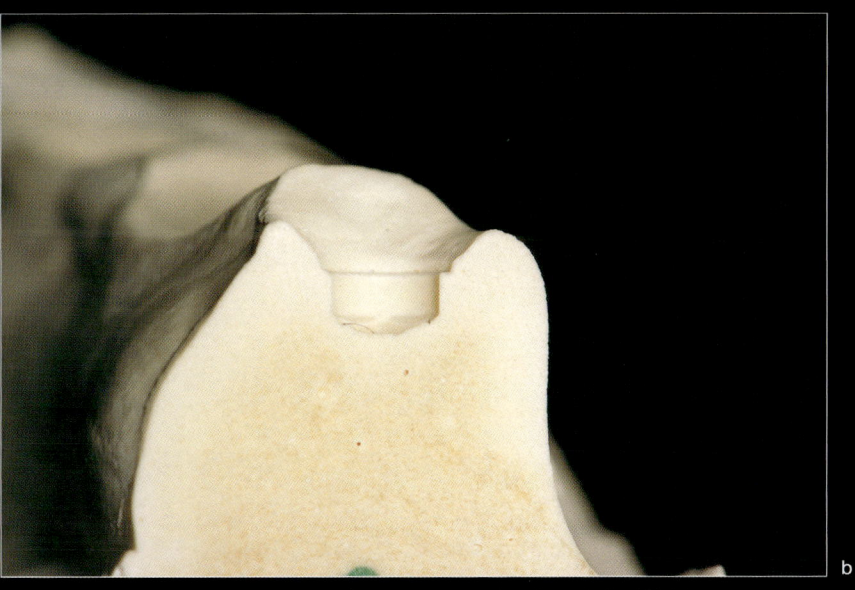

5章2　結合組織移植によって歯間乳頭を獲得した下顎臼歯部インプラント症例

図5-2-5a、b　最終補綴の歯冠と歯肉形態の断面（a）と頬側歯肉形態（b）。インプラント頂から頬側歯肉側では高さより幅のほうが長くなっている。

Final

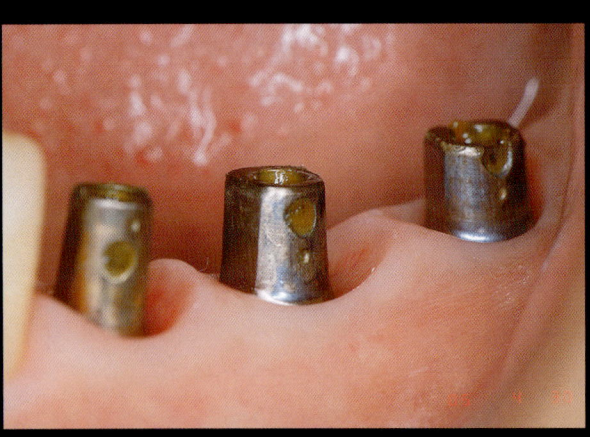

図5-2-6a　最終補綴物除去時の歯肉形態。

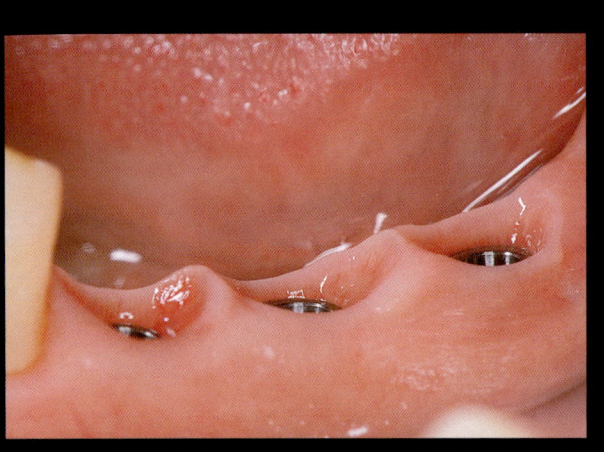

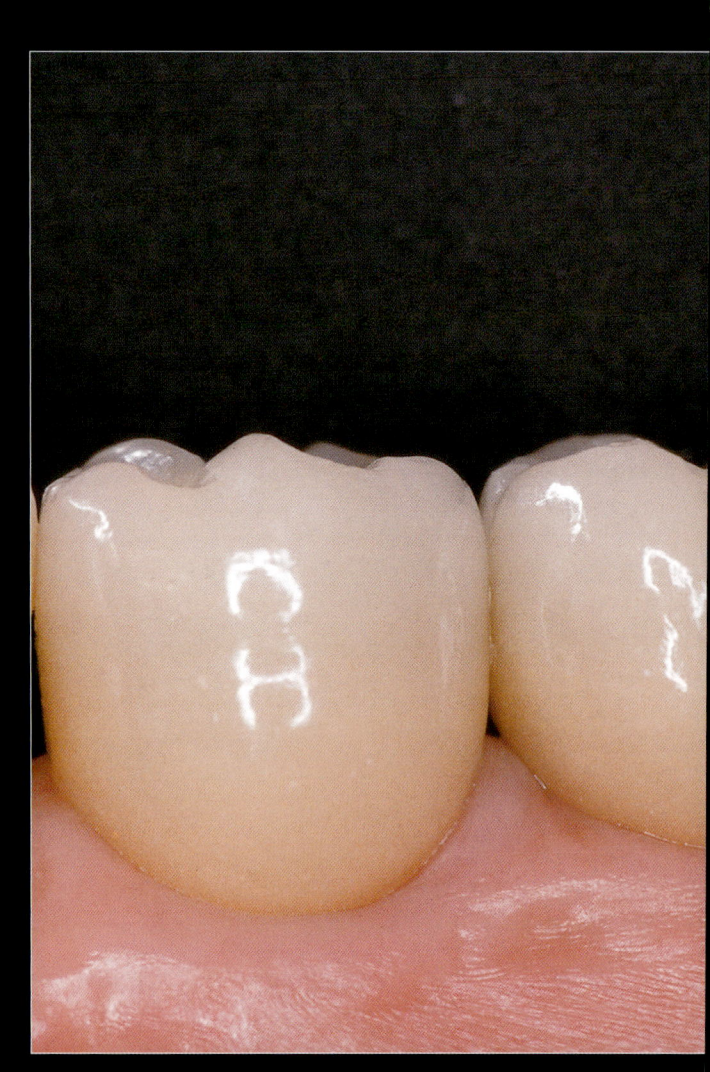

図5-2-6b　最終補綴物およびアバットメント除去時の歯肉形

5章2　結合組織移植によって歯間乳頭を獲得した下顎臼歯部インプラント症例

Restoration

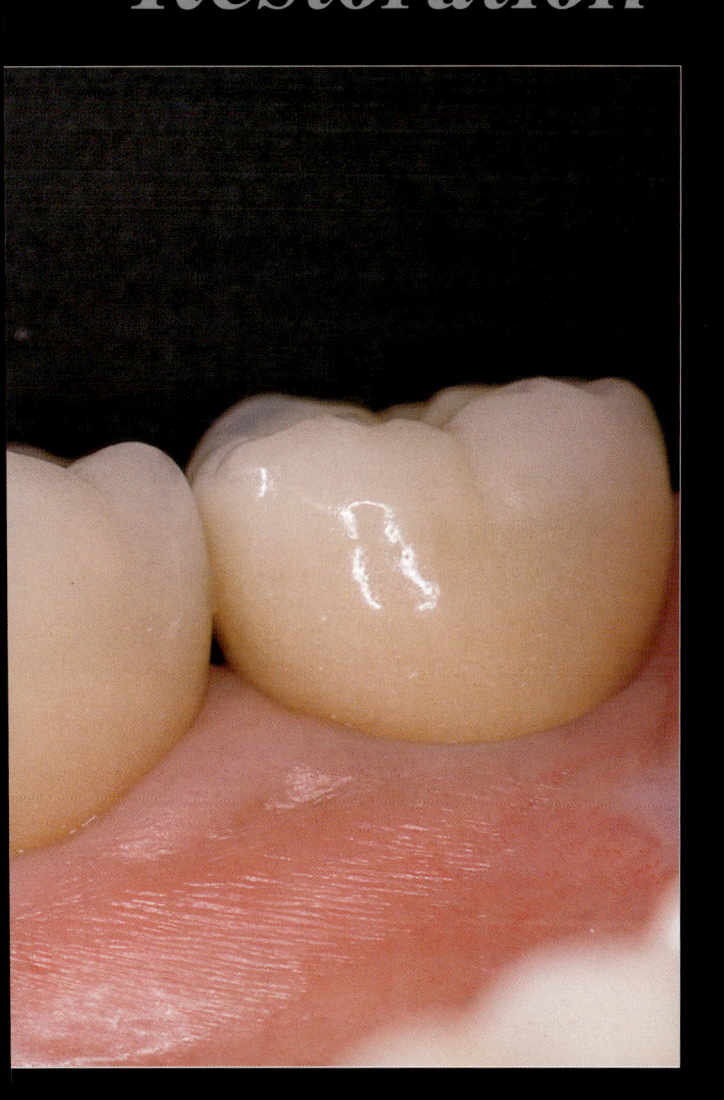

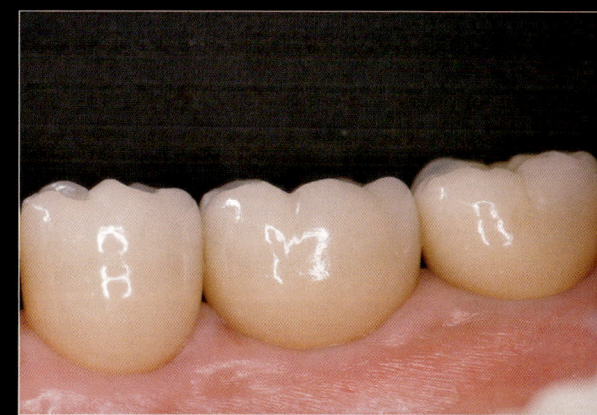

図5-2-6c　最終補綴物。

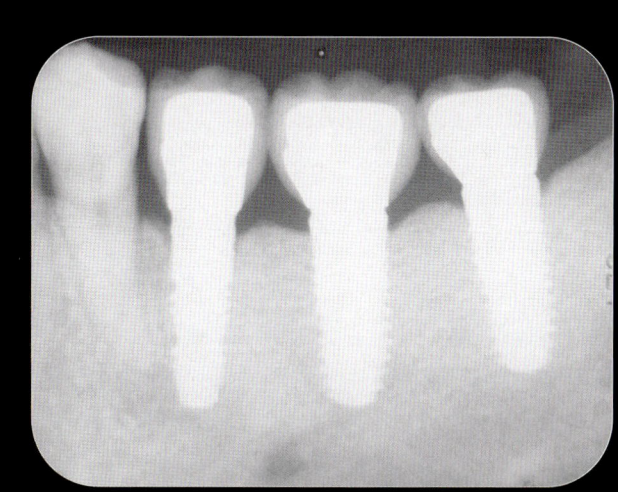

図5-2-6d　最終補綴物装着時デンタルX写真。

5章3 全顎的なインプラント審美修復症例

症例の概要

　下顎両側臼歯部に欠損を抱え、インプラント修復と併せて全顎的な審美性の改善を主訴とした症例である。

　術前では、咬合平面および歯冠・歯肉形態の不調和がみられ、顎機能にも多少の問題を抱えていた。欠損部顎堤は決して大きくはないが、垂直的な萎縮は少なく、骨形態からはやや小さい口径のインプラントでの埋入条件は整っている。しかし、全顎的な審美性の改善も主訴にあり、臼歯部においても前歯部と調和した歯冠・歯肉形態が要求されることを考慮した場合、その達成には欠損部の角化粘膜幅は狭く、角化の傾向も弱い。結果として、インプラントの口径サイズを慎重に選択することで骨増生を回避し、軟組織の増大を主眼とした処置を進めることにした。本症例の各処置が円滑に進行した背景には、

（1）両側臼歯部欠損ではあるが、咬合支持の欠落が前歯部に影響していない。
（2）進行した歯周炎が認められず、自己管理がなされている。
（3）下顎前歯を除いたすべての残存歯が修復歯で健全歯を切削するリスクが少ない。
（4）少数歯を除いて歯内療法の必要がない。
（5）受診者自らの強い希望での来院であったため、インフォームドコンセントが徹底され外科処置への理解も厚くすべてに協力的であった。

ことなどが挙げられ、効率の良い治療を進めることができた。

　しかし、予後の不安材料がない訳ではない。その1つは処置歯のすべてが失活歯で、歯根破折が懸念されることである。

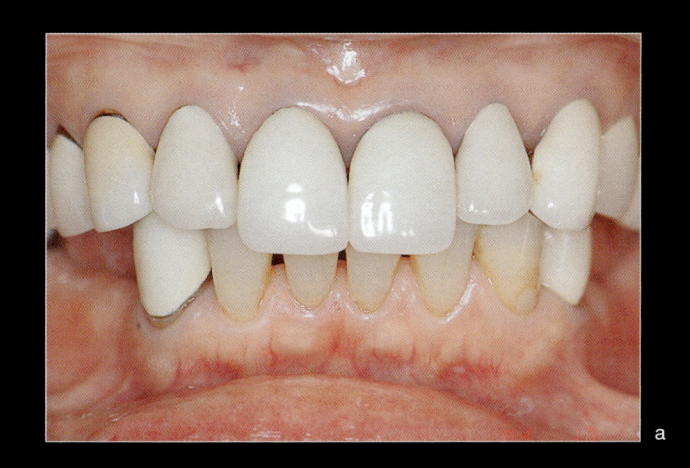

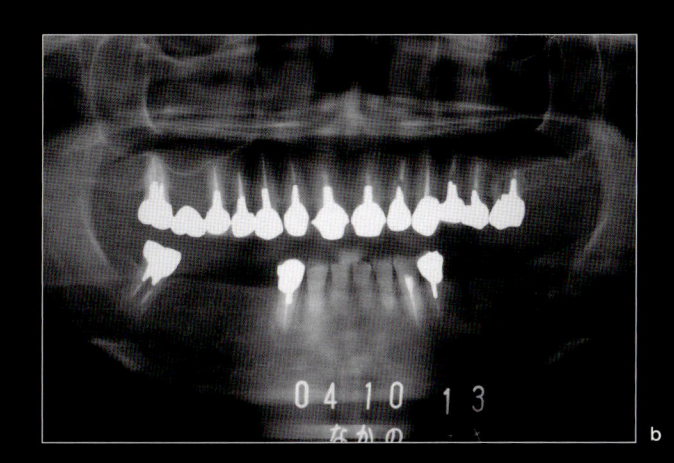

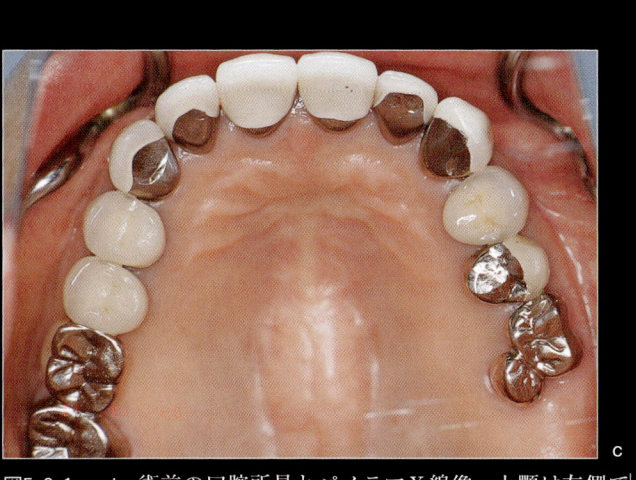

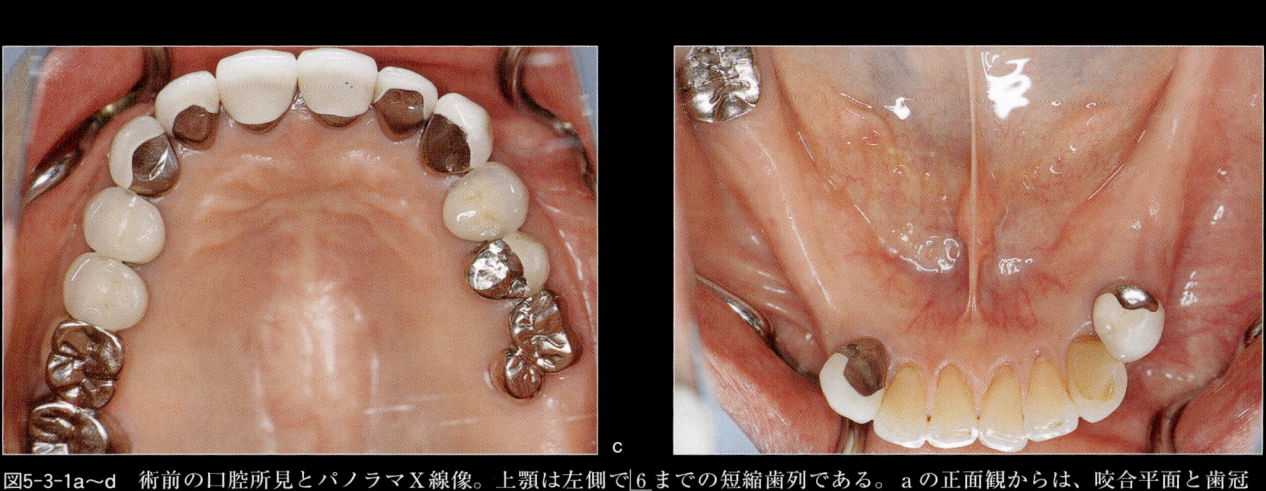

図5-3-1a～d　術前の口腔所見とパノラマX線像。上顎は左側で|6|までの短縮歯列である。aの正面観からは、咬合平面と歯冠・歯肉形態の不調和が観察され、咬合高経も若干低位にあるが、下顎の左右側への水平的偏位はみられず、両側臼歯部の咬合支持の欠落は水平的顎位、および上顎前歯部に影響していない。下顎欠損部顎堤は上顎歯列に対して多少舌側に位置しているものの、bのパノラマX線像からは垂直的萎縮は少ないことが確認できる。cとdの咬合面観からは、上顎両側犬歯の舌側面に磨耗痕（wear）が見られ、特に左側では下顎第1小臼歯の頬側近心斜面が犬歯の舌側遠心斜面を滑走するD型ガイドとなっている（c）。下顎（d）では欠損部顎堤の幅は狭いがインプラントサイズを慎重に選択することで埋入は可能である。

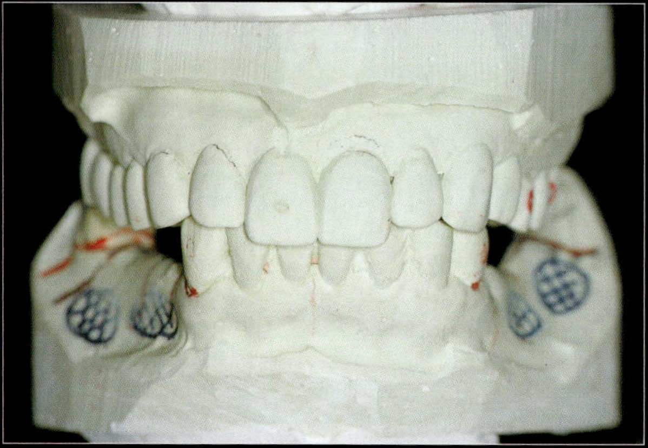
a

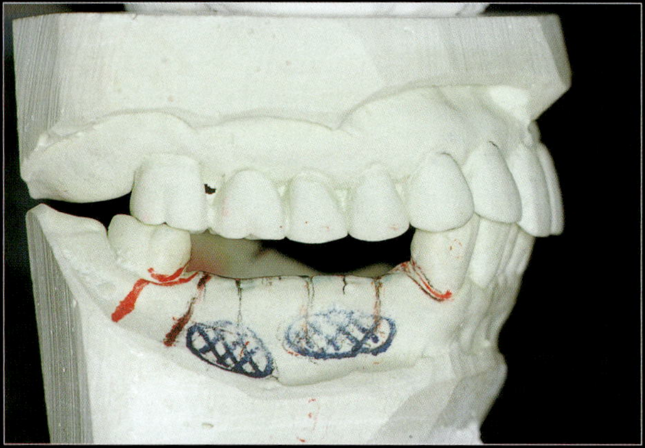
b

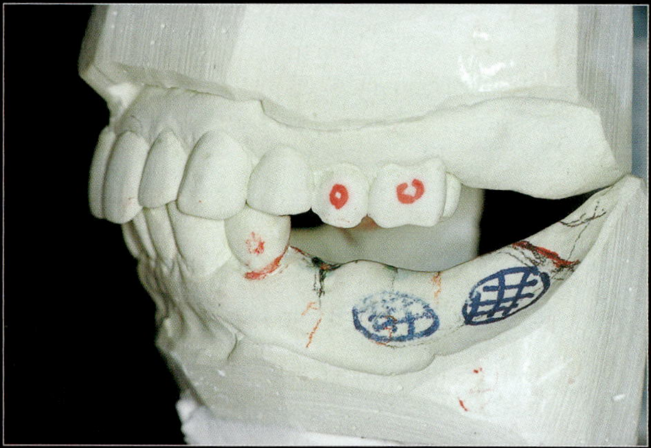
c

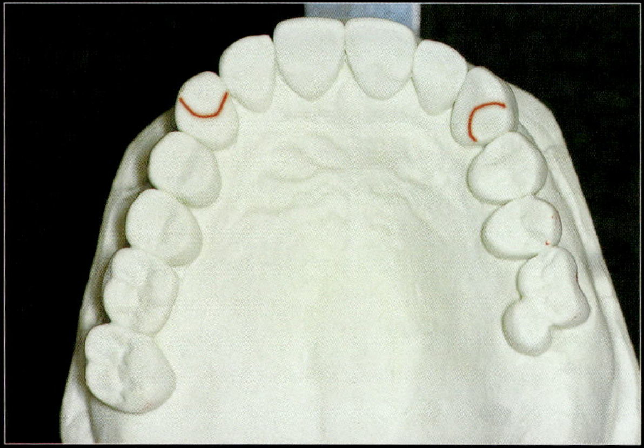
d

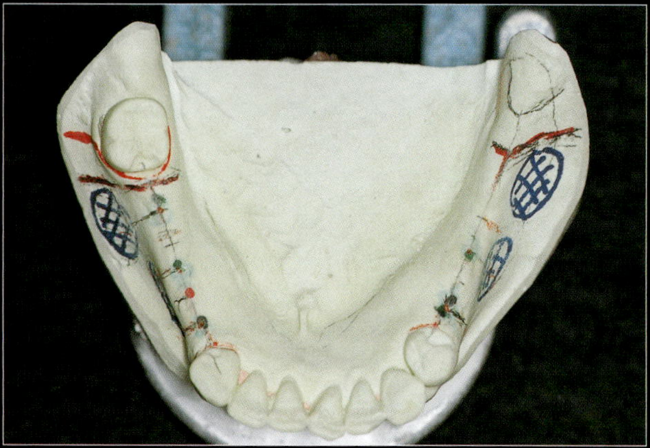
e

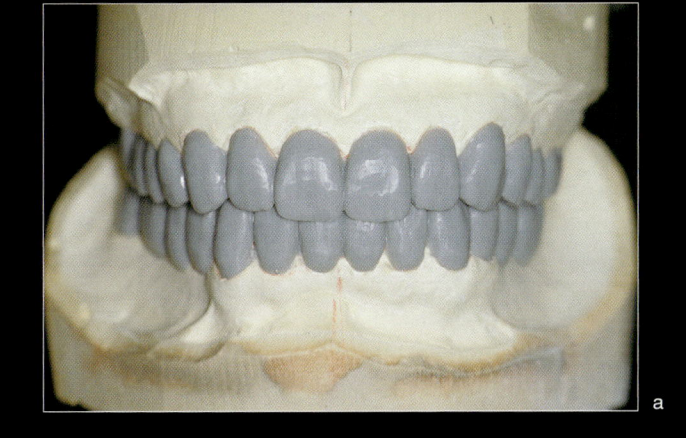

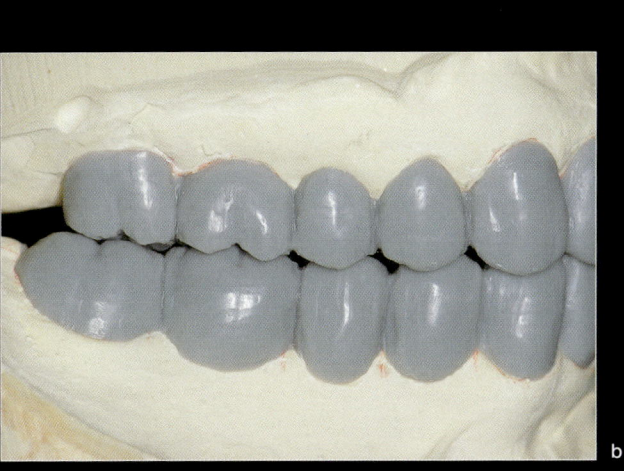

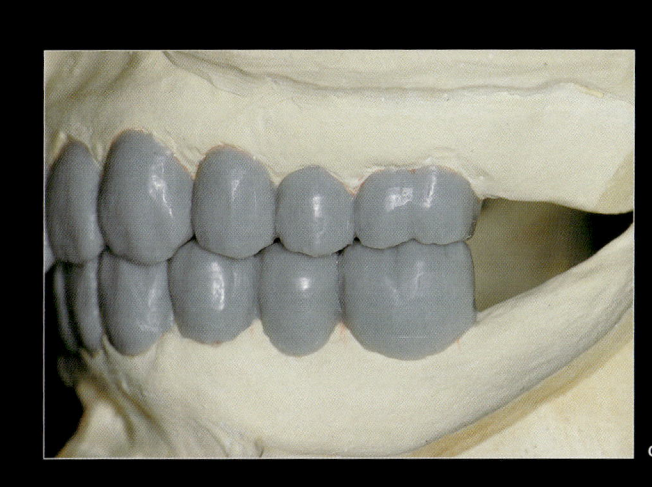

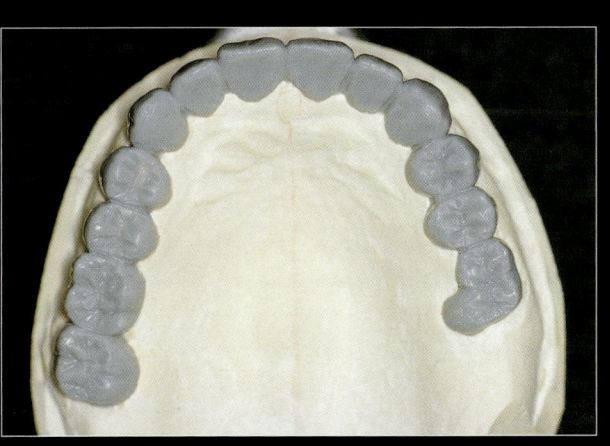

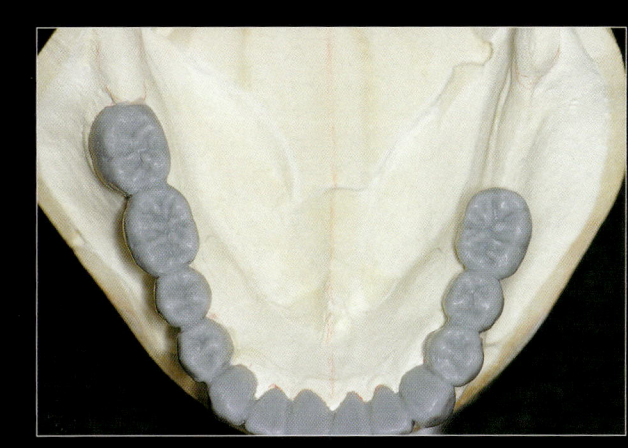

図5-3-3a-e 図2の模型上の検討で見えてきたゴール像を示すセットアップモデル。この模型をゴール像として各処置を進行させることになる。

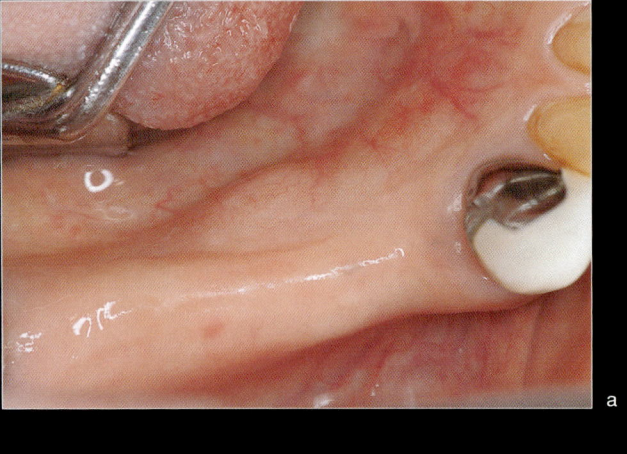

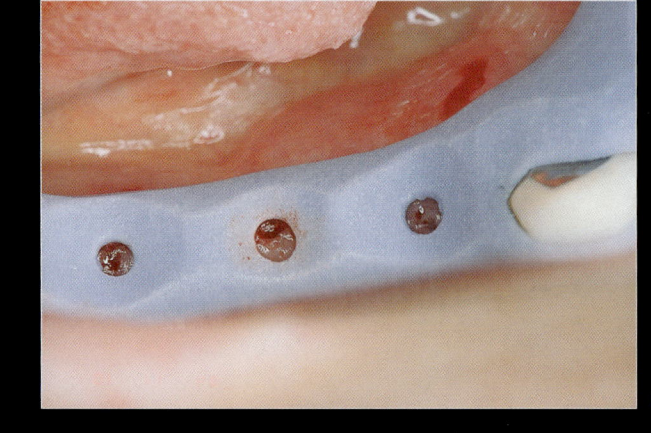

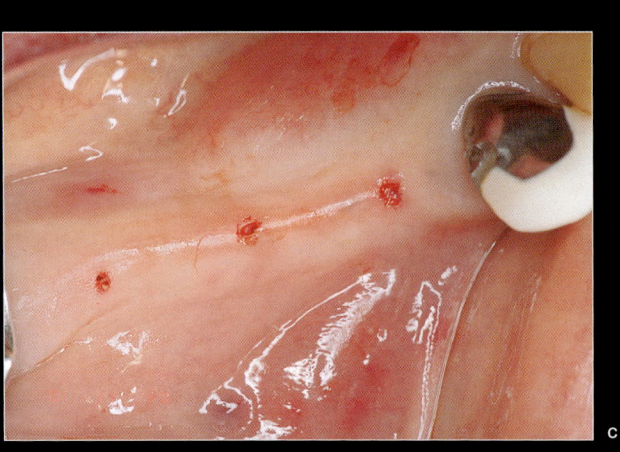

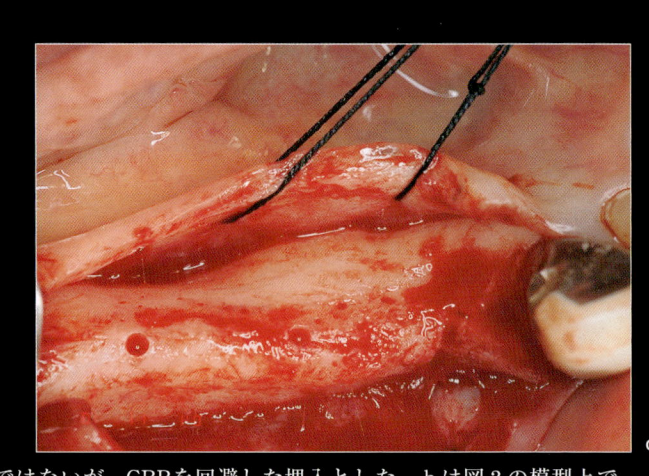

図5-3-4a～d　aは右側の欠損部を示す。顎堤の幅は決して十分ではないが、GBRを回避した埋入とした。bは図2の模型上で決定した埋入位置を正確にガイドするためのサージカルテンプレート。浮き上りのないよう固定し、ガイドホール中央に粘膜上から細いドリルでイニシャルホールを骨肉に貫通させて形成する。cは粘膜上に印記された埋入位置、dは歯槽頂切開による粘膜骨膜弁と骨面形態および骨面に印記されたイニシャルホールを示す。この位置を忠実に守り、埋入窩を順次形成する。

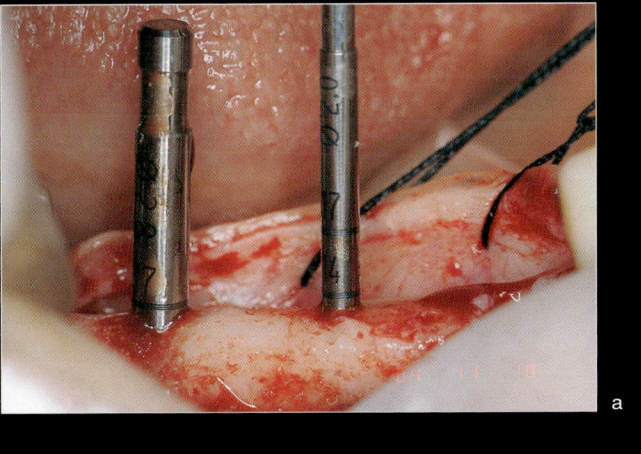

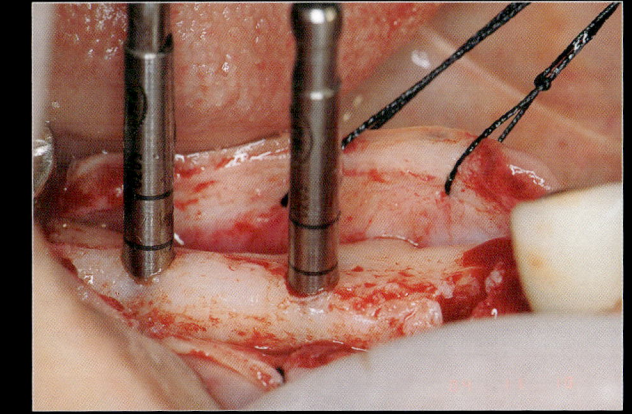

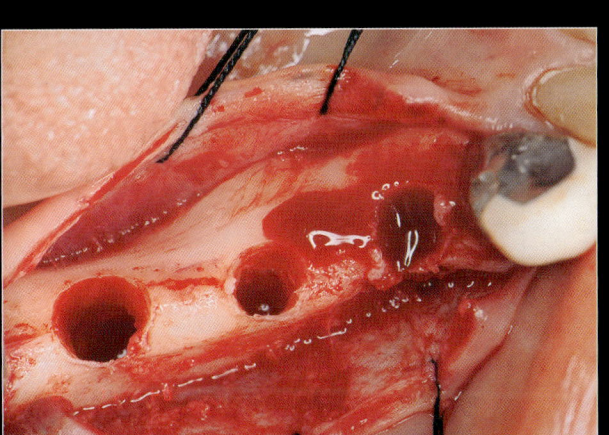

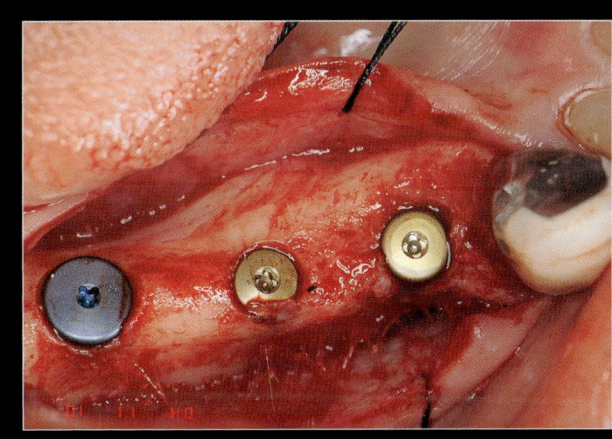

図5-3-5a〜d 埋入窩の形成と埋入を示す。埋入窩の形成では各ステップごとに試適用のガイドピンを挿入し、意図した位置・方向の微調整と確認を行う（a、b）。cは埋入窩の形成終了時。dは埋入終了時。$\overline{4}$では頰側骨縁にわずかに裂開を生じた。

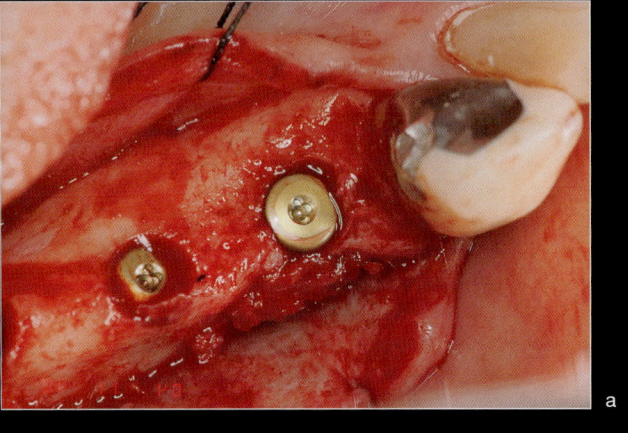

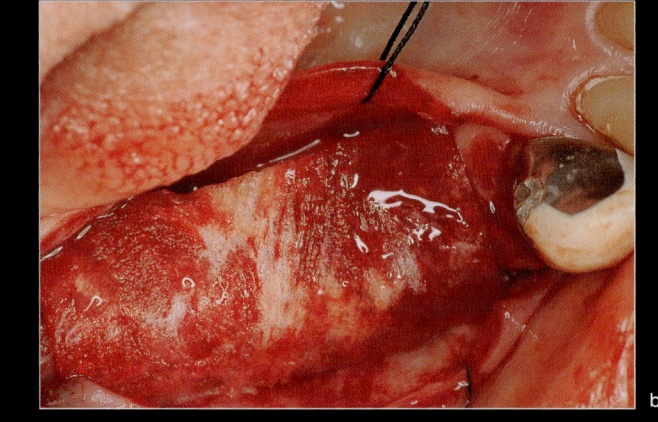

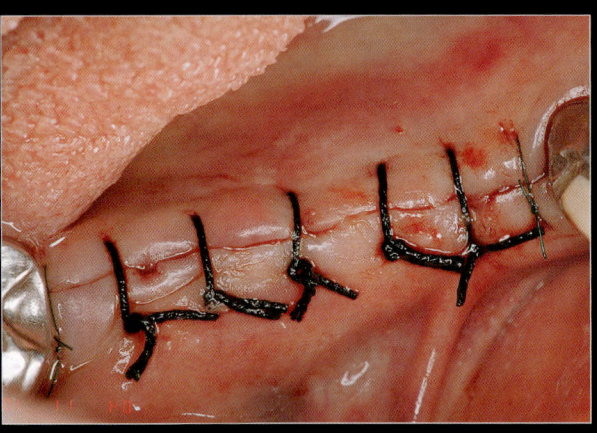

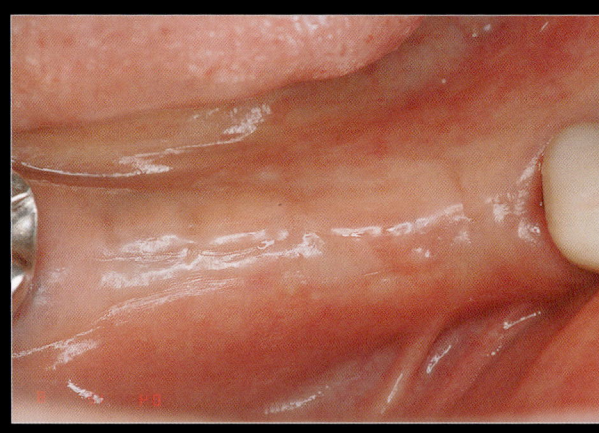

図5-3-6a〜d　骨縁が裂開した|4̄|部には自家骨を塡入し（a）、軟組織の増量を目的としたアテロコラーゲンシートで被覆した。シートは血液を吸収し厚みを増すため（b）、骨膜減張を加えて過緊張のない（Tension Free）縫合を行う。天然歯歯頸部では垂直マットレスと単純縫合を複合した縫合とした（c）。dは4週後の顎堤。

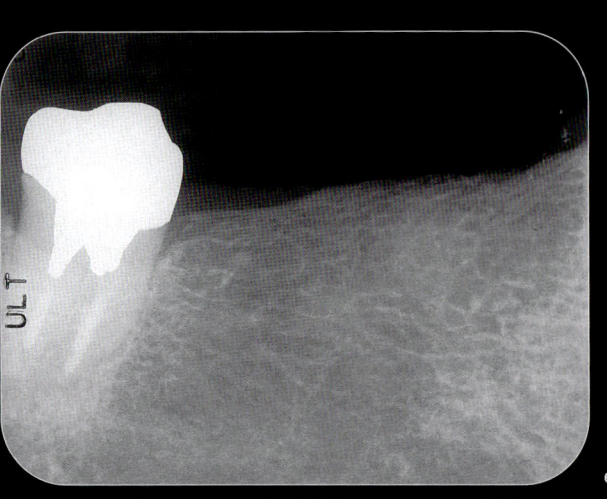

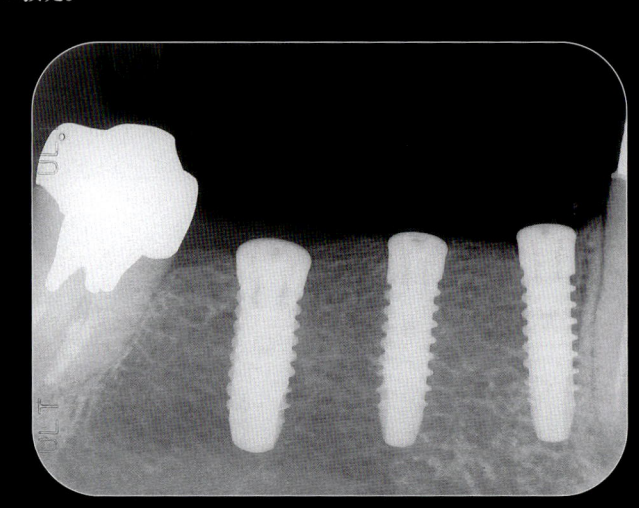

図5-3-6e、f　術前（e）と4週後（f）のX線像。軟組織の肥厚が認められる。

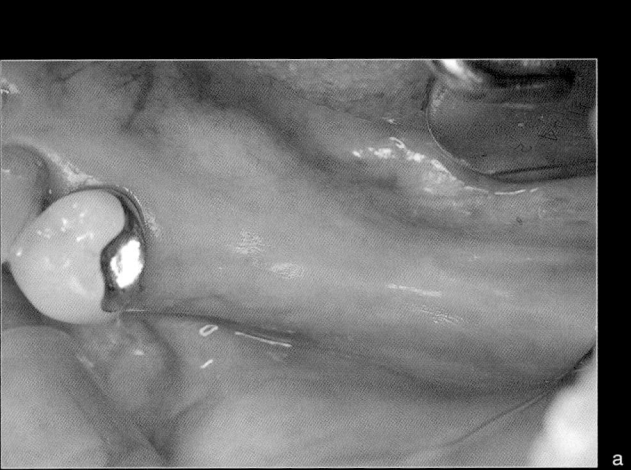

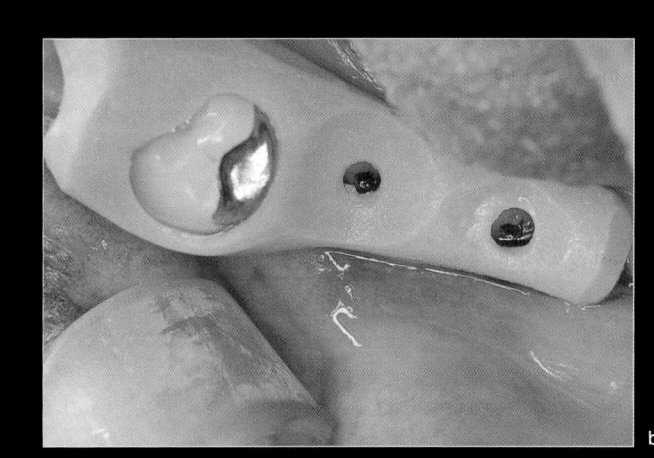

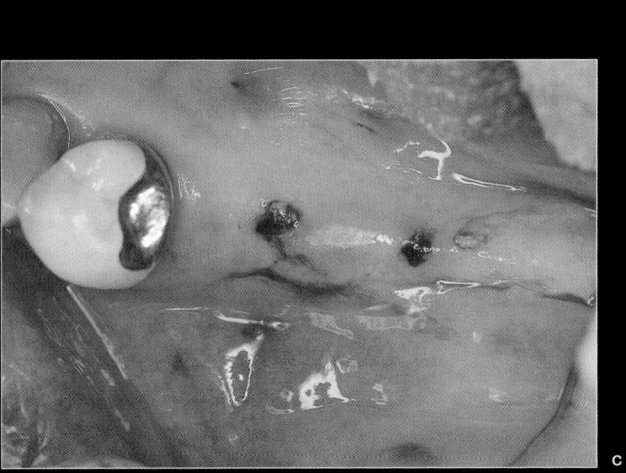

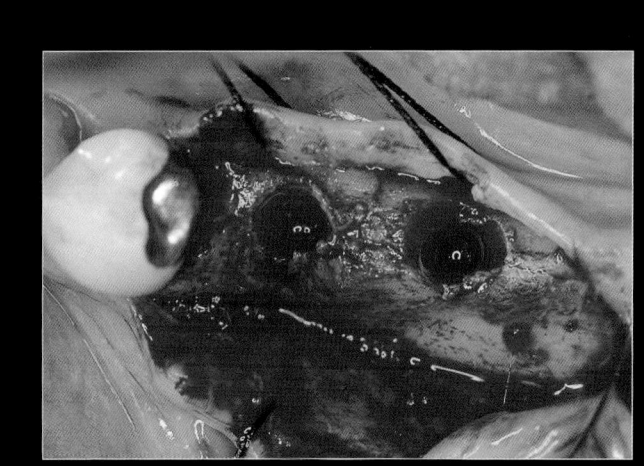

5章3 全顎的なインプラント審美修復症例

図5-3-7a〜d 左側欠損部の埋入窩の形成。右側とまったく同じ手順で行っている。

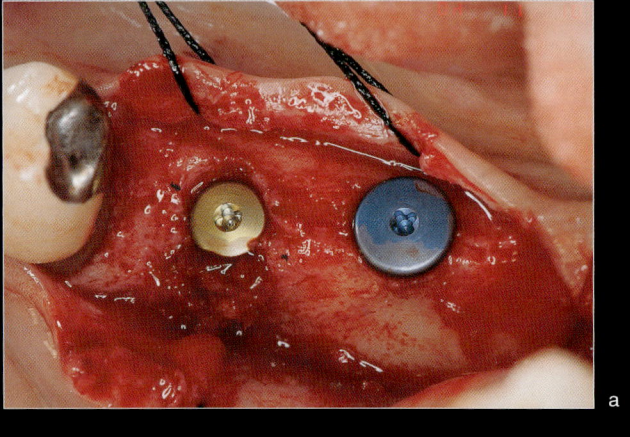

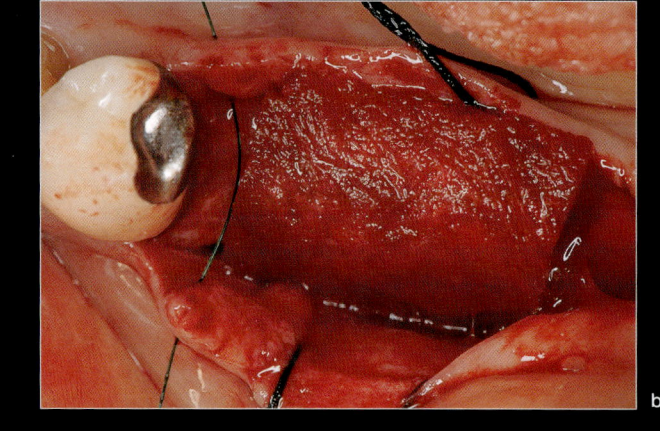

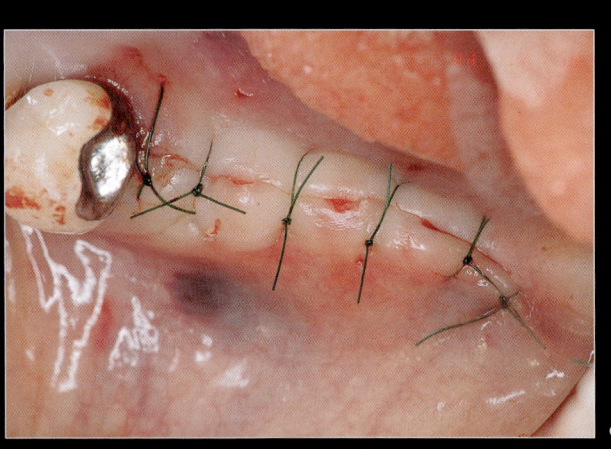

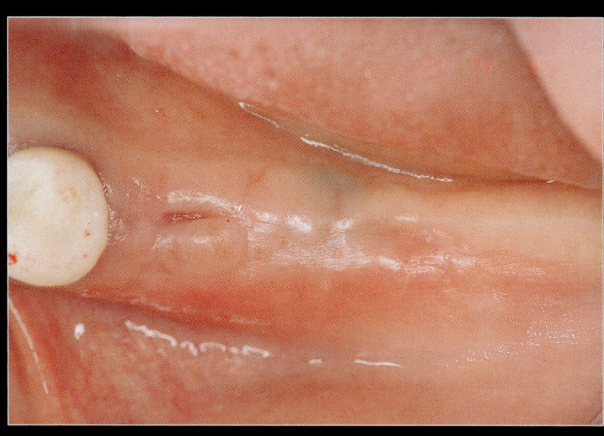

図5-3-8a〜d　インプラントの埋入。_5部への自家骨の塡入（a）、軟組織の増大を目的としたアテロコラーゲンシートでの被覆（b）、骨膜減張を加えての縫合（c）、いずれも右側と同様である。dは術後4週の所見。軟組織の肥厚が確認できる。

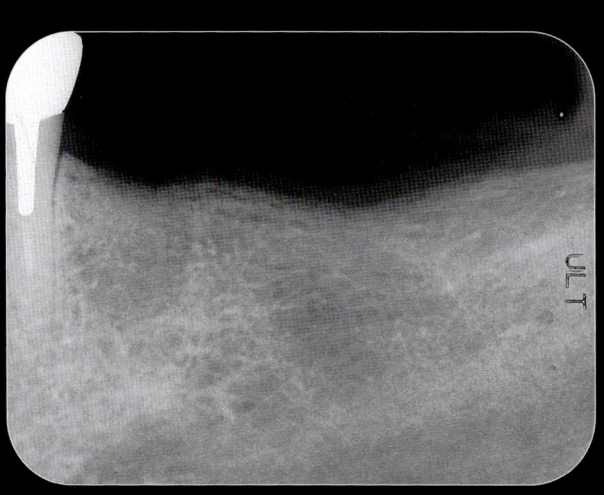

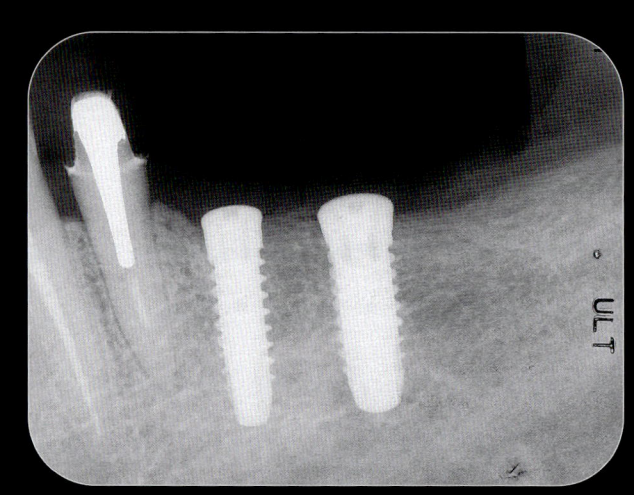

図5-3-8e、f　術前（e）と4週後（f）のX線像。軟組織の肥厚が認められる。

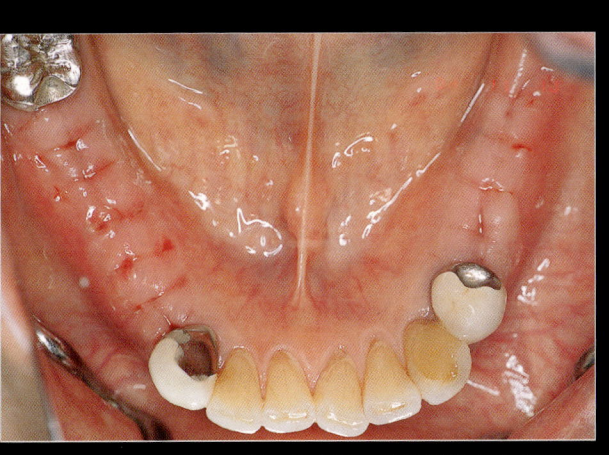

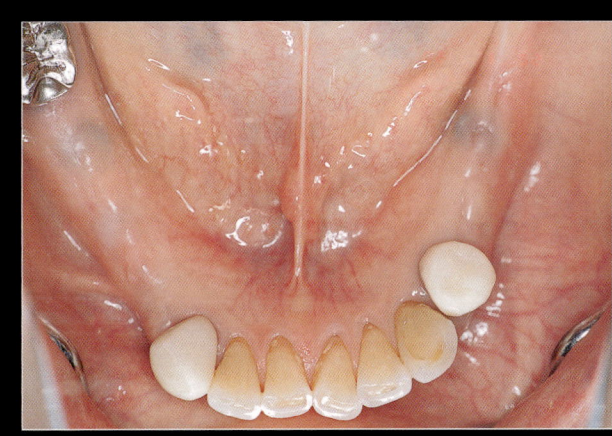

5章3 全顎的なインプラント審美修復症例

図5-3-9a、b　aは術後1週の抜糸時。術後腫脹がまだ残っているが組織の裂開はない。bは術後11週。術前（図1d）との比較で軟組織の増大が確認できる。

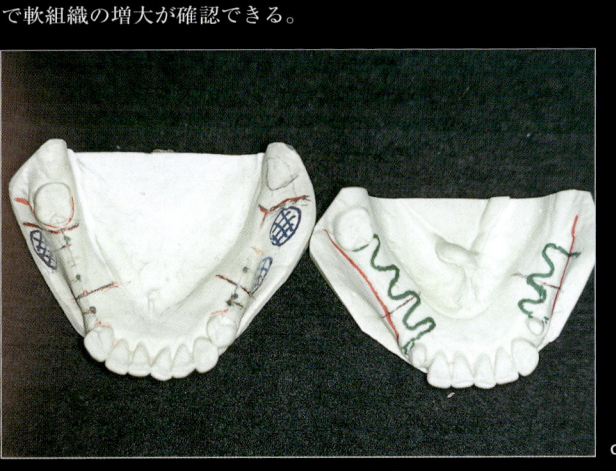

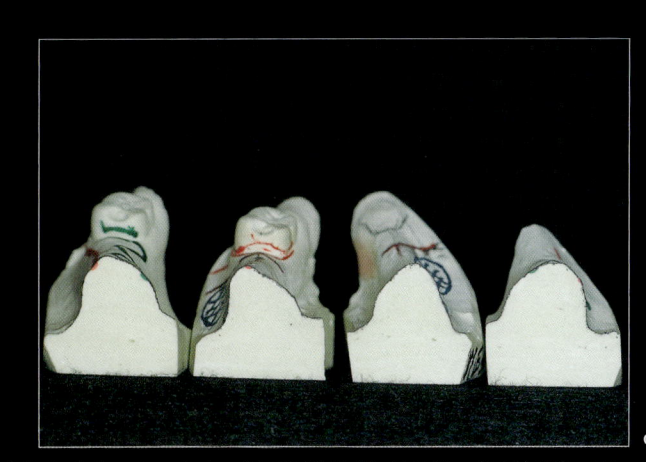

図5-3-10a、b　aとbは初診時（左）と術後8週（右）の模型の形態変化を示す。bの中央2個が初診時（左が右側、右が左側）、両端の2個は術後8週の同一部位の断面形態である。肥厚した顎堤が確認できる。二次手術と同時に線維性に富んだ固い結合組織をインプラント間骨頂部に移植し歯間乳頭を形成することを試みた。

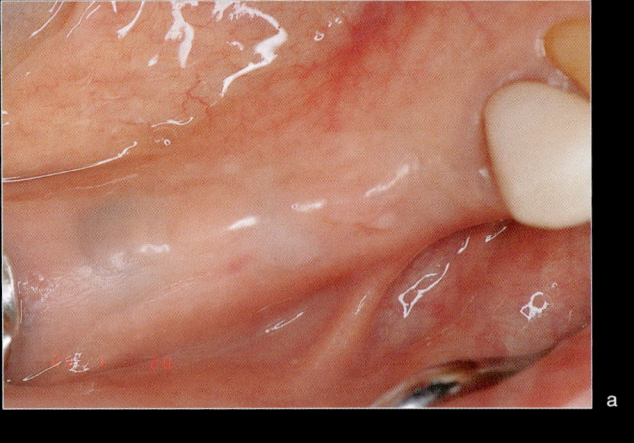

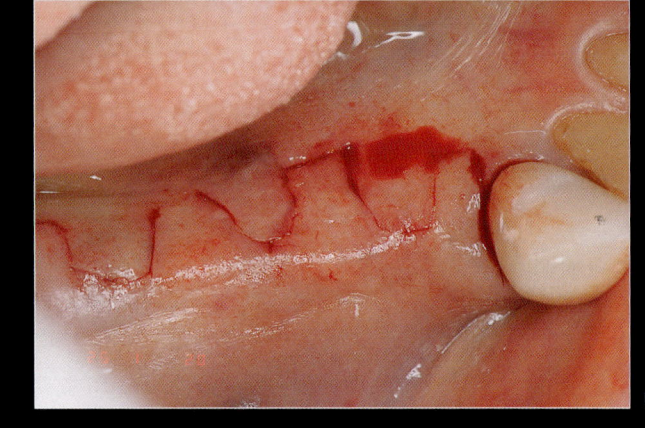

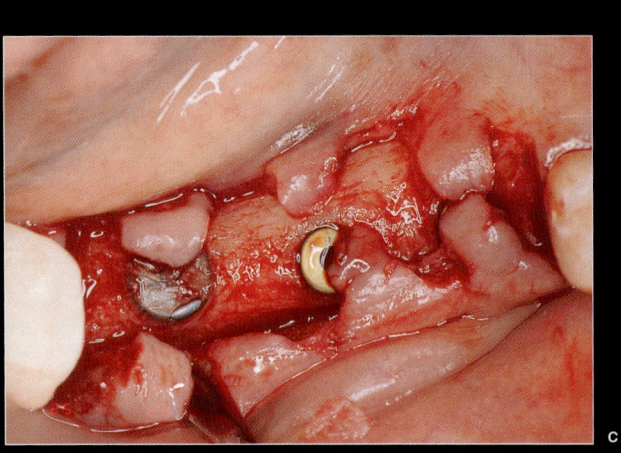

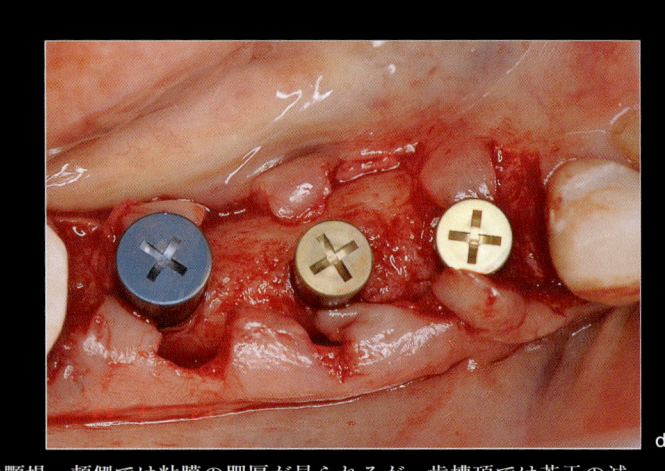

図5-3-11a〜d　11週後の実際の手技を示す。aは二次手術直前の顎堤。頰側では粘膜の肥厚が見られるが、歯槽頂では若干の減少がある。bは設計デザインに従った切開線を示す。cは全層弁の形成により露出したインプラントカバーキャップ。二次手術を同時に行うことと、インプラント間に結合組織を安定させる目的からジンジバルフォーマーを装着する(d)。

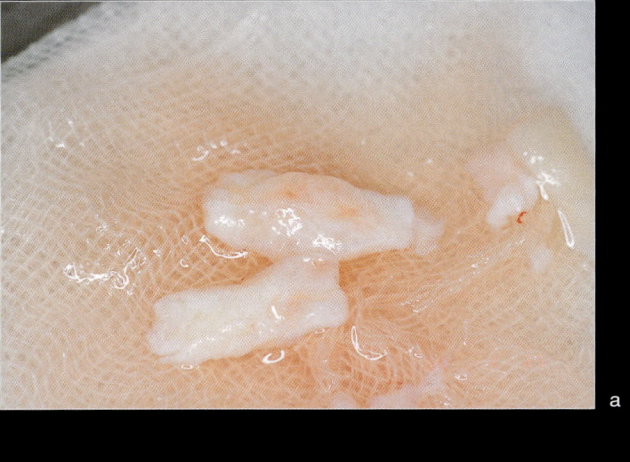

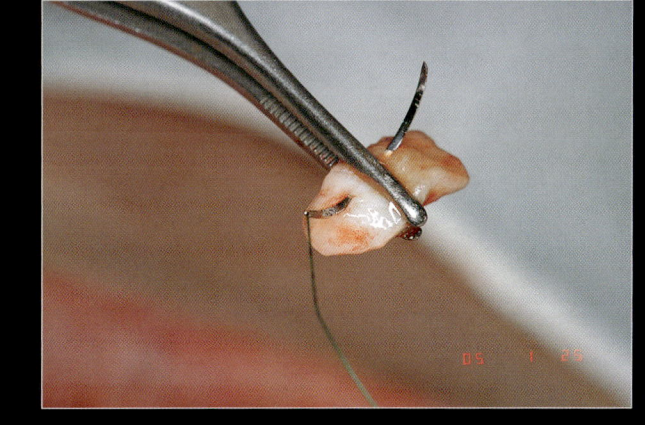

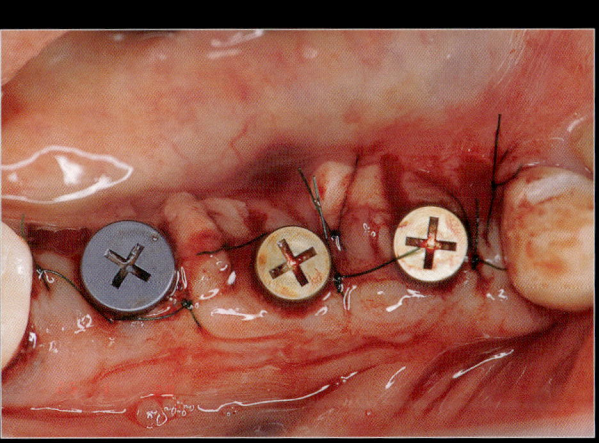

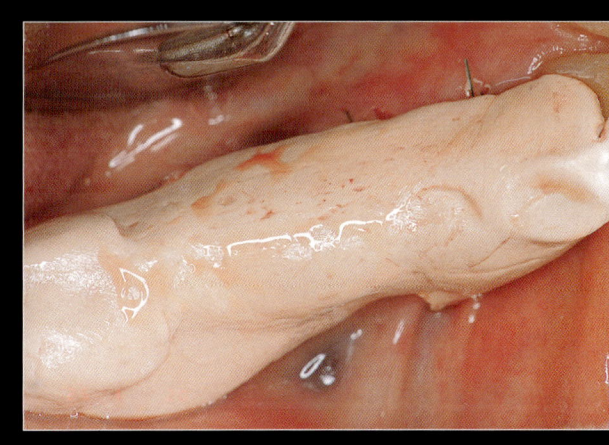

図5-3-12a〜d　aは上顎結節部の固い組織から採取した結合組織。bは縫合糸により舌側の弁の下で固定する一法。先端の細い外科用ピンセットで結合組織を挟み、その中間に針を通すことで可能となる。ジンジバルフォーマー間の結合組織は縫合糸により舌状の弁に被覆、固定される（c）。この時、歯槽頂粘膜を頰側に移動する。その上から固定と創面の保護のため歯周パックを設置する（d）。

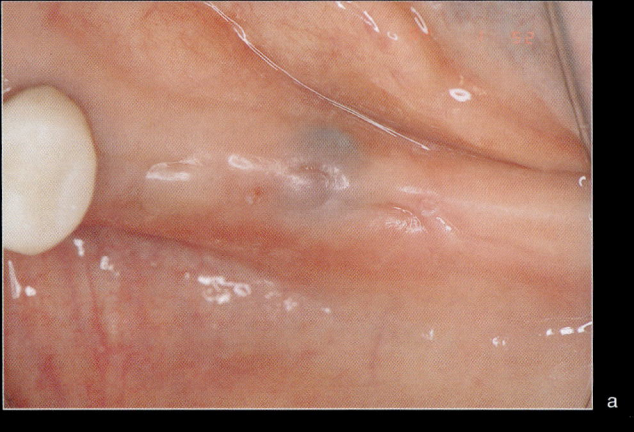

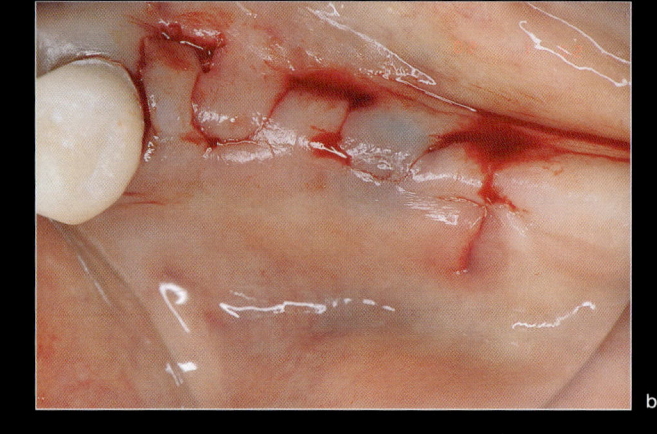

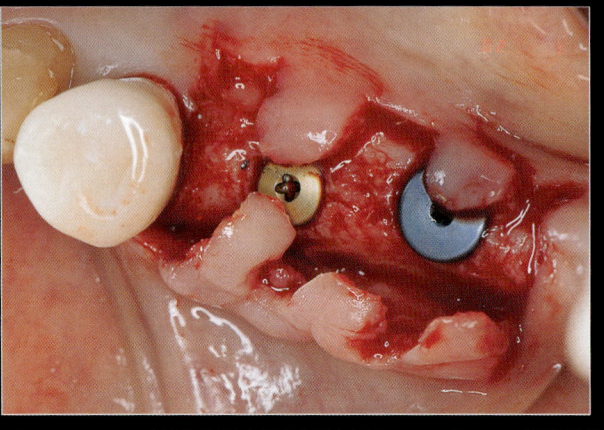

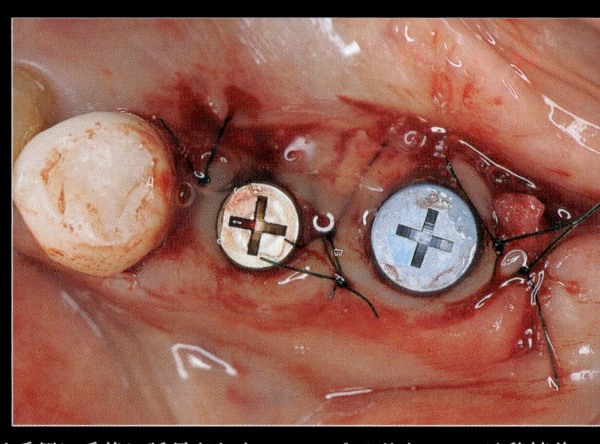

図5-3-13a〜d　左側でも同様の処置を行っている。aは術直前、bは舌側に舌状に延長されたフラップデザイン。cは移植前の弁形態。dは移植後の縫合時を示す。

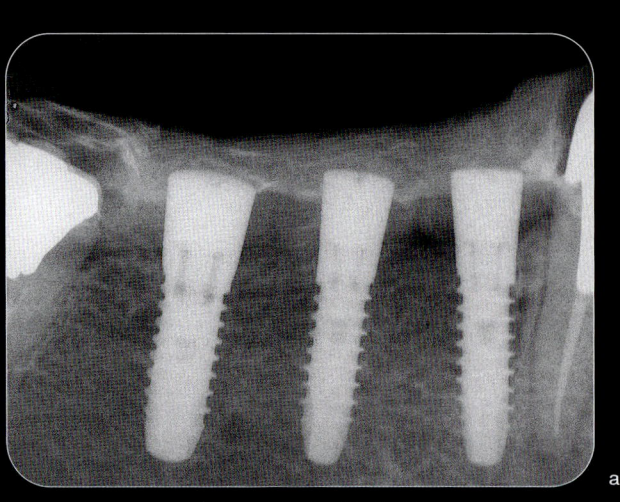

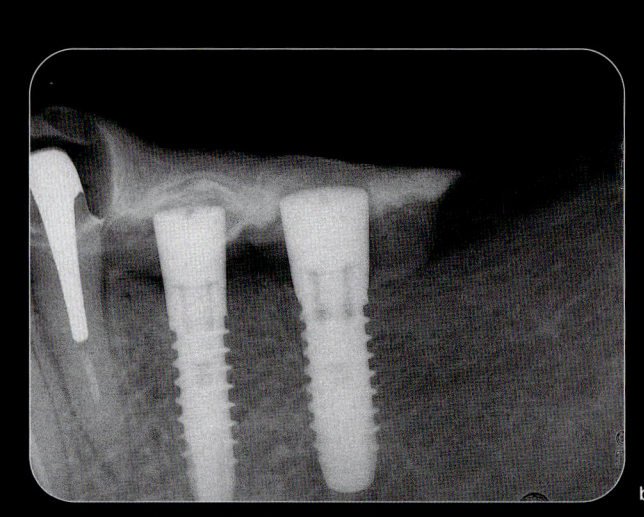

図5-3-14a、b　aは右側、bは左側の術直後のX線像。ジンジバルフォーマーの適合の確認は重要である。

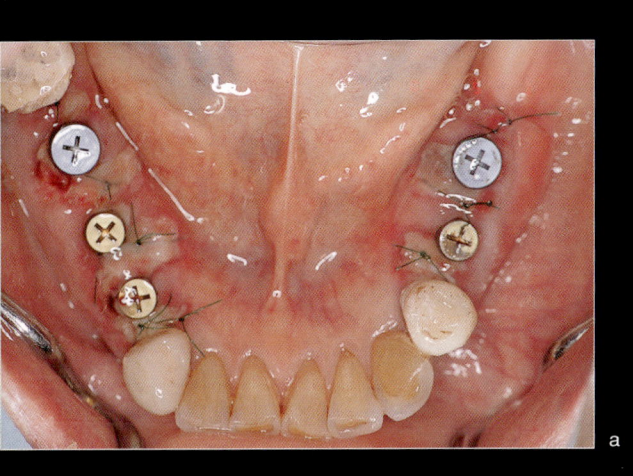

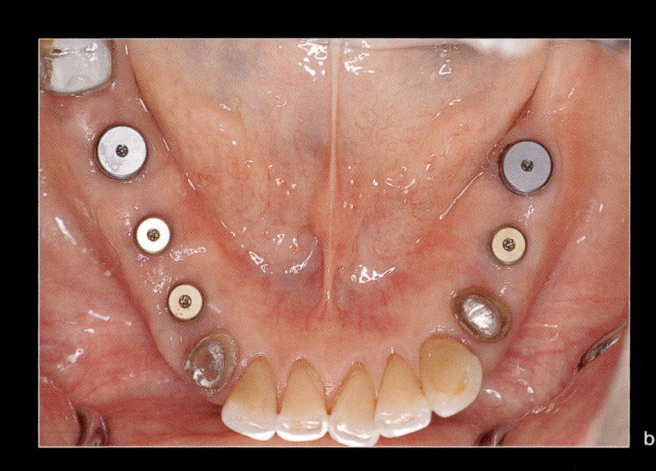

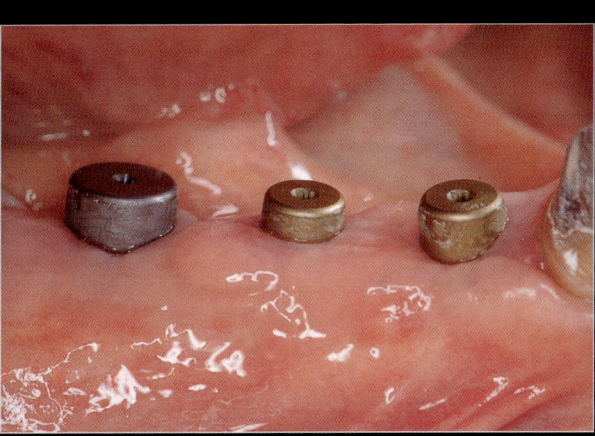

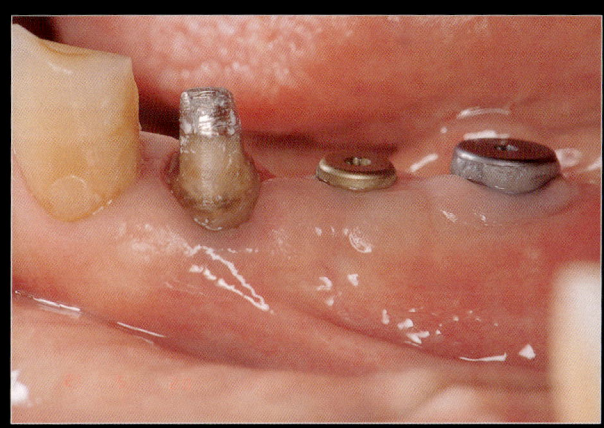

5章3 全顎的なインプラント審美修復症例

図5-3-15a～d　aは二次手術後1週の歯周パック除去時。腫脹はあるが組織の壊死はなく、移植片の生着が確認できる。b～dは術後3週の所見。結合組織移植により歯槽粘膜のさらなる肥厚が確認できる。

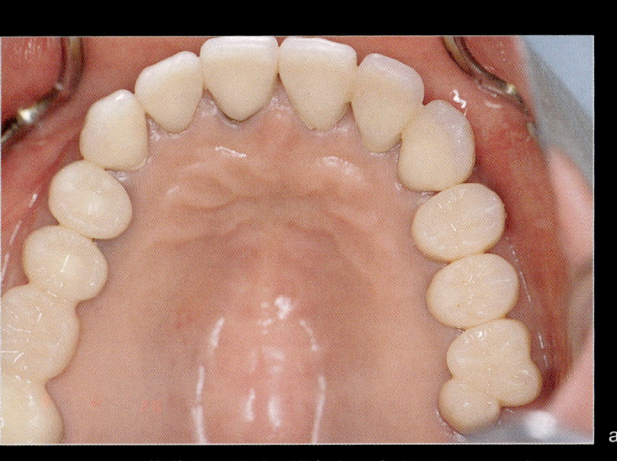

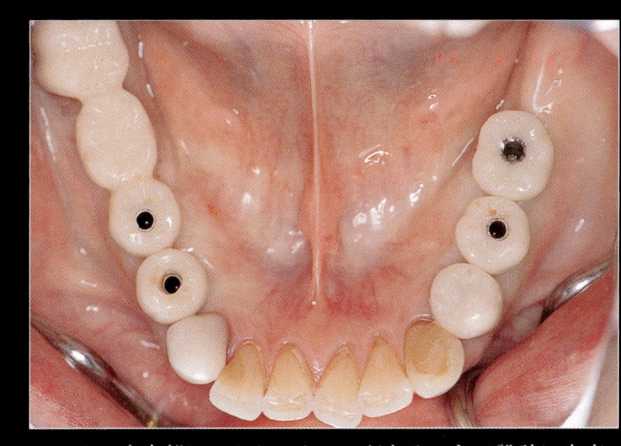

図5-3-16a、b　装着された上下顎プロビジョナルレストレーション。クラウン中央部にアクセスホールがあることで設計に忠実な埋入位置が獲得されていることが理解できよう。この後、咬合の微調整、形態修正、天然歯のマージンの調整が行われる。

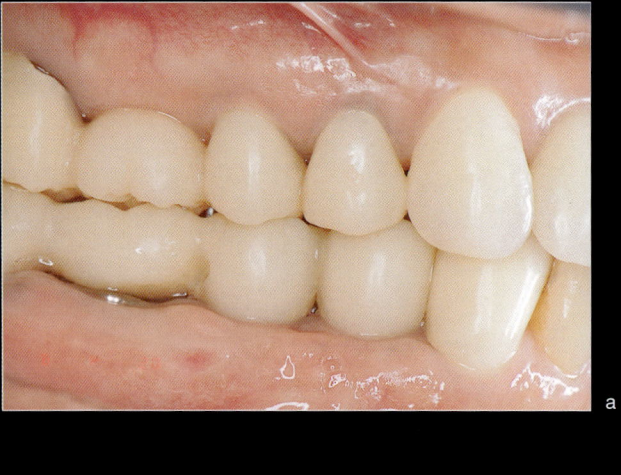

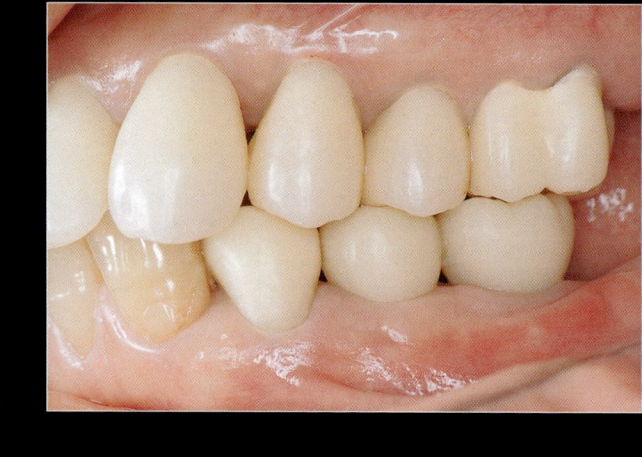

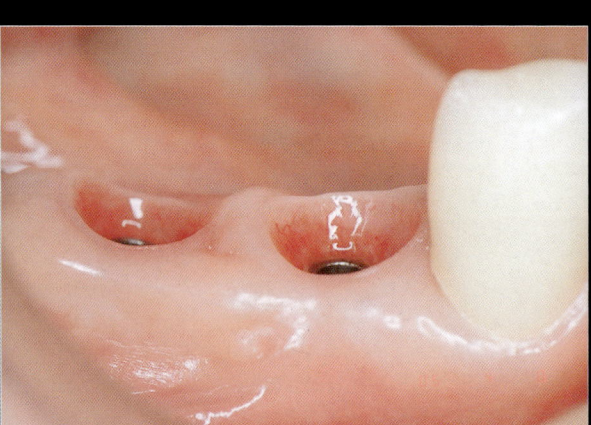

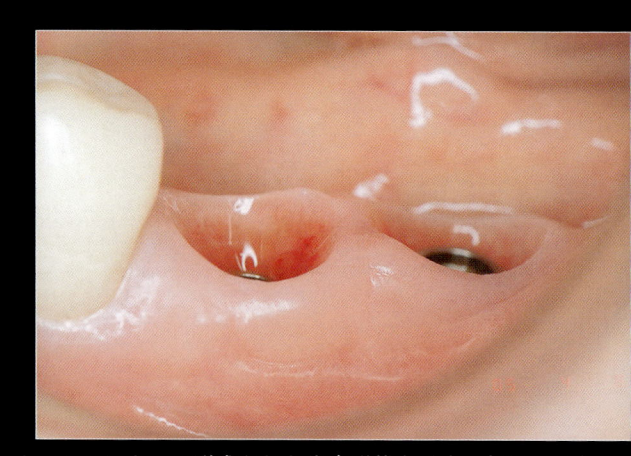

図5-3-17a〜d　aとbは左右側の側面観。cとdはプロビジョナルクラウンによって形成された歯肉形態を示す。頬側には角化の傾向は弱いものの非可動性の粘膜が誘導され、歯肉形態も調和しつつある。

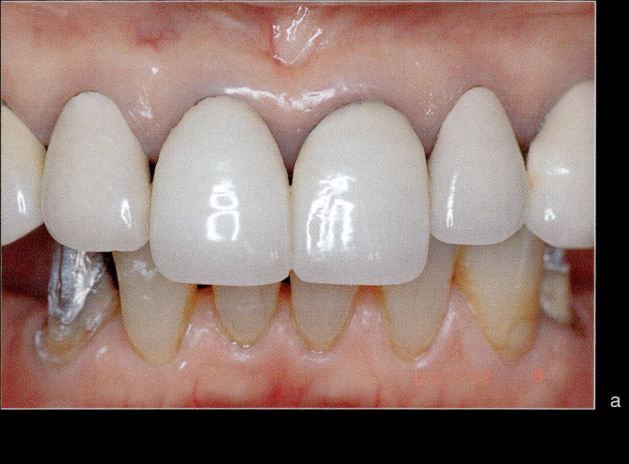

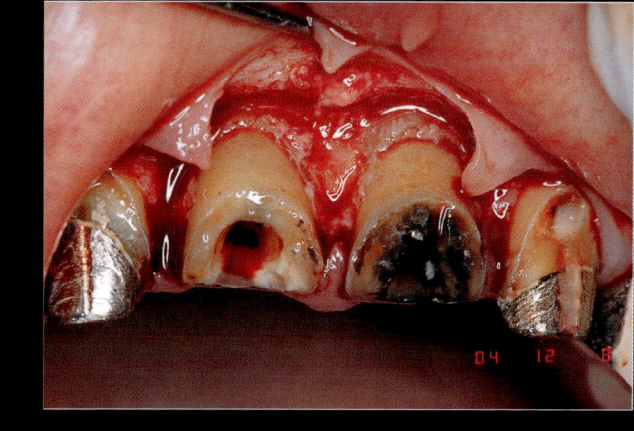

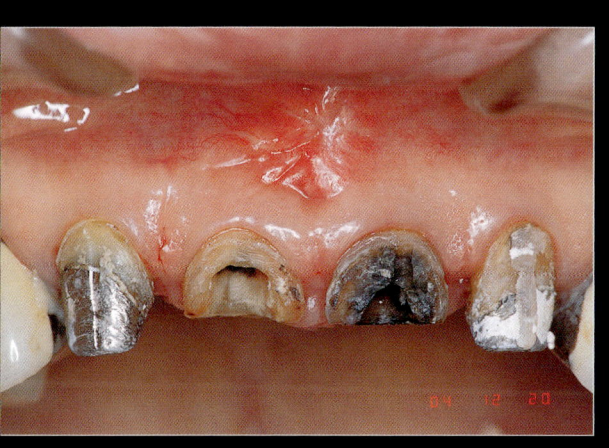

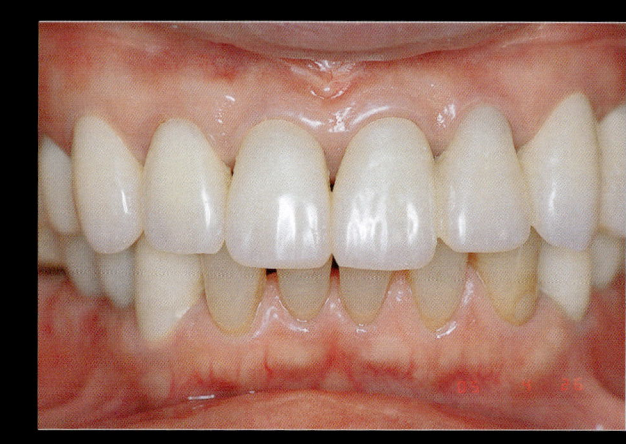

図5-3-18a～d 上顎前歯部の処置を示す。aは術前。歯肉スキャロップ形態と歯冠形態の不調和が審美性を損ねている。小帯切除と同時に全層弁によるエンベロップフラップにて骨切除を伴う歯冠長延長術を行った(b、c)。歯肉スキャロップ形態と類似形になるように骨縁形態を形成する。dはプロビジョナルクラウン。歯頸部マージンの調整と歯冠形態の調整を重ねる。

5章　究極のインプラント審美症例集

Final

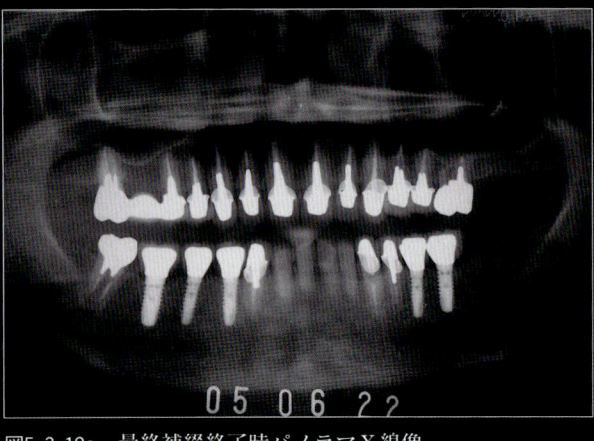

図5-3-19a　最終補綴終了時パノラマX線像。

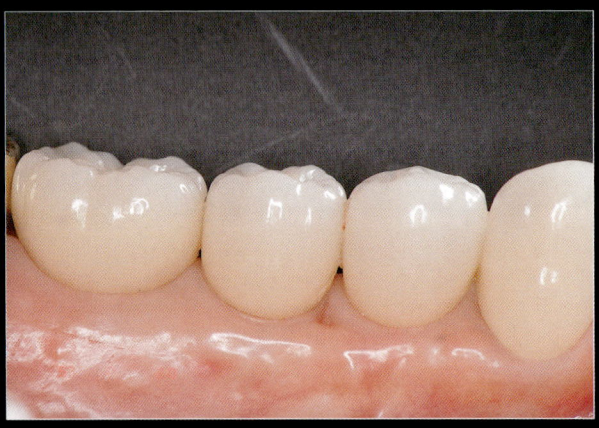

図5-3-19b　最終補綴終了時右側側方面観。

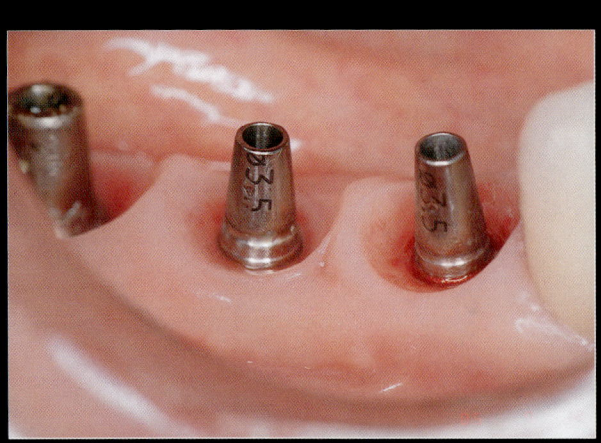

図5-3-19c　最終補綴物除去時の歯肉形態。頬側に非可動性の角化粘膜が獲得されている。

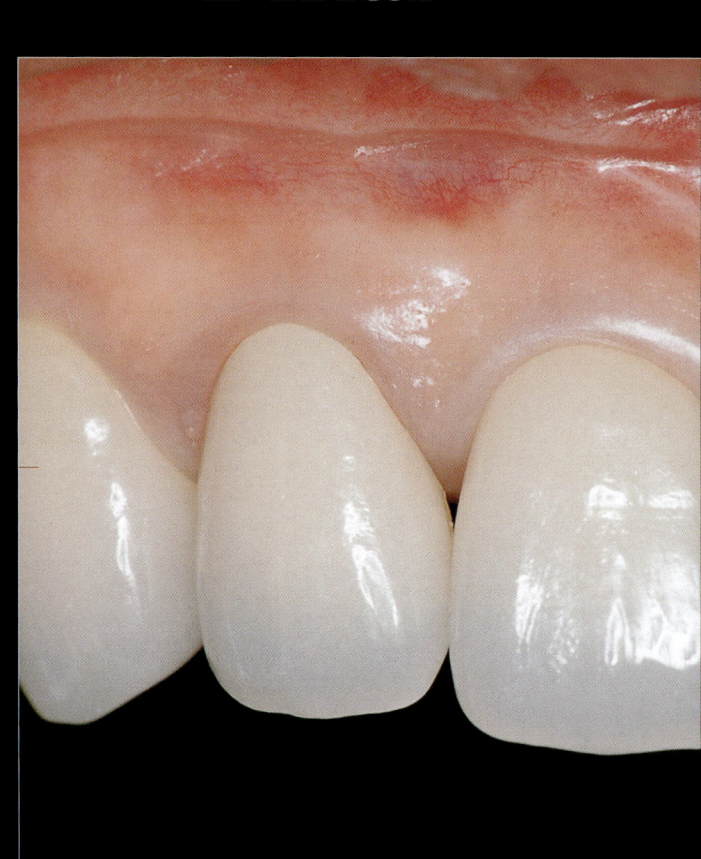

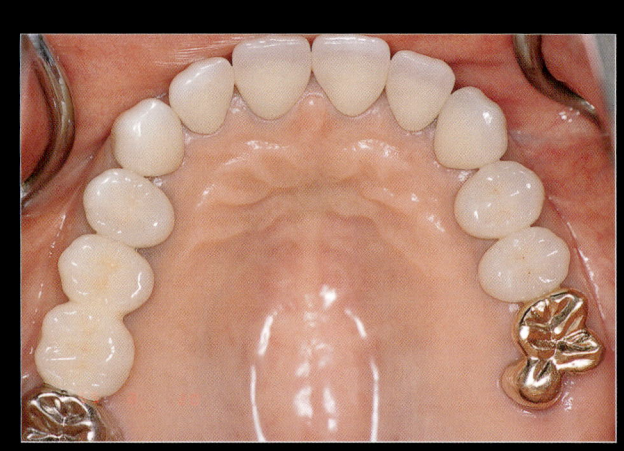

図5-3-19d　最終補綴終了時上顎咬合面観。

5章3　全顎的なインプラント審美修復症例

Restoration

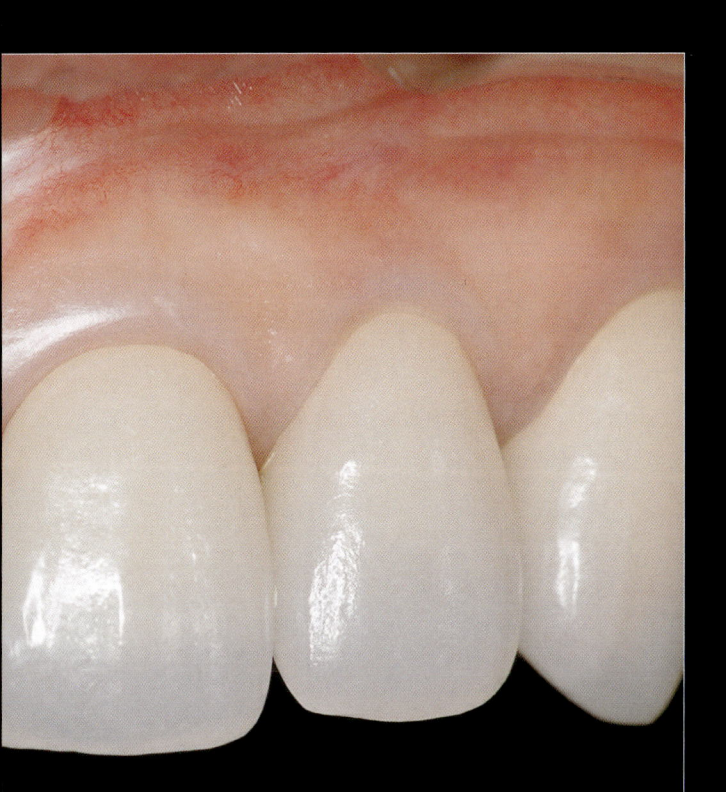

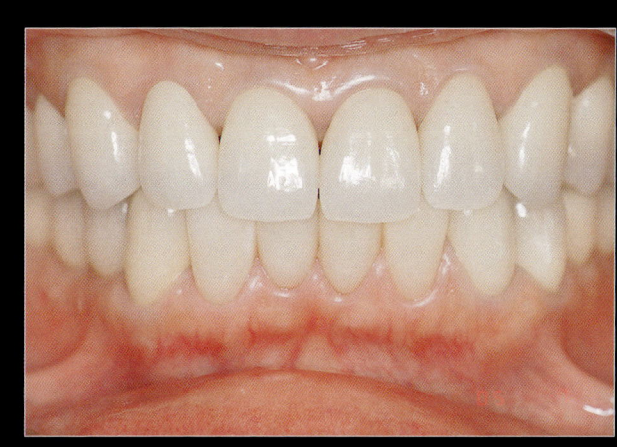

図5-3-19f　最終補綴終了時正面観。

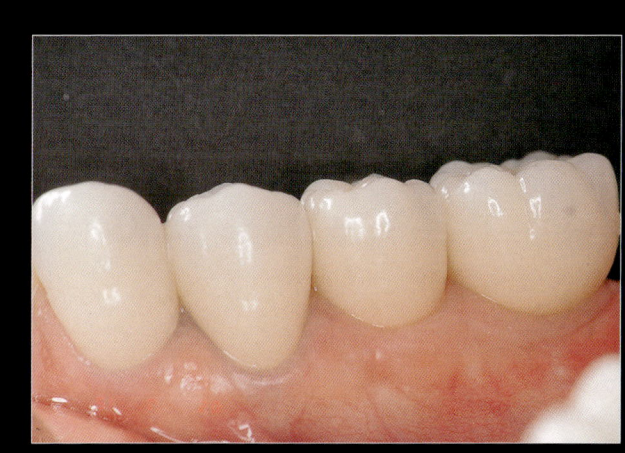

図5-3-19g　最終補綴終了時左側側方面観。

5章 4

インプラントと天然歯の長期連結症例

〈症例の概要〉

└6部では上顎洞底が低位にあるため、同部へのインプラントを回避して└5部へのインプラントと後方└7天然歯を支台としたブリッジによる修復とした。

一般的にオッセオインテグレーションに依存するインプラントと天然歯との連結は、天然歯の動揺がインプラントに過剰な負荷として働くと考えられることから、原則禁忌とされている。したがって、天然歯との連結は例外とみなされることになるが、その場合セメント固着による方法と主にテレスコープクラウンを応用した半固定様式による連結が一般的である。しかし、前者のセメント固着ではアバットメントスクリューの緩みへの対応、後者では経時的に進行する連結天然歯支台の圧下など、それぞれに課題を抱えている。

本症例は、被連結天然歯に臨床的動揺は認められず、骨植堅固との判断からインプラントとの連結ブリッジとしたものであるが、上記の課題の解決策として以下の設計とした。

（1）天然歯支台では、高い精度で適合する二重冠構造としたテレスコープ内外冠の歯冠内にスクリューホールを設定したスクリュー固定とした。

（2）インプラント支台では、アバットメントとクラウンの嵌合精度を重視した仮着様式とすることで術者可撤性のブリッジが可能となっている。

（3）└6 pontic部では遊離歯肉移植により、基底部形態にも審美性が付与できている。

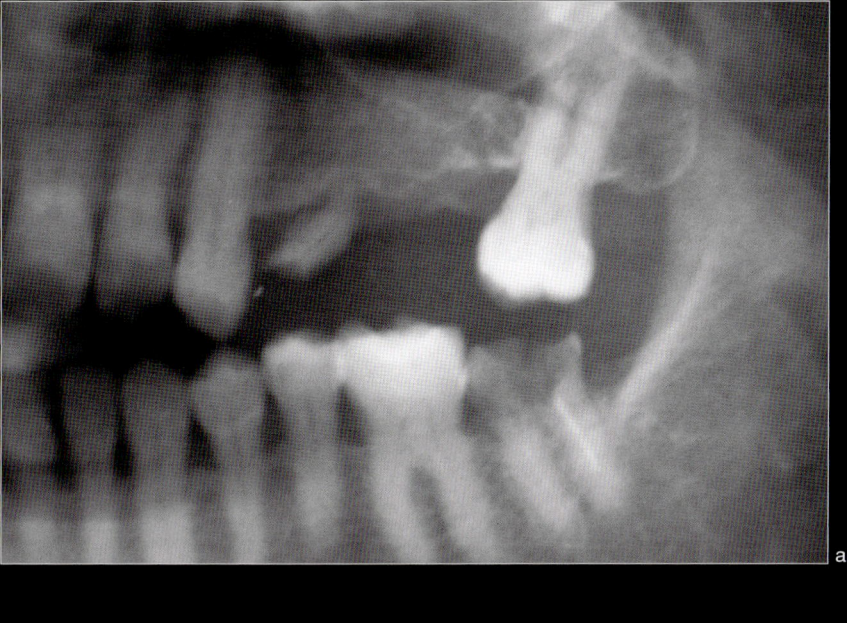

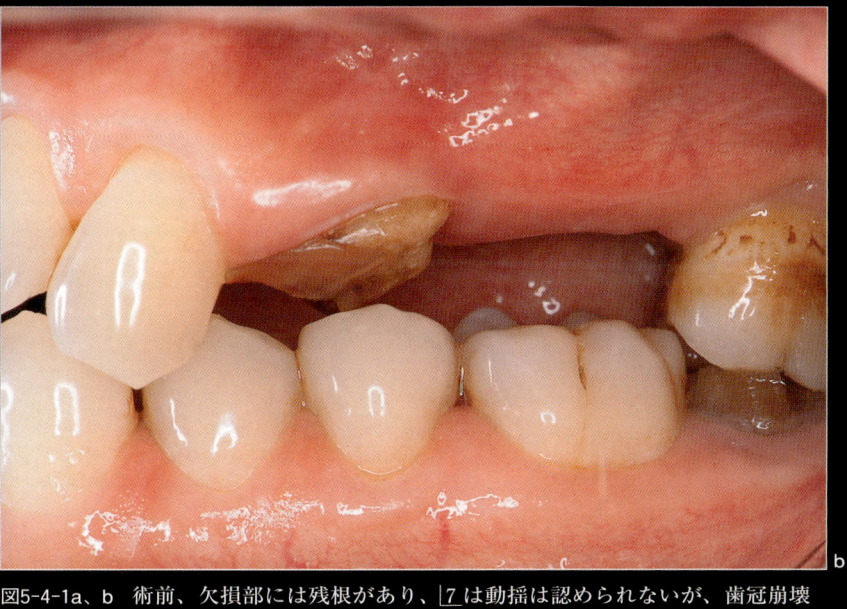

図5-4-1a、b　術前、欠損部には残根があり、|7 は動揺は認められないが、歯冠崩壊放置の|7 に向い挺出している。|7 を保存可能と判断したことから、|7 の歯髄処置は免れない。上顎の骨形態では|6 部で上顎洞底が低位にあり（a）、欠損部歯槽堤では頬粘膜が歯槽頂近くまで支配し、角化粘膜の幅は狭く、角化の傾向も弱い（b）。

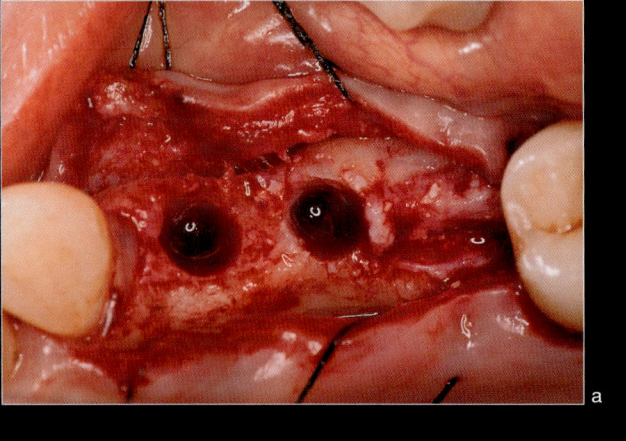

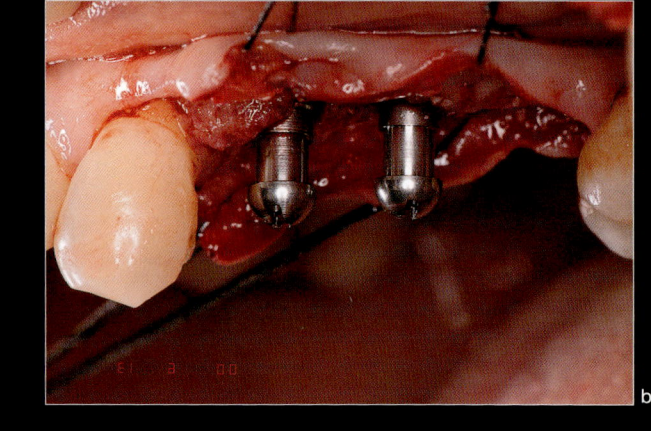

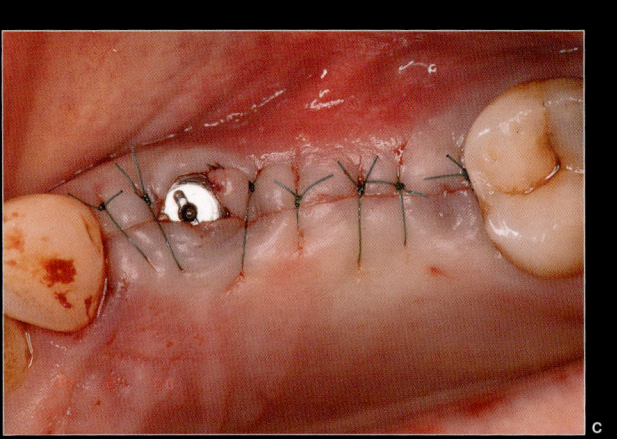

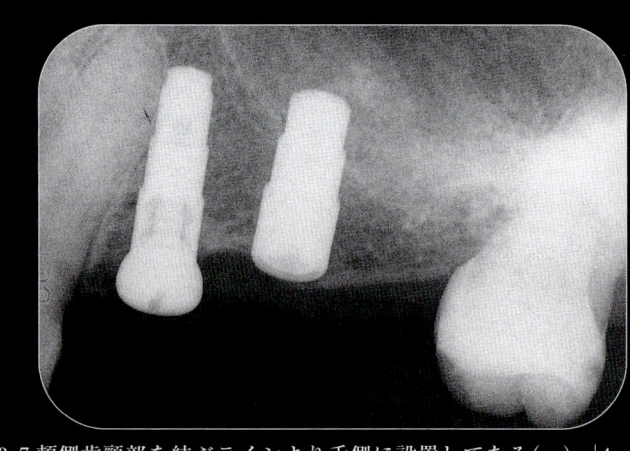

図5-4-2a〜d　インプラントの埋入。埋入位置は欠損側隣接歯の|3 7頬側歯頸部を結ぶラインより舌側に設置してある(a)。|4部では埋入と同時にシンジバルフォーマーを装着し、その遠心部には若干の骨補塡材を塡入した(b、c)、dは埋入直後のX線像(2000年6月)。

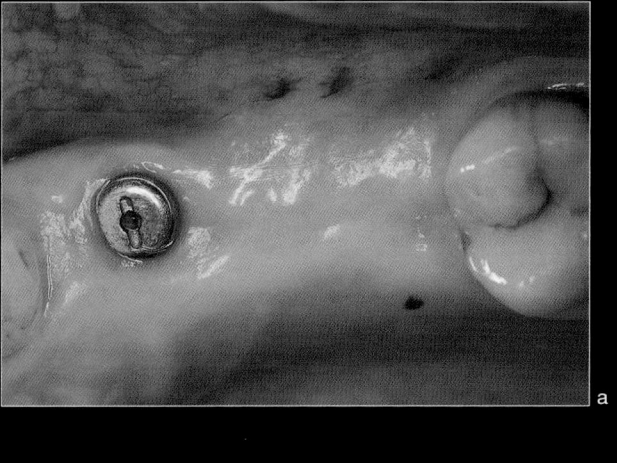

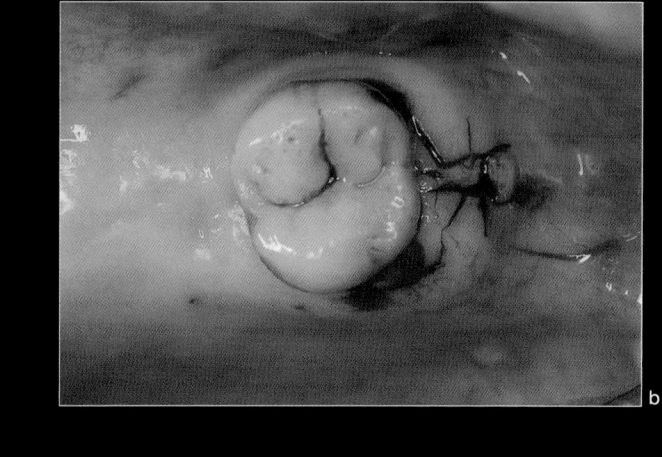

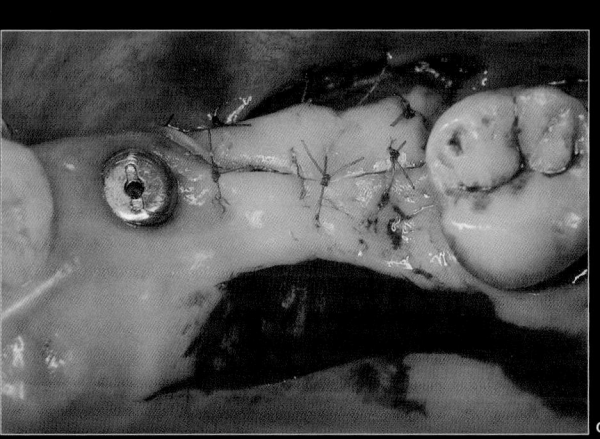

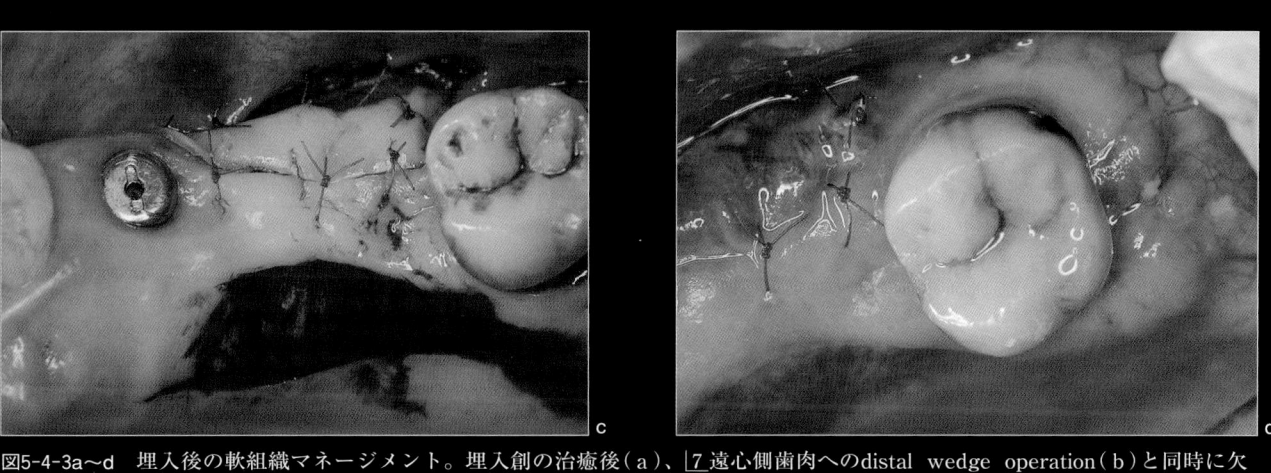

図5-4-3a〜d　埋入後の軟組織マネージメント。埋入創の治癒後（a）、|7遠心側歯肉へのdistal wedge operation（b）と同時に欠損部に遊離歯肉移植による角化粘膜獲得術を行った。cは術後1週の抜糸時（2000年8月）。

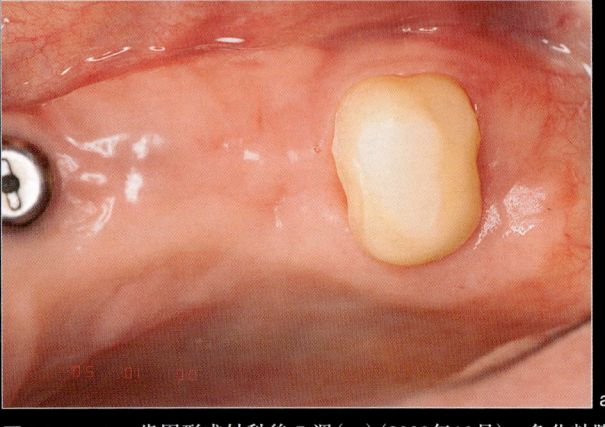

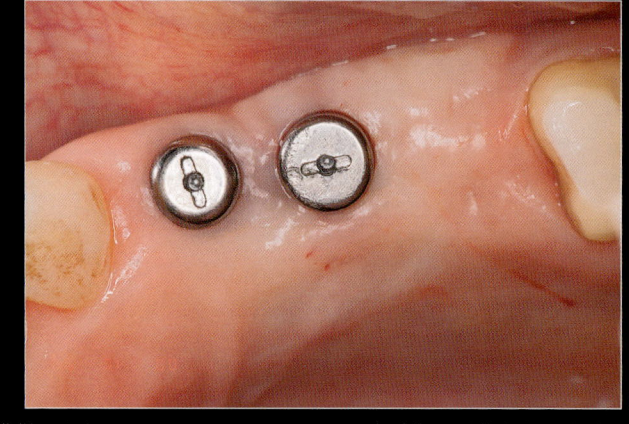

図5-4-4a、b　歯周形成外科後7週(a)(2000年10月)。角化粘膜の獲得により、ティッシュパンチでの二次手術が可能となる(b)。この後、プロビジョナルブリッジの印象採得に移行する。

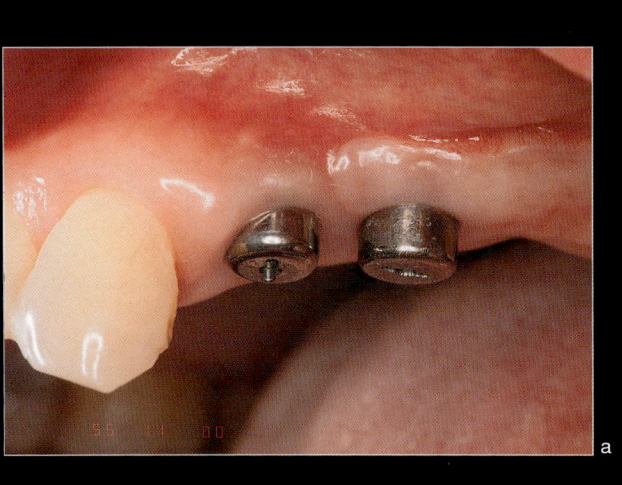

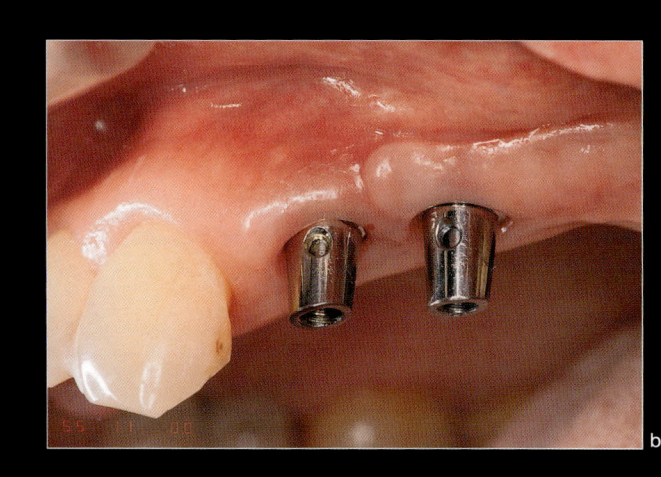

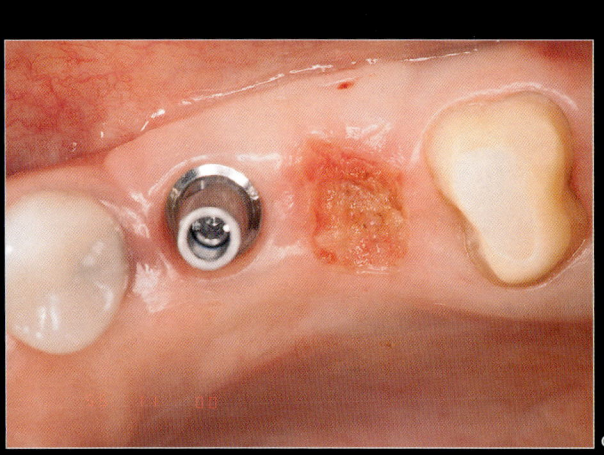

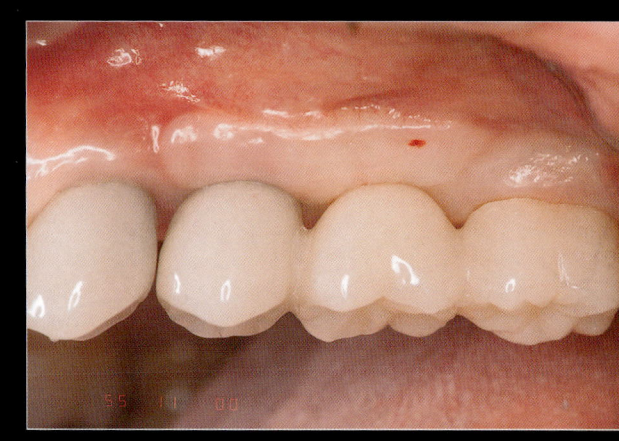

図5-4-5a～d　プロビジョナルブリッジの装着。aは装着直前。bはアバットメントの装着。cはポンティック基底部形態付与のための軟組織の形成。dはプロビジョナルブリッジ装着時。軽度のオベイドポンティックとした。

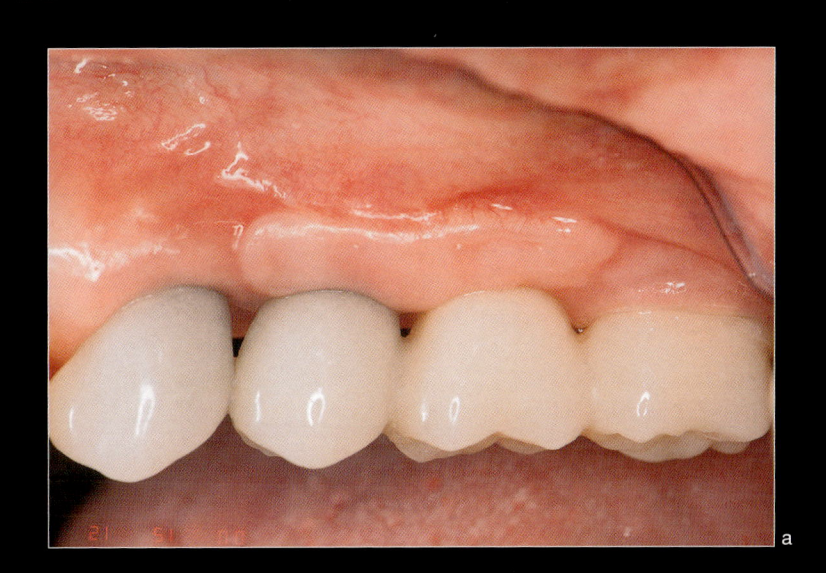

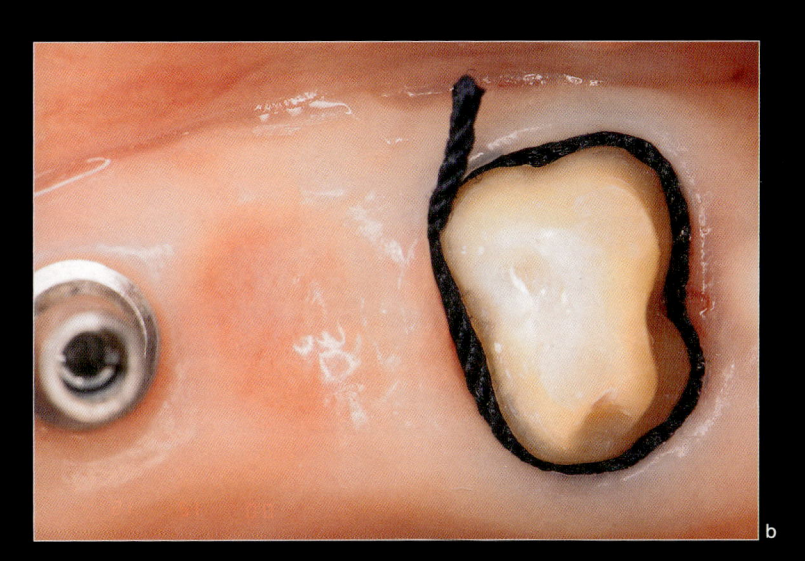

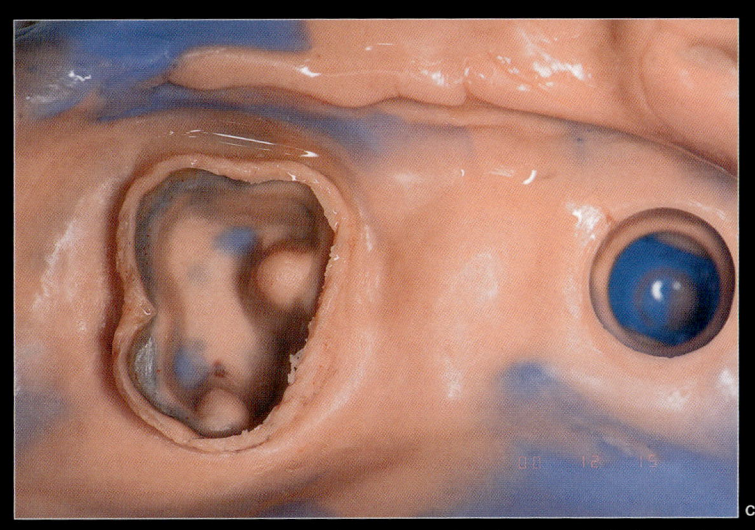

図5-4-6a〜c 最終補綴の印象採得。aは装着後約3週の最終補綴印象採得前。bとcは印象直前の⏌7天然歯支台と印象面。⏌7歯冠内にスクリューホール設定のためのハウジングを形成してある。

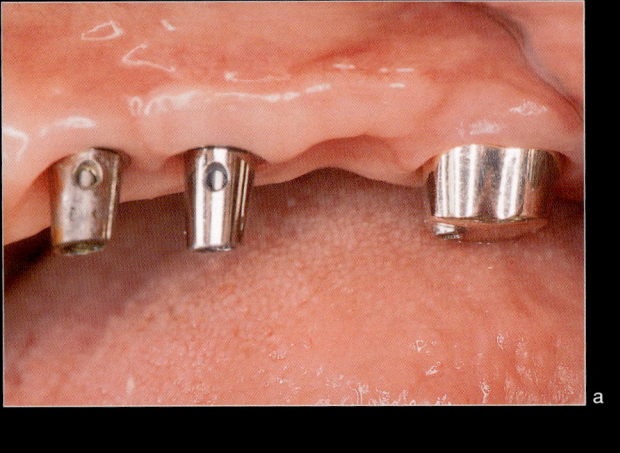

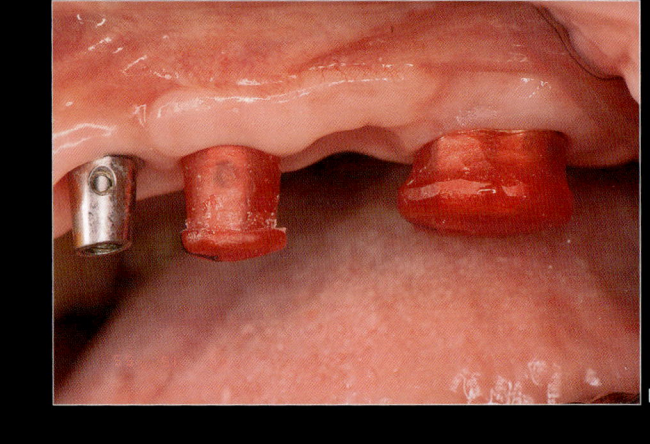

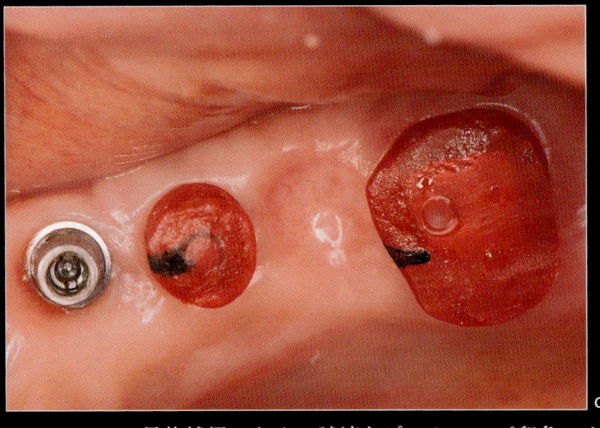

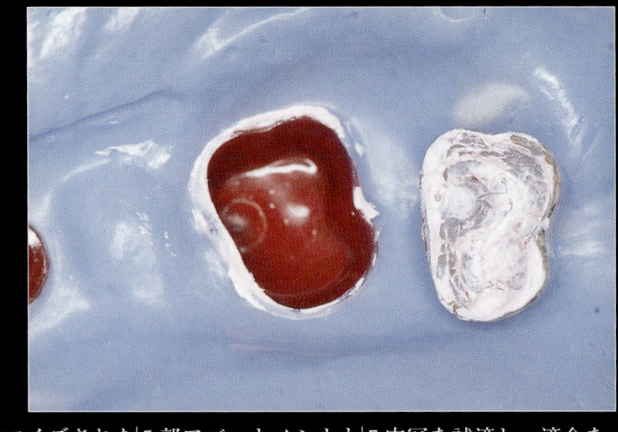

図5-4-7a～d 最終補綴のための試適とピックアップ印象。カスタマイズされた|5部アバットメントと|7内冠を試適し、適合を確認した後（a）、さらに正確な位置関係を記録するため、それぞれに適合させたトランスファーコーピングによりピックアップ印象する（b～d）。この時、|7内冠にはセメントを想定した材料を介在させることで、装着時の浮上り誤差を少なくする配慮をした（d）。

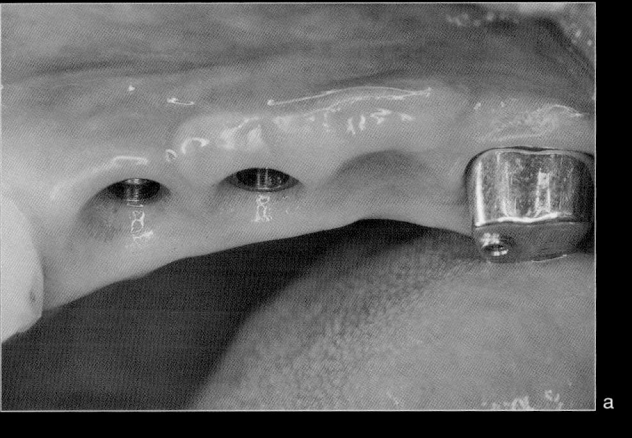

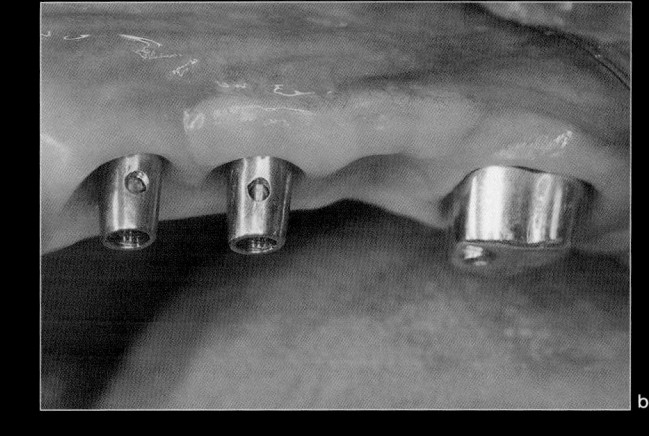

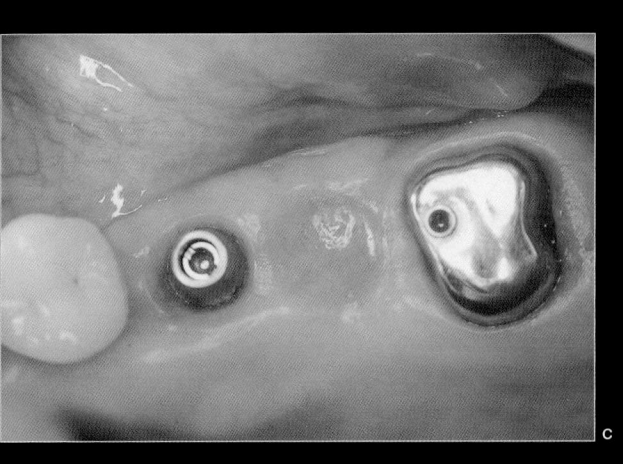

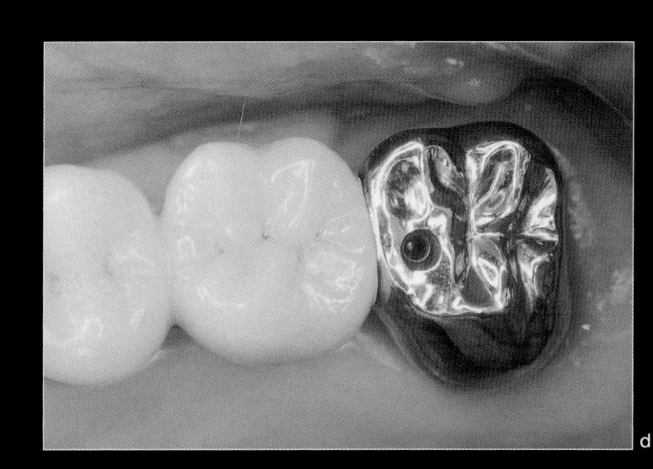

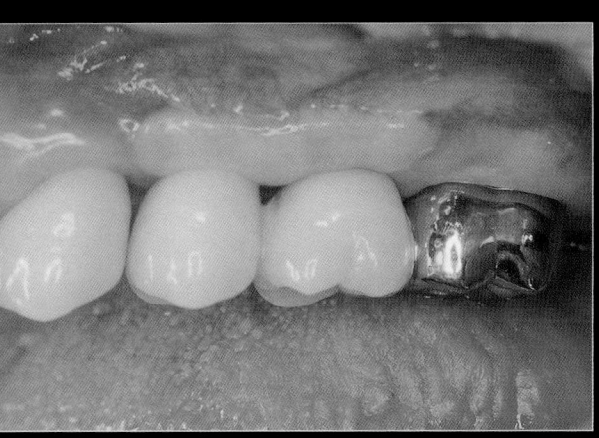

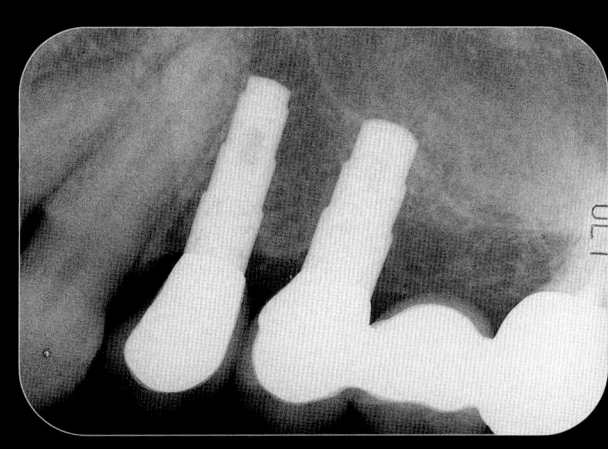

図5-4-8a～f　最終補綴物の装着。aとbはインプラントアバットメント、7|内冠の装着時。インプラントおよびpontie部では、プロビジョナルブリッジによって誘導された軟組織形態が確認できる。cとdは天然歯との連結構造を示す。スクリュー固定のため設置された歯冠内外冠に貫通するスクリューホールの位置づけは高い精度で適合している。eとfはスクリュー固定された天然歯と仮着式のインプラント支台の術者可撤性ブリッジ。fのX線像からも適合は確認できる（2000年12月）。

5章　究極のインプラント審美症例集

Final

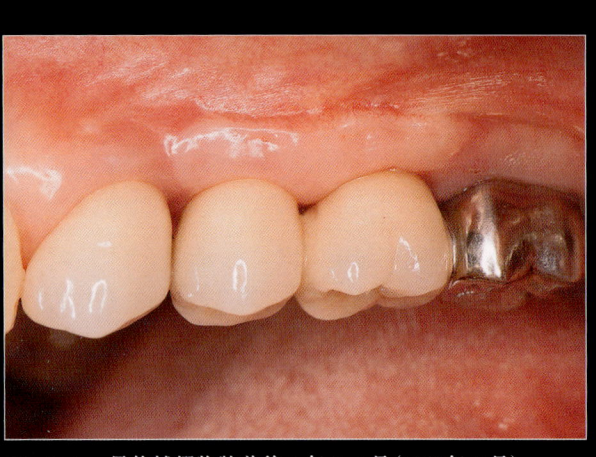

図5-4-9a　最終補綴物装着後1年8ヵ月（2002年8月）。

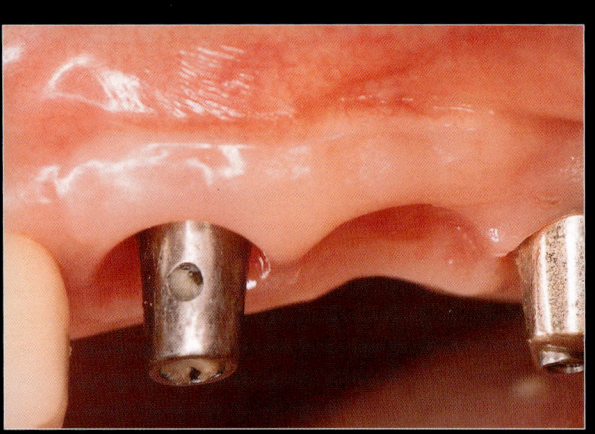

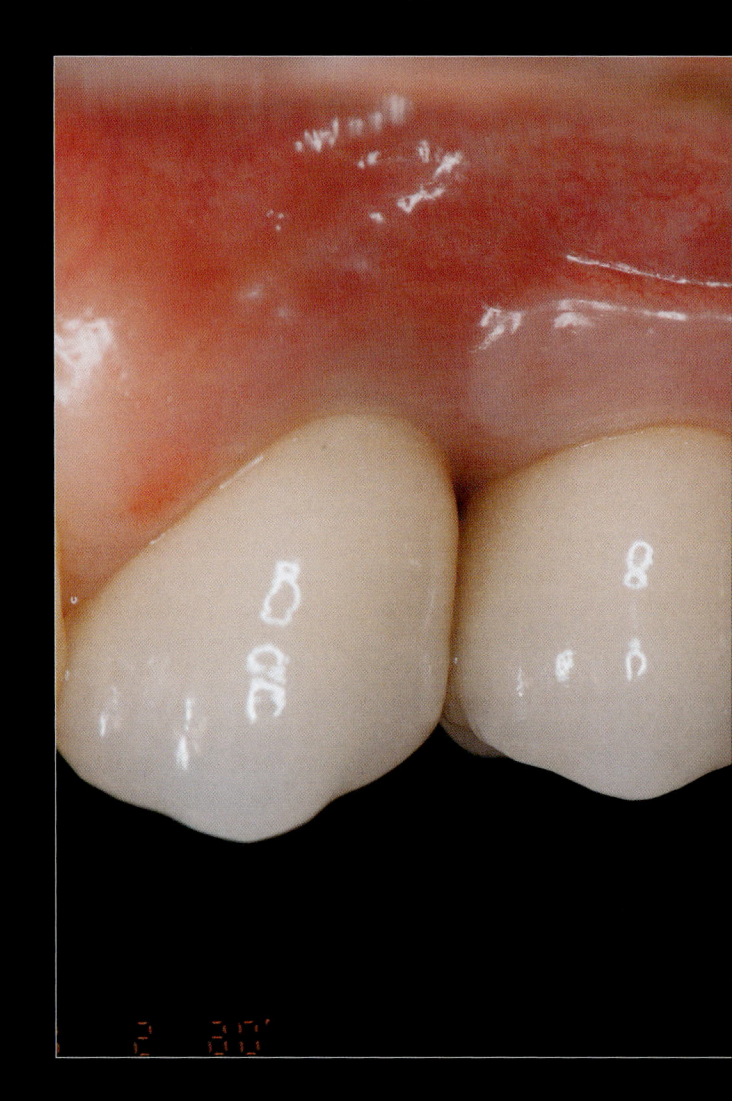

図5-4-9b　インプラント周囲およびポンティック基底部軟組

Restoration

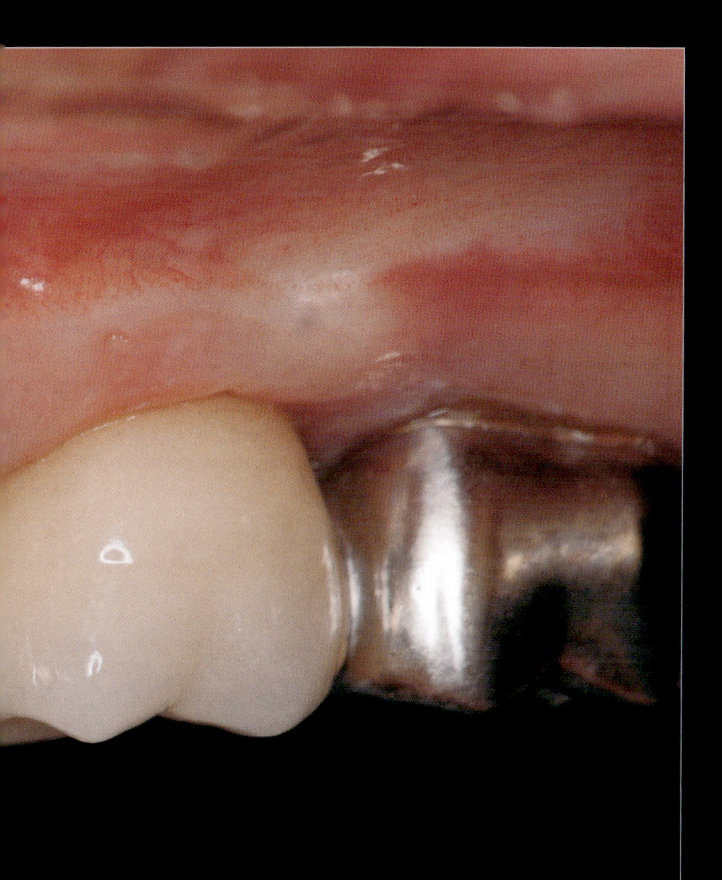

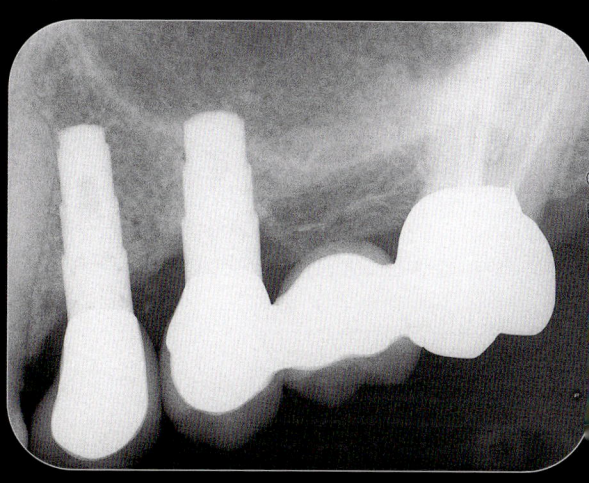

図5-4-9c 術後約5年(2006年5月)のデンタルX線像。

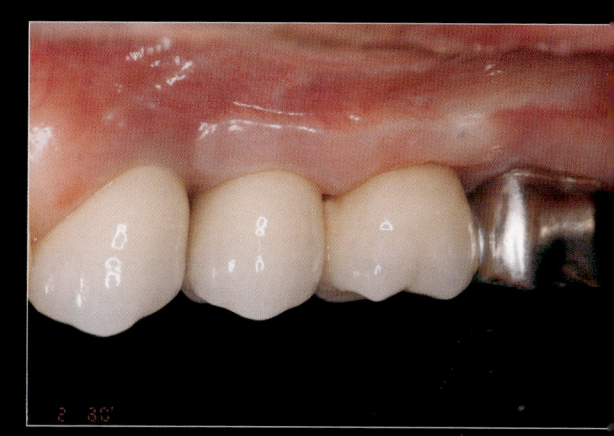

図5-4-9d 術後約5年(2006年5月)の側方面観。

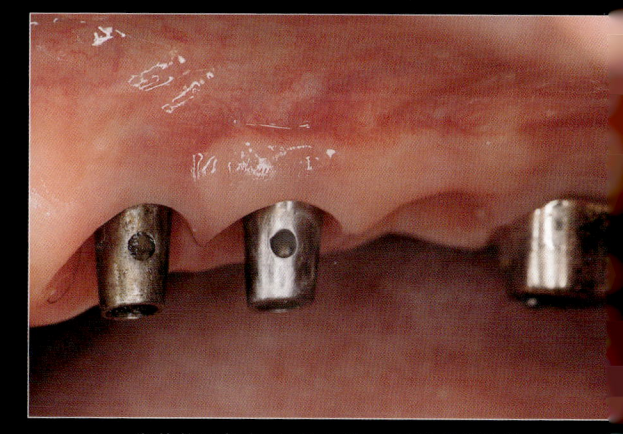

図5-4-9e 術後約5年(2006年5月)の最終補綴物除去時の軟組織形態。インプラント周囲およびポンティック基底部軟組織に臨床的炎症像は見られない。

索引

B
Biologic Width ······ 30、36

C
Carlsson ······ 44
Cohen ······ 31

D
Dehiscence ······ 102
D型のガイド ······ 26

E
Eichnerの分類 ······ 23、24
Envelope Flap ······ 54、55
Everting Suture ······ 64、66

F
Flat Type ······ 33、36、37、124
Flat-Thick ······ 36
Fenestration ······ 102

G
Gargiulo ······ 30
GBR ······ 60、61、72、84

H
Horizontal Biologic Width ······ 36

I
Inverting Suture ······ 66
Ishigaki ······ 41

K
Kohler ······ 30

M
Maynardの分類 ······ 124
MGJ ······ 60、61
M-Shape Flap ······ 88
M型のガイド ······ 26、27

O
Oates ······ 122
Orban ······ 30
Osseous Scallop ······ 26

P
Presence of the Interproximal Dental Papilla ······ 33
Prichard ······ 36

R

Relaxation Suture ……………………………… *54*
Release Incision ………………………………… *54*

S

Scallop Type ……………………… *33、36、37、124*
Scalloped-Thin ………………………………… *36*
Schulte ………………………………………… *44*
Small …………………………………………… *122*
Split Crest ……………………………………… *84*

T

Tarnow ……………………………… *33、35、36*
Thick-flatタイプ ……………………………… *124*
Thin-scallopタイプ …………………………… *124*
Triangular Flap ……………………… *54、57、100*

W

Weisgold ………………………………………… *36*
Wennstrom ………………………………… *124、125*
Wheeler ………………………………………… *29*

あ

厚い歯肉 ………………………………………… *36*
圧迫 ……………………………………… *64、68、69*
アテロコラーゲンシート ………… *127、143、154、156*
アンテリアガイダンス ………………… *18、22、41*

い

インプラント …………………………………… *40*
インプラントカバーキャップ ………………… *158*
インプラント頬側粘膜 ………………………… *122*
インプラント周囲組織 …………………… *114、124*
インプラント修復 …………………………… *18、122*
インプラント審美修復 ………………………… *148*
インプラントの埋入位置 ………………… *102、107*
インプラントの臨床的宿命 …………………… *40*

う

薄い歯肉 ………………………………………… *36*

え

エマージェンスプロファイル ………………… *114*
円刃 ……………………………………………… *55*

お

オーバーデンチャー …………………………… *43*
オーラルコンプレックス ……………………… *20*

INDEX

男結び··67

か

ガイド ·····································19、23、24、26
角化粘膜··································50、141
カットバック·····························60
可動粘膜··································61
カバーキャップ···························142
仮縫合·····································68
加齢変化·································40、41、42、46
顔面正中線································22

き

機能的調和·······························18、22
臼後隆起···································64、65
吸収性膜···································72、74
鏡面研磨部·······························107
局所麻酔···································50
虚血···50
近遠心幅径·······························108

く

唇側骨の厚さ·····························44
唇側骨板···································44
唇側歯槽骨·······························92
グループファンクション···········24、26

け

血液供給·································50、73、88
血管収縮剤（エピネフリン）···············50
結合組織···································129
結合組織移植···························140
結合組織付着···························30
欠損補綴···································18
限界運動···································24
犬歯ガイド·······························24、26
減張切開·································53、60、62、74、75、82
減張縫合···································61

こ

咬合三角···································24
咬合支持·································19、22、23、24、25、41
咬合支持数·······························24
咬合平面···································22
咬合崩壊···································27
骨縁形態·································26、28、29
骨吸収·······································42
骨形態·····································40、41
骨硬化·····································58
骨標本·····································22
骨補填材料·······························73、74
骨膜減張·································73、74
骨膜減張切開···························60

178

索引

骨膜切開 …………………………………… 61
コンタクトポイント ………………… 33、34、35

さ

作業側顆頭 ………………………………… 26
サブジンジバルカントゥア ……… 114、115、116、117、118

し

歯牙形態 …………………………………… 26
歯間空隙 ………………………… 26、28、29、33、33、34
歯冠形態 ………………………………… 28、34
歯間接触点 ………………………………… 28
歯間乳頭 …28、29、31、33、33、33、41、53、117、118、140、143
歯間部骨頂 ………………………………… 33
歯周組織 ………………………………… 124
歯槽骨形態 ………………………………… 42
歯槽頂切開 ……………………………… 52、57
歯肉スキャロップフォーム ……………… 114
歯肉縁形態 ………………………………… 31
歯肉溝 ……………………………………… 30
歯肉歯頸線 ………………………………… 31
歯肉弁根尖側移動 ………………………… 88
刺入点 …………………………………… 50、51
術後瘢痕 …………………………………… 61
上皮組織 …………………………………… 40
ジルコニア …………………………… 137、138
歯列弓形態 ………………………………… 22

歯列形態 ………………………………… 41、42
歯列像 ……………………………………… 22
ジンジバルフォーマー ……… 74、76、89、117、143、158、160
浸潤麻酔 …………………………………… 51
唇舌幅径 ………………………………… 108

す

垂直マットレス縫合 ……………………… 67
水平マットレス縫合 ……………………… 67
スキャロップフォーム …………………… 114
ストレートアバットメント ……………… 96
スプリットクレスト …………………… 78、84
スリット ……………………………… 45、80、81、83
スリップジョイント ……………………… 86

せ

正中線 ……………………………………… 22
生物学的比率 ………………………… 122、124
生物学的幅径 ……………………… 30、31、33、35、107
切開 ………………………………………… 52
切開線のデザイン ………………………… 53
接合上皮 …………………………………… 30
尖刃 ………………………………………… 55
前頭面正中線 ……………………………… 22
全層弁 …………………………………… 52、60、78

179

INDEX

そ

咀嚼運動 …………………………………… 24
側方ガイド ………………………………… 27

た

縦切開 ……………………………… 55、61
タメライ傷 ………………………………… 64
単独結節縫合 ……………………… 66、67

ち

チタン製メッシュプレート ………………… 75
チャンネル ………………… 45、78、81、82、83

て

天然歯 ……………………………………… 40
天然歯との連結 ………………………… 166
天然歯列 …………………………… 41、44

に

肉芽組織 …………………………………… 73

ね

粘膜骨膜弁剥離 …………………………… 56
粘膜弁 ……………………………… 64、69

は

バイオタイプ …………………………… 124
廃用性萎縮 ……………………… 40、41、46
剥離 ………………………………………… 52
剥離子 ……………………………………… 57
剥離翻転 …………………………… 64、65
抜歯窩 ……………………………………… 73
抜歯窩形態 ……………………………… 108
抜歯後即時インプラント埋入 …………… 92
抜歯後の骨変化 …………………………… 44

ひ

光弾性モデル ……………………………… 26
非吸収性膜 ………………………………… 72

ふ

部分層弁 ………………………… 52、60、62、78
プラットフォームスイッチング ………… 126、128、132
フラップデザイン ……………………… 160
フラップレス ……………………… 94、95
プロビジョナルクラウン …… 96、114、115、117、118、119、
134、135、138、144、163
プロビジョナルレストレーション ……… 161

ほ

ホームホワイトニング …………………… 20

索引

ボーンスプリット……………………………………80
縫合………………………………………64、67、69
ポンティック………………………………………46、47

ま

埋入位置……………………………………………108

み

宮地の咬合三角……………………………………24

ゆ

遊離歯肉……………………………………………124

遊離歯肉移植……………………32、36、84、85、122

り

リカバリー……………………………………128、132
臨床的宿命…………………………………………23

れ

レジン………………………………………………118

わ

若木骨折……………………………………………78、82

著者略歴

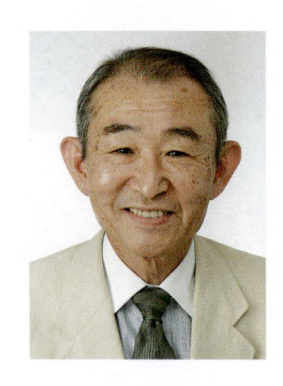

榎本 紘昭
（えのもと ひろあき）

<略歴>
1967年　日本大学歯学部卒業
1969年　三条市にて開業
1976〜1999年　山口大学医学部歯科口腔外科学講座研究生
1979年　現在地にて移転開業

<現在>
・日本口腔インプラント学会指定研究施設・新潟再生歯学研究会施設長
・日本口腔インプラント学会認定医・指導医
・日本歯科大学新潟病院口腔インプラントセンター客員教授

<所属学会>
日本口腔インプラント学会
日本補綴歯科学会
European Association for Osseointegration
American Academy of Periodontology

<主な著書>
歯科インプラントの臨床（末永書店：1986年）

究極のインプラント審美　長期症例から学ぶ臨床テクニック

2007年1月10日　第1版第1刷発行

著　　者　榎本　紘昭
　　　　　　えのもと　ひろあき

発 行 人　佐々木　一高

発 行 所　クインテッセンス出版株式会社
　　　　　東京都文京区本郷3丁目2番6号　〒113-0033
　　　　　クイントハウスビル　電話(03)5842-2270(代表)
　　　　　　　　　　　　　　　　(03)5842-2272(営業部)
　　　　　　　　　　　　　　　　(03)5842-2276(編集部)
　　　　　web page address　http://www.quint-j.co.jp/

印刷・製本　大日本印刷株式会社

Ⓒ2007　クインテッセンス出版株式会社　　　　　　禁無断転載・複写
Printed in Japan　　　　　　　　　　　　落丁本・乱丁本はお取り替えします
　　　　　　　　　　　　　　　　　ISBN978-4-87417-939-0　C3047

定価はカバーに表示してあります